Désir d'enfant

Pr René Frydman
Pr Marcel Rufo
Christine Schilte

Désir d'enfant

Marabout

Avant-propos

Le désir d'enfant est sans aucun doute le sentiment le plus partagé par toutes les femmes et tous les hommes de la Terre. S'il en est ainsi, c'est que bien des choses se jouent autour d'une naissance.

Désirer un enfant est presque toujours aujourd'hui, alors que la contraception est accessible à tous, l'aboutissement d'une réflexion longue et profonde sur le sens de la vie, du bonheur et de la réussite. C'est encore un acte fondateur pour le couple, à jamais lié par cet enfant.

Ce livre est destiné à accompagner tous les couples qui souhaitent fonder une famille. Pour certains, le chemin est facile et direct avec tout au plus, parfois, quelques interrogations sur l'incidence de la contraception, par exemple, ou l'âge limite de la fertilité.

Pour d'autres, le parcours est plus complexe et comporte des obstacles et des embûches, qu'ils n'avaient pas toujours imaginés. Leur persévérance, soutenue par des techniques médicales reconnues, leur permettra de franchir ces obstacles avec plus ou moins de facilité. Tout compte : le passé médical, le psychisme et même une certaine aptitude à la chance. Quelques-uns, après un long combat, atteindront le bonheur d'être parents.

Afin de donner à tous ces parents en puissance les meilleurs conseils, nous avons réuni deux spécialistes parmi les plus réputés, les professeurs Frydman et Rufo. Chacun, grâce à son expérience médicale originale, l'un en gynécologie-obstétrique, l'autre en pédopsychiatrie, apporte un éclairage particulier au désir d'enfant. Leurs rencontres et leurs débats donnent à ce livre « pratique » une vraie valeur philosophique.

C'est avec grand intérêt que vous lirez ce qu'ils pensent des sujets d'actualité comme l'homoparentalité ou la pratique qui permet de concevoir un bébé avec pour projet de soigner un aîné malade.

Ils vous expliqueront encore comment les progrès de la médecine, en évitant la transmission d'une maladie génétique, aident des couples à devenir des parents heureux, ou pourquoi une certaine technique échographique spectaculaire crée chez les parents plus d'inquiétude que de bonheur.

À l'heure où la médecine de la reproduction fait des avancées considérables, vous serez peut-être étonnés de constater qu'il reste encore beaucoup à découvrir sur les mécanismes de la fécondation et sur ceux qui gouvernent le développement du bébé dans l'utérus maternel.

Cette médecine émerveille souvent, mais inquiète aussi parfois. Elle oblige à faire le bilan de ce qui est nécessaire et possible pour fonder une famille, mais aussi à créer les limites que la raison ne saurait dépasser.

Désirer un enfant, c'est d'une part mettre toutes les chances de votre côté pour le concevoir, et d'autre part réfléchir à ce qui motive votre propre vie, à ce que vous êtes capables d'offrir à cet être nouveau, et à la façon dont vous allez l'accueillir.

Désirer un enfant, c'est avant tout partir à la recherche du bonheur. Bonne route en compagnie de ce guide !

Sommaire

1. Quand le désir s'installe 13

Le désir d'enfant chez la femme 15
Le désir d'enfant chez l'homme 19
Un projet : devenir parents 23
Un deuxième enfant, pourquoi ? 27

• **Entretien :** *Un début d'actualité : concevoir un enfant pour en soigner un autre* 30

Être une mère active 34
Le corps de la femme 38
Le corps de l'homme 42
Tout commence par une rencontre 46
Les risques génétiques 50

• **Entretien :** *La transmission d'une pathologie grave* 54

Le bon moment 60
La famille évolue 64
Les familles à risques 67
Maladies chroniques et maternité 71
Arrêter la contraception 75
Le poids idéal pour concevoir un bébé 78
Une maternité tardive 82
Une maternité précoce 86
Un bébé de rêve 90
Choisir l'adoption 94

• **Entretien :** *L'homoparentalité* 99

2. Mettre toutes les chances de son côté 105

Se sentir prête à devenir mère 107
Se sentir presque un père 111

• **Entretien :** *La paternité* 115

Un aîné... puis un cadet 119
Le choix du sexe : rêve ou réalité ? 123
Établir votre couple 127
Vouloir un bébé seule 131
Bâtir une autre relation 135
Bannir l'automédication 139
Les dangers du tabac 143
Les produits chimiques : une toxicité sournoise 148
Des parents de sang différent 152
Évitez les régimes 156

• **Entretien :** *Être parents de plus en plus tard* 160

3. Des projets parfois difficiles à réaliser 165

Accepter une vie sans enfant 167
Une virilité mise en doute 171
Infertilité : une cause génétique 175
Mieux vaut parler d'infertilité 180
Les difficultés féminines 183
Les difficultés masculines 188
Les stérilités inexpliquées 192
Dans le cabinet du spécialiste 196
Un test pour le couple 201
Suivre l'ovulation 204
Les spermatozoïdes au microscope 208
Le diagnostic au féminin 212

• **Entretien :** *Les traitements de l'infertilité* 216

4. Avoir recours à la science ... 221

Chirurgie réparatrice au féminin ... 223
Chirurgie réparatrice au masculin ... 227
Décider de s'engager dans une PMA ... 231
Le début du traitement ... 235
Une ovulation à stimuler ... 240
De bonnes répercussions psychiques ... 245
L'aider à réaliser son vœu de paternité ... 247
Avoir recours à un donneur ... 250
Une sexualité fragilisée ... 253
S'engager dans une FIV ... 256
Se préparer à une FIV ... 260
Des bébés-éprouvette chargés d'espoir ... 264
De l'éprouvette à l'utérus maternel ... 268
Une réussite incertaine ... 274
Vivre et surmonter les échecs ... 278
Faire appel à un don d'ovule ... 282
Le don d'embryon, un cas particulier ... 287
Une assistance médicale masculine ... 291
Arrêter la transmission d'une maladie génétique ... 294
Votre grossesse après une PMA ... 299
Les enfants nés par PMA ... 301
Parler à l'enfant de sa filiation ... 304
Quand envisager l'adoption ? ... 308

• **Entretien :** *L'utérus artificiel* ... 311

5. Bientôt enceinte ... 315

Devenir mère ... 317
Les tests de grossesse : du bon usage ... 321
Un œuf unique ... 325
Le jeu du hasard ... 329

Bientôt votre bébé se nichera en vous 333
Se sentir différente 337
Attention aux virus 340
Alcool : pas une goutte ! 347
Aucune drogue n'est douce pour les bébés 349
La fausse couche, douloureuse à vivre 352
Quand la prudence s'impose 357
Vivre différemment 361
Vous arrondir... pas tout de suite 365
Choisir son praticien 369
Votre premier rendez-vous médical 373
Travail et maternité 377
À qui va-t-il ressembler ? 381

• **Entretien :** *L'échographie en 3D* 385

Annexes 389

L'embryon et la loi 390
L'adoption 395
Le régime des PMA 398
Le suivi de la maternité 399
Vous et votre employeur 400
Les gestes techniques de la FIV 403
Glossaire médical 405
Carnet d'adresses 413
Bibliographie 429
Index 430

1

Quand le désir s'installe

Vivre entièrement sa féminité passe, pour la plupart des femmes, par la maternité. Le désir de grossesse et le désir d'enfant souvent se confondent.

Vouloir être enceinte, c'est se prouver que son corps fonctionne et qu'il vous appartient d'arrêter ou non la contraception.

Le désir d'enfant, c'est tout autre chose. L'enfant s'inscrit d'abord dans l'histoire d'un couple, d'une famille et d'une société.

L'enfant à venir prouve qu'un homme et une femme s'aiment, qu'une femme aime assez son conjoint pour lui offrir la paternité.

Il représente l'espoir de se prolonger dans le temps, et montre à tous que chaque membre du couple est définitivement sorti de l'enfance puisqu'il est capable d'égaler ses parents.

Le désir d'enfant chez la femme

Votre désir d'enfant est un sentiment éprouvé par la plupart des femmes. Mais il s'éveille réellement quand vous rencontrez l'homme avec lequel vous souhaitez partager votre vie. Il n'est ni mystérieux ni soudain, c'est en fait l'aboutissement d'une longue et lointaine histoire. Tout a commencé dans votre petite enfance. La majorité des petites filles, à peine savent-elles marcher, jouent à la poupée, prenant soin de cet objet comme d'un vrai bébé et copiant en cela les gestes quotidiens dont leur mère les entoure.

Un désir qui évolue

Parfois, le désir d'enfant naît précocement, vers 16-17 ans. Tous les ans, 2 500 adolescentes font le choix d'être mères alors qu'elles connaissent parfaitement les moyens contraceptifs.

Votre désir d'enfant est sans doute le sentiment le plus partagé par toutes les femmes de la Terre.

Ce besoin d'enfant est souvent l'expression d'un profond manque affectif et éducatif. Dans les milieux socialement défavorisés, on s'aperçoit d'ailleurs que les jeunes filles encore adolescentes, sans aucun bagage professionnel, se dépêchent d'être mères comme si la maternité était une revanche sur un destin qui jusqu'alors leur a été défavorable. Le désir d'enfant touche aussi les jeunes filles équilibrées, socialement bien entourées. Il semble alors avant tout physique, lié à l'envie d'avoir des sensations.

Plus tard, avec l'âge, le désir évolue, prend une autre ampleur : la femme veut un enfant avec la personne aimée comme gage de fidélité et d'amour. L'enfant désiré ne représente plus la poupée avec laquelle elle s'amusait enfant mais un être à part entière. Il s'agit aussi de reproduire un modèle familial où elle s'est épanouie. Ces jeunes filles ressentent ce désir d'autant plus tôt que leurs relations sexuelles sont plus précoces, mais elles attendent aujourd'hui plus longtemps pour faire un enfant pour des raisons sociales, financières ou affectives.

Retrouver sa propre mère

Quel qu'en soit le fondement psychologique, pour Freud il n'y a pas de doute : cette envie d'enfant est liée au désir incestueux de posséder son père. Mais l'Œdipe n'est sans doute qu'un élément qui conduit à la maternité. On sait qu'il existe dans le désir de maternité un lien très fort avec la mère. Selon la psychiatre Monique Bydlowski, enfanter c'est alors reconnaître sa propre mère à l'intérieur de soi. Bien souvent, d'une manière inconsciente, le premier enfant est dédié à la mère. On le fait pour devenir comme elle, pour lui offrir cette vie. D'ailleurs, il n'est pas rare de constater que les femmes qui ont des relations difficiles avec leur mère attendent ou remettent à plus tard leur projet d'enfant.

> **Avec le temps, la nature du désir d'enfant a considérablement évolué chez la femme, et est en train de changer chez l'homme.**

ZOOM

Le don de soi

Rares sont les femmes qui n'éprouvent pas à un moment de leur vie le désir d'un enfant. Pourtant, depuis quelques années, ce souhait a beaucoup évolué en raison de la contraception, qui permet la maîtrise presque totale de la fécondité.

Celle-ci a donné aux femmes tous les pouvoirs dans le domaine de la reproduction : celui de décider quand elles veulent un bébé, celui de choisir seules qui en sera le père. La femme, en décidant une grossesse, offre un enfant à son conjoint, encore plus qu'avant. C'est un cadeau, une preuve d'amour. Cela est caractéristique des familles recomposées et des femmes qui, approchant la quarantaine, souhaitent un nouvel enfant alors qu'elles ont déjà été mères, simplement pour l'offrir à leur nouveau conjoint.

En fait, la femme dit de manière implicite : « Je veux bien que tu sois le père de l'enfant que je veux. » Mais, derrière le désir d'enfant, la femme cache aussi le désir d'être soi. L'enfant lui offre la possibilité d'une nouvelle donne dans le jeu de sa vie. L'enfant lui permet de faire le point sur ses propres limites, sur ce qu'elle aurait voulu et que jusqu'ici elle n'a pas eu. Elle se projette autrement dans l'avenir. Ainsi, dans le cas des jeunes filles qui ont démarré difficilement dans la vie avec une scolarité chaotique, la maternité les fait entrer dans la normalité.

Le pouvoir de l'inconscient

L'enfant est aussi souhaité pour se sentir conforme au modèle de la femme dans la société, ou par besoin d'avoir quelqu'un à aimer et qui vous aime en retour. Enfin, comme le développe le professeur Cramer (célèbre pédopsychiatre suisse), l'enfant peut être désiré pour combler un manque, un vide.

Pour lui, le désir d'enfant est avant tout un besoin de retrouver ceux qui nous ont précédés. Il sert de révélateur dans la recherche de ceux que l'on a perdus. L'enfant est alors, au cours et après la grossesse, chargé de tous les bons et mauvais côtés de celui qu'il a pour fonction de remplacer. Bien des statistiques montrent que la théorie du professeur Cramer est souvent juste : à quelques jours de l'anniversaire d'un absent, la conception ou l'accouchement d'un remplaçant se produit, l'inconscient se chargeant de faire le lien avec le physiologique.

Être mère : un « métier » fondamental

- Il est étonnant de constater que les jeunes femmes, même si elles retardent leur grossesse pour des raisons professionnelles, restent persuadées que leur « métier » fondamental est d'élever un enfant.
- À 35 ans, elles se disent que leur activité professionnelle ne suffit pas à les combler. Elles pensent qu'il est temps maintenant de s'essayer au métier de mère, le plus souvent en conservant leur statut professionnel.

Un désir qui mûrit

Notre société veut aujourd'hui qu'un grand nombre de femmes s'accomplissent dans une carrière professionnelle. Leurs études, puis leurs premiers pas dans le monde du travail, les obligent à mettre leur désir d'enfant en sommeil, pour un temps plus ou moins variable selon les situations. Lorsque ce désir renaît, sa nature est un peu différente de celui d'une très jeune femme qui décide d'entrer dans une vie d'adulte en devenant mère.

Le désir d'enfant est alors plus conscient, plus raisonné et raisonnable, bref presque toujours mieux établi. C'est d'ailleurs ce qu'expriment la plupart des mères célibataires. Leur désir de maternité repose essentiellement sur le besoin de se prolonger et sur la volonté de ne plus dédier leur vie à la réussite sociale et professionnelle.

Le désir d'enfant chez l'homme

32 ans est l'âge moyen des pères d'aujourd'hui.

Le désir de paternité se révèle beaucoup plus tard dans la vie d'un homme. Désirer être père et le devenir, au même titre que devenir mère, représente un nouvel engagement dans la vie de l'homme, une nouvelle aventure parfaitement réfléchie puisqu'elle est le résultat d'une maturation psychique. Votre mari ou votre conjoint, lorsqu'il rêve de paternité, se choisit un rôle. Quel père sera-t-il ? Un père lointain, maternant, détaché, éducateur ? Alors, comme vous qui cherchez un statut dans votre histoire avec votre propre mère (v. p. 108), il se tourne vers son père, son grand-père.

Un retour sur le passé

Cette confrontation est souvent bénéfique. Il se souvient des jeux partagés, des confidences échangées, du soutien physique et psychique de son père à tous les instants de sa vie d'enfant et d'adolescent. Mais parfois ce retour sur le passé est semé d'embûches et provoque une véritable crise identitaire. Il découvrira alors peut-être mieux qui était son père et quel type de relations ils avaient nouées ensemble.
Pour un homme, devenir père est toujours l'occasion de repenser ou d'enrichir son identité. Mais c'est aussi accéder à un statut convoité pendant toute l'enfance et tout particulièrement à l'adolescence : le jeune homme devient père à son tour, reléguant son père tout-puissant au rang de grand-père.

Une nouvelle identité

Depuis quelques années, les hommes qui souhaitent devenir pères abandonnent l'image de puissance qui était traditionnellement attachée à cette fonction. Le père autoritaire, garant de la bonne éducation de ses enfants a vécu.

Les pères d'aujourd'hui osent et se montrent ostensiblement sensibles et affectueux avec les nourrissons. Ils se découvrent une fonction maternante sans pour autant se sentir atteints dans leur masculinité. Traditionnellement, les psychologues qui ont étudié ces « nouveaux pères » affirment que l'intérêt pour l'enfant s'installe après la naissance et plutôt lorsque l'enfant commence à connaître une certaine autonomie. Pourtant, il semble que de plus en plus de pères s'impliquent dans le maternage de leur bébé. Ils trouvent naturellement les bons gestes et expriment leurs sentiments.

Devenir parents, c'est aussi endosser le rôle de passeurs : passeurs de vie mais aussi de culture et d'éducation.

Le succès que le film *Trois hommes et un couffin* a rencontré auprès des hommes montre combien ceux-ci sont émus par les bébés. Il faut dire aussi que ce film offre une palette de pères permettant à chacun de trouver un bon modèle d'identification.

L'homme protecteur

Pour les psychiatres, le rôle de l'homme au cours de la grossesse de la femme est fondamental. Il doit accompagner la régression qui aide la femme à devenir mère.

Il est chargé d'aider, de protéger la mère, qui, selon le pédiatre et psychanalyste anglais D. Winnicott, sombre dans la folie maternelle : elle ne pense, n'agit et ne vit que pour et par son enfant.

Un soutien que le père doit assurer tout en étant quelque peu exclu de ce que vit la mère, qui, alors, renonce à beaucoup de ce qui faisait sa séduction.

Des troubles psychosomatiques révélateurs

Malgré tout, la grossesse de sa compagne ou de son épouse reste une affaire intellectuelle. Elle est pour lui l'occasion de multiples émotions et questions qui le projettent dans l'avenir. Il fait une large place aux fantasmes. Le futur père construit un enfant fantasmatique dont les traits physiques et les caractères psychiques reposent sur le rêve. L'impossibilité de partager dans son corps les transformations de sa compagne lui joue des tours. Cela conduit certains hommes à souffrir de troubles psychosomatiques.

Un intérêt grandissant pour la vie intra-utérine

Depuis quelques années, on constate un mouvement vers plus de précocité dans les relations père-enfant. Les médecins, les sages-femmes, les échographes disent voir de plus en plus de pères aux consultations. Et ils n'y viennent pas sous la pression affective de leur épouse ou compagne, mais par intérêt pour le développement de la vie intra-utérine. Certains pères décident même d'essayer de s'impliquer encore plus ouvertement dans la maternité et souhaitent entrer en communication avec le futur enfant en pratiquant l'haptonomie, technique qui consiste, sous la conduite d'un thérapeute, à solliciter les réactions du fœtus in utero par de légères pressions sur le ventre maternel.

Pour la psychanalyse freudienne

- Le désir d'être père serait aussi à relier au désir de récompenser sa propre mère.
- C'est un échange : sa mère lui a donné la vie et il lui offre la vie de quelqu'un qui lui ressemble.

ZOOM

Du côté des fantasmes

Et si eux aussi accueillaient un bébé en leur sein ? Certains scientifiques l'affirment, il n'y a aucune raison pour qu'un jour les hommes ne soient pas enceints. Mais, ajoutent-ils, ce sera une manipulation dangereuse pour l'homme comme pour l'enfant. Cette possibilité tient simplement au fait qu'aujourd'hui ni l'utérus, ni la trompe, ni l'ovaire ne sont indispensables à la grossesse.

On peut donc imaginer qu'il est possible, après incision du ventre, de placer un œuf fécondé en éprouvette dans la couche cellulo-graisseuse du péritoine (membrane séreuse tapissant les parois de l'abdomen et la surface des viscères digestifs qu'il contient). Ensuite, il suffirait de renverser l'équilibre hormonal de l'homme par des injections d'hormones. Mais l'extraction du placenta après la naissance pourrait créer bien des complications sans compter les ruptures liées à toute grossesse extra-utérine.

Quant aux problèmes psychologiques qu'entraînerait un tel bouleversement de la nature, ils sont sans doute innombrables et totalement méconnus, les plus importants étant ceux liés à l'identité psychique. Heureusement on est, là encore, dans le domaine de la science-fiction, tout comme l'idée d'une gestation dans un utérus artificiel qui créerait une parité totale homme-femme.

Un projet : devenir parents

La plupart des jeunes couples, surtout s'ils sont mariés, sont souvent en proie aux pressions de leur entourage pour fonder une famille. « J'aimerais être grand-mère... », « Quand je serai grand-père... », des réflexions que vous avez peut-être entendues. Cette attitude est basée sur le besoin d'être en conformité avec l'image sociale selon laquelle un couple qui s'entend bien doit le montrer par la venue d'un enfant.

Après quelques années de vie commune

> **S'imaginer dans le rôle de parents témoigne d'une image de soi solide.**

Pourtant, aujourd'hui, beaucoup de jeunes couples préfèrent attendre quelques années de vie commune avant de devenir parents. Entrés tardivement dans la vie professionnelle, occupés par de nombreuses activités de loisirs, ils veulent profiter de leur nouvelle indépendance financière. L'enfant serait alors comme un intrus.

La contraception permet au couple d'avoir un enfant presque exactement quand il le souhaite et lorsqu'il se sent prêt psychologiquement à prendre la décision de mettre un enfant au monde.

Tous les couples savent qu'un enfant demande un investissement en affection et en temps, et qu'ils devront renoncer à un certain nombre d'agréments. En réalité, plus la charge d'un enfant est imaginée comme lourde, moins chacun des membres du couple possède une image de soi solide : ils n'ont pas encore en eux les ressources suffisantes pour se voir dans le rôle de parents.

Mais l'inconscient peut parfois jouer bien des tours. Combien de bébés ont été conçus alors que la situation du couple imposait un choix plus raisonnable. Dans ce cas, conscient et inconscient se sont affrontés et c'est ce dernier qui l'a emporté. C'est ainsi que l'on explique, par exemple, les bébés conçus à la suite d'une mauvaise manœuvre contraceptive. En examinant l'histoire du couple, il est souvent possible d'expliquer son comportement, qui, à première vue, peut paraître inattendu.

L'enfant cimente le couple

C'est l'évolution de la relation amoureuse au sein du couple qui va amener un changement d'opinion. Dans un premier temps, la relation amoureuse est exclusive, l'autre vous apporte tout ce dont vous avez besoin. Puis vient le temps dit de la « désillusion », qu'il ne faut pas interpréter négativement puisqu'il est celui où chacun évalue les qualités et les défauts de l'autre.

C'est souvent alors à ce moment-là que naît le besoin d'élargir la relation du couple, et donc très naturellement l'envie de construire une vie à trois avec un bébé. Faire un enfant devient alors un des grands actes fondateurs du couple et chacun doit être sûr de le vouloir.

La relation entre l'homme et la femme est beaucoup plus forte qu'une relation sans enfant. La femme dit ainsi à son conjoint : « Je t'aime assez et j'ai assez confiance en mon amour pour faire un être qui te ressemble un peu et qui me ressemble aussi. Ensemble, nous allons nous projeter dans l'avenir. »

Des peurs qui aident à mûrir

Chez l'homme, la réticence à devenir père est souvent une manifestation de la peur de perdre sa liberté, et d'être démuni face à une situation qu'il ne sait pas comment dominer. Pour la femme, l'inquiétude porte davantage sur l'éloignement de ses deux parents qu'implique toute maternité. Il semble qu'elle ne puisse imaginer l'existence de deux mères en même temps : donner la vie à son tour consiste à régler une dette à l'égard de ses propres parents.

Pour certaines femmes, leur relation avec leur mère les fait douter de leurs capacités à le devenir elles aussi. La plupart se demandent si elles

seront compétentes, une inquiétude qui cache une interrogation : ont-elles le droit de prendre la place de leurs parents ? Enfin, pour quelques-unes, le culte du corps l'emporte sur la raison : la maternité est redoutée parce qu'elle transforme le corps, et risque de l'abîmer.
La peur d'être parents est donc un sentiment courant et normal chez le couple. Elle se manifeste diversement : peur d'avoir un enfant anormal, de ne pas savoir s'en occuper, de perdre sa liberté, que la venue de l'enfant rompe l'harmonie du couple. Ces peurs sont souvent révélatrices de l'histoire de chacun. Elles sont utiles puisqu'elles témoignent d'un vrai travail psychique.

Se prolonger au-delà de la mort

- Paradoxalement, avoir un enfant, c'est d'abord penser à sa mort puisque l'enfant à venir est chargé de prendre un jour votre place.
- Le sentiment de mort se retrouve aussi dans les couples où il existe une grande différence d'âge entre les deux partenaires. La femme jeune souhaite un enfant de son conjoint âgé pour prolonger leur amour au-delà de la mort.
- C'est ce même besoin de maintenir la vie au-delà de la mort qui amènerait certaines femmes, ayant eu recours à une fécondation in vitro, à demander un transfert d'embryon « post-mortem » (v. p. 239).

Vouloir ensemble

Aujourd'hui, faire un bébé oblige à une vraie prise de décision. Parmi les toutes premières choses que le couple va examiner, il y a bien sûr sa situation financière. Le couple pourra-t-il subvenir aux besoins d'une famille ? La carrière professionnelle de la « mère potentielle », souvent alors en pleine ascension, ne va-t-elle pas en souffrir ? Ne devrait-elle pas faire des sacrifices ou son conjoint est-il prêt à les faire ? Des questions qu'il est bon de se poser avant de fonder une famille.

Du sentiment et de la réflexion

Mais le point le plus délicat à examiner touche les sentiments qui unissent le couple. Il est à craindre qu'une relation qui n'est pas bien établie aura du mal à perdurer à la suite d'une grossesse. Les changements physiques et psychiques qui se produisent alors sont souvent révélateurs ou accélérateurs d'une mésentente latente. Chaque membre du couple doit se sentir suffisamment fort pour supporter l'anxiété naturelle liée au fait de devenir parent. Une prise de conscience qui ne se fait pas forcément au même moment dans le couple.

S'engager dans la maternité

- Parfois tardive, au cours de la grossesse, la prise de conscience de l'état de futurs parents explique le divorce de couples qui s'étaient crus assez solides pour s'engager dans la maternité.
- Un bébé ne peut pas être programmé pour satisfaire un besoin unique de maternité et inversement pour contenter une envie même profonde de paternité. L'idéal est que les envies et les opinions de chacun se croisent.

ZOOM

C'est le moment de parler du partage des tâches

Si aucun de vous n'a l'intention de s'arrêter, ou ne peut s'arrêter, pour s'occuper du bébé, évoquez dès maintenant l'institution d'un plan d'alternance des jours où c'est papa qui dépose bébé à la crèche et où c'est au tour de maman ; de même pour aller le chercher le soir.
Les parents très occupés ont parfois du mal à institutionnaliser ces jours sur l'année, voire le mois, aussi doivent-ils s'organiser semaine après semaine en prenant, le week-end, le temps d'y réfléchir, carnet de rendez-vous en main. Dans tous les cas, l'important est de consacrer un temps suffisant à l'enfant, quels que soient le moment et la charge des responsabilités professionnelles. C'est avant tout une question de volonté.

Un deuxième enfant, pourquoi ?

Avoir un deuxième enfant est une tout autre histoire... Le désir d'un deuxième enfant n'a pas les mêmes fondements que celui du premier. La mère et le père savent qu'ils peuvent concevoir, ils sont maintenant à égalité avec leurs propres parents. D'autres motifs les animent. Ils souhaitent que leur famille corresponde à un modèle social : deux enfants dans une famille reste l'image idéale du bonheur. Et puis, quoi que disent et écrivent les psychologues, l'enfant unique garde l'image d'un enfant gâté, surprotégé et même parfois malheureux pour cause de solitude. Certains parents reproduisent aussi leur propre famille : c'est souvent le cas des familles nombreuses. Leurs souvenirs de relations fraternelles fortes et complices leur font espérer que leurs deux enfants connaîtront les mêmes joies. Mais le modèle familial a parfois aussi ses limites, les parents ne souhaitant pas le reproduire avec leurs propres enfants.

Il n'est pas rare que le désir d'un deuxième enfant puis d'un troisième suive la naissance d'un premier enfant. Mais les fondements ne sont pas les mêmes que pour le premier.

Prolonger les jours heureux

Très souvent encore, le deuxième enfant est programmé avec l'espoir qu'il ne sera pas du même sexe que le premier : les parents avec une fille souhaitent un garçon, et inversement. D'autres couples veulent avoir plusieurs enfants en pensant à leurs vieux jours : la disponibilité, l'affection de leurs enfants seront alors multipliées par deux.
Le célèbre pédiatre américain T. Berry Brazelton ajoute une autre motivation qu'il a identifiée, notamment lorsque le premier enfant n'a pas plus de 5 ou 6 mois. Il a remarqué tout au long de sa pratique que les parents se

posaient souvent la question d'un second enfant lorsqu'ils avaient le sentiment que le premier devenait de plus en plus indépendant, qu'il avait de moins en moins besoin d'eux. Ils craignent alors de devoir renoncer aux merveilleux échanges que procure un nouveau-né qui attend tout de l'affection et des sollicitations de ses parents. Mais il ne faut voir, pense-t-il, dans ces interrogations précoces qu'une préparation à une vraie programmation. En effet, elles servent de rempart aux parents pour leur éviter de s'attacher trop étroitement à leur premier bébé au point de ne pouvoir envisager un second.

Avoir un deuxième enfant est un acte très prémédité et cet enfant ne peut être que bon.
Le sexe du deuxième a moins d'importance que celui du premier, sauf si l'aîné est une fille.

Entre l'aîné, le cadet : le bon écart

Le deuxième enfant se programme souvent deux à trois ans après le premier. Cet écart d'âge n'est pas toujours idéal sur le plan des rivalités fraternelles mais correspond au moment où le couple se sent dégagé des contraintes matérielles de la vie avec un nourrisson. Parfois, l'écart d'âge entre un aîné et un cadet est important. C'est notamment le cas lorsque les mères souhaitent, après une période d'activité professionnelle, retrouver les joies de la maternité dans la limite permise par leur âge. Il arrive encore assez souvent que le deuxième nouveau-né soit chargé de réparer tout ce qui n'a pas été « parfait » lors de la première maternité : il ne naîtra pas forcément au même endroit, sera ou non allaité, ira ou non à la crèche. Certaines femmes font alors le choix d'avoir des enfants très rapprochés, préférant interrompre momentanément leur activité professionnelle pour fonder une famille au plus vite, ce qui demandera malgré tout beaucoup de ressources physiques.

Un deuxième « plus vrai » que le premier

Les parents sont plus libres avec lui car c'est le premier qui porte tout l'héritage familial. Il y a même un aspect morbide dans le fait de désirer un autre enfant. En effet, s'il arrivait quelque chose au premier, il leur resterait cet enfant.

Les parents veulent réaliser avec le deuxième enfant tout ce qu'ils considèrent avoir « raté » avec le premier. De plus, il y a l'envie de retrouver des souvenirs merveilleux, ils rêvent de réentendre le jouet musical offert au premier. Les parents sont plus forts avec le deuxième. En revanche, les couples doivent être bien conscients que le deuxième enfant programmé en tant qu'enfant « réparateur » dans une relation chancelante a peu de chance de réussir la mission que l'un ou l'autre de ses parents lui a confiée à son insu.

Plusieurs enfants plutôt qu'un seul

- Dans l'esprit de la plupart des gens, l'image de la famille avec plusieurs enfants prime sur celle de l'enfant unique.
- Mais quel que soit le nombre d'enfants de la famille, le premier reste un enfant idéalisé dans l'esprit des parents et son éducation est souvent plus stricte que celle de ses petits frères et sœurs.
- Il est vrai pourtant que les familles nombreuses deviennent exceptionnelles.

ZOOM

Rêver d'une famille nombreuse

Le désir du premier enfant et celui des suivants ne sont pas de même nature, notamment lorsqu'il s'agit d'un enfant dont le père n'est pas celui du premier. Il est toujours surprenant de rencontrer des femmes qui savent, de tout temps, qu'elles veulent quatre ou cinq enfants.

Ce chiffre conduit leur vie avec un dynamisme incroyable. Il peut être à l'origine de souffrances lorsqu'une stérilité secondaire survient, elles ne comprennent pas alors pourquoi elles ont été enceintes une fois, deux fois et qu'après elles ne peuvent plus l'être... Ce désir peut être si extrême qu'elles veulent le réaliser au péril de leur vie.

Pour certaines femmes, être mère d'une famille nombreuse correspond à une image de la femme idéale. Enfin, d'autres, bien qu'elles aient eu déjà plusieurs enfants, ont toujours le sentiment qu'il leur en manque un.

D'autre part, ce n'est pas le nombre d'enfants à mettre au monde qui compte dans l'esprit des parents, mais la qualité de chaque enfant ! Il faut que chacun soit « parfait » ! C'est-à-dire que le deuxième, le troisième et les autres enfants à venir offrent aux parents plusieurs chances d'être un bon père et une bonne mère.

Un début d'actualité : concevoir un enfant pour en soigner un autre

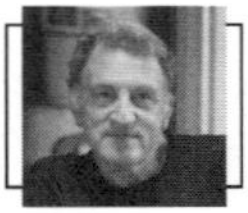

“ **Les médias parlent couramment d'enfant « médicament ».** Je n'aime pas cette formulation qui tend à faire de cet être en devenir un objet purement utilitaire. Quelles que soient les circonstances de sa conception, un enfant n'est jamais cela dans l'esprit de ses parents. **Il est désiré pour lui-même et pour un rêve qui l'accompagne.** ”

“ Le futur bébé porte toujours des projets. Il a déjà un passé, il s'inscrit dans une histoire familiale qui le dépasse. ”

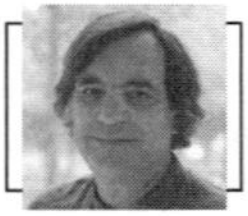

“ **Avoir un enfant est une manière de traiter un désarroi ou de soigner une faille.** Les futurs parents font le pari que, grâce à lui, l'avenir sera mieux que le présent. Vouloir un enfant, c'est croire au bonheur. Si, à la naissance, l'enfant ne comble pas toutes les attentes, ou si des événements changent la donne, les parents s'adaptent. ”

“ Mais le désir d'enfant est toujours un souhait positif. ”

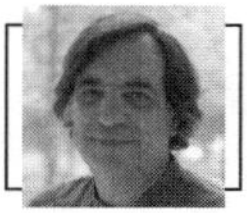

“ Concevoir un enfant avec l'espoir qu'il soignera un frère ou une sœur malade, c'est donner à ce futur bébé **une place de héros dans la famille. L'enfant malade noue avec son cadet des relations fraternelles précoces et intenses,** puisque ce bébé que porte sa mère est un frère ou une sœur qui, en naissant, va lui venir en aide. ”

“ Il ne faut pas craindre qu'un sentiment de dette perturbe ensuite leur relation car, quoi qu'il fasse, le cadet est toujours perçu comme un gêneur par l'aîné, celui avec qui il faut partager l'affection de ses parents. La dette est ainsi annulée. ”

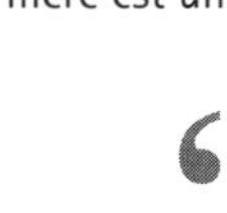

“ Dans le désir d'enfant, il n'y a pas uniquement la recherche de se faire plaisir, il y a aussi le souhait de faire le bonheur de cet enfant à naître, **même s'il aide à la réalisation d'un projet aussi important que celui de soigner un aîné.** ”

“ **Le problème est totalement différent de celui d'un don d'organe** pour réaliser une greffe où la pression de l'entourage sur le donneur potentiel est généralement extrêmement forte. ”

“ Dans cette situation, l'enfant à naître n'est pas décisionnaire. ”

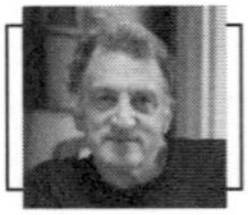

“ **Les parents ont besoin de temps pour surmonter le choc de la première naissance avant d'envisager la seconde.** Beaucoup de mères dépassent alors la quarantaine, ce qui ne facilite pas la réalisation de leur projet. ”

“ La décision de concevoir un deuxième enfant pour permettre au premier de surmonter son handicap est souvent tardive. ”

“ En naissant, chaque enfant est porteur d'un projet parental, **celui d'un don de cellules pour soigner un frère ou une sœur n'est pas plus impliquant qu'un autre.** En effet, tout nouveau-né est souvent chargé d'aspirations bien lourdes pour ses frêles épaules. Mais surtout, chaque enfant ayant sa propre personnalité, **personne ne peut garantir qu'il s'inscrira dans ce projet parental ou s'efforcera de s'y opposer**. ”

“ La nature du projet, physiologique ou psychique, ne fait aucune différence, d'autant plus que donner quelques cellules de son cordon ne coûte rien au donneur. ”

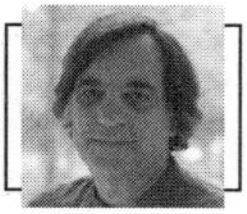

“ Les parents souhaitent toujours la naissance d'un enfant indemne de tout problème de santé. **En programmant un cadet à un enfant dont l'avenir est incertain, ils décident de donner aux deux les mêmes chances pour demain.** Non, ce deuxième enfant n'est pas un enfant de remplacement pour soulager une douleur inconsolable. J'interprète leur démarche de manière positive. ”

“ Les parents conçoivent un jumeau avec l'espoir qu'il soutienne l'enfant malade. ”

Être une mère active

Pour vous, vouloir un enfant, c'est peut-être aussi vous poser la question de votre avenir professionnel. De plus en plus de femmes font le choix de poursuivre leur carrière et d'être mère à la fois. En France, près de 80 % des femmes ayant un enfant travaillent et semblent heureuses ainsi même si, de temps en temps, elles se sentent fatiguées, peu disponibles, et parfois même culpabilisent.

Un choix avant tout social

38 % des femmes considèrent que leur état de grossesse a nui à leur vie professionnelle.

Pendant les toutes premières années du bébé, la vie n'est pas tous les jours facile et le déroulement des journées, partagées entre travail et famille, prend souvent des allures de marathon.

Celles qui font ce choix ont toujours de solides raisons. Si travailler donne une autonomie financière et permet à la famille un peu plus d'aisance, bon nombre de femmes apprécient aussi les relations sociales que le travail crée. Pourtant, sur le plan psychologique, les jeunes mamans, tout au moins pendant un an ou deux, très souvent se désinvestissent un peu professionnellement. Réussir leur rôle de mère semble, pour un moment, au moins plus important que faire carrière.

La plupart des femmes, tout en adhérant au combat de la parité, dans le travail et la vie publique, continuent de penser que la maternité reste un accomplissement majeur de leur personnalité.

Mamans heureuses, bébés aussi

Une mère qui décide de reprendre son travail après sa maternité le fait le plus souvent aujourd'hui pour sa satisfaction personnelle. L'estime qu'elle aura d'elle-même la mettra de bonne humeur et la rendra heureuse, des sentiments que le bébé saura décrypter.

Et même si leurs relations affectives sont limitées dans le temps, ces quelques minutes de profonde communication et d'échanges riches sont bien plus profitables pour le développement affectif de l'enfant qu'une présence constante et relativement indifférente.
Le bébé, qui vit en symbiose avec sa mère, sera sensible à son état de tension si elle reste au foyer alors qu'elle s'y ennuie ou si, inversement, elle travaille alors qu'elle ne le désire pas.
Mais il faut savoir qu'avoir un enfant limite les ambitions professionnelles des mères, notamment lorsque l'employeur ne favorise pas leur avancement, estimant bien souvent qu'un enfant en bas âge est cause de beaucoup d'absentéisme. De même, pour les femmes cadres, la maternité est encore un handicap professionnel, tout comme pour celles qui exercent une profession libérale.

➘ Faire le choix de rester au foyer, c'est un peu se retrancher du monde et se recentrer sur les siens. Aucune des situations n'est évidemment idéale. Aussi, étudiez dès maintenant toutes les possibilités d'aménagement de vos horaires de travail : mi-temps, travail à la carte, travail à domicile, sans oublier la possibilité d'opter pour le congé parental d'éducation. Si vous décidez de poursuivre une activité professionnelle, réfléchissez sur le mode de garde qui correspond le mieux à votre conception éducative. Dans certains cas, vous pouvez obtenir une aide des allocations familiales.

Un repos un peu court ?

- Généralement, les jeunes mamans ne voient pas le temps passer et aimeraient faire durer ces instants.
- D'ailleurs, plus de la moitié d'entre elles prolongent leurs congés de 2 à 4 semaines, en utilisant ce que la loi a appelé « les congés supplémentaires pour suites de couches pathologiques », qu'elles allongent même parfois encore de quelques semaines en puisant dans leur réserve de congés payés.
- Pourtant, certaines femmes, parmi les plus actives, trouvent le congé postnatal un peu trop long, et sont pressées de reprendre une activité.

ZOOM

Un congé de maternité, pour quoi faire ?

Les femmes qui ont déjà eu des enfants peuvent largement témoigner de l'utilité du congé de maternité. Il est indispensable pour la santé de la mère et de l'enfant. Le repos est d'abord un facteur important dans la lutte contre la prématurité, ensuite il aide au bon développement du bébé au cours des dernières semaines de gestation. Bruit, agitation, fatigue entraînent parfois une perturbation des échanges placentaires, cause de retard de croissance intra-utérine.

Enfin, ce repos prépare le corps à l'épreuve de l'accouchement et c'est une maman en pleine forme qui accueille son nouveau bébé. Les quelques semaines avant la naissance laissent tout le temps à la future maman de penser à elle, à son nouveau statut, de réfléchir au nouvel équilibre de son couple et, bien sûr, de s'organiser pour après, lorsqu'elle devra reprendre son travail.

Le congé postnatal aura aussi cette fonction, mais il prendra toute sa valeur sur le plan des relations mère-enfant. Il permet à la mère et au bébé de faire connaissance afin d'établir entre eux des liens affectifs forts qui aideront, quelques semaines plus tard, à leur séparation.

Un congé légal

- Si vous êtes salariée ou si vous exercez une profession libérale, vous bénéficiez d'un congé de maternité ; il est obligatoire et fixé, quel que soit votre emploi, à 16 semaines à répartir, selon votre choix, avant et après l'accouchement. La durée de l'arrêt prénatal peut être raccourcie à 3 semaines, à condition que la future maman (et non son employeur), en exprime expressément le souhait, et que son médecin ne s'y oppose pas. Le congé postnatal ne peut donc excéder 13 semaines.
- En cas de grossesse gémellaire, le congé de maternité passe à 34 semaines et, à partir du troisième enfant, à 26 semaines.
- Selon une étude faite par le ministère de la Santé en octobre 2006, 70 % des mères trouvent le congé maternité actuel trop court, et 70 % d'entre elles aimeraient pouvoir s'arrêter 1 année après la naissance de leur enfant.

À SAVOIR

Protection légale et générale

La future maman ne peut être licenciée de la conception de l'enfant à sa naissance, soit 16 semaines après l'accouchement d'un premier ou d'un deuxième enfant ; au troisième, le délai est porté à 26 semaines.

Quelques cas particuliers

- Si vous êtes à la recherche d'un emploi, il est interdit à l'employeur de prendre en considération votre future maternité pour refuser votre embauche. Vous n'êtes d'ailleurs pas tenue de l'en avertir.
- Aucune mutation d'emploi ne peut être faite sans raison médicale ; elle sera temporaire et à salaire égal.
- En raison de votre grossesse, vous pouvez demander de décaler vos horaires d'arrivée et de départ. Certaines conventions collectives prévoient des diminutions du temps de travail. Les « non-salariées » ne sont malheureusement soumises à aucune réglementation.
- Les artisanes, commerçantes, membres d'une profession libérale bénéficient d'une allocation forfaitaire de repos maternel qui compense partiellement la diminution d'activité. Elles peuvent également bénéficier d'une indemnité de remplacement qui compense partiellement les frais engagés pour se faire remplacer dans les activités professionnelles ou ménagères par du personnel salarié.

Dans l'administration

Certaines conventions collectives prévoient que, à partir du 3e mois de grossesse, la future maman bénéficie d'une heure de travail en moins par jour et d'une heure et demie à partir du 6e mois. Dans la région parisienne, elle peut se faire nommer temporairement sur des postes moins fatigants ou dans un service plus proche de son domicile.

Le corps de la femme

Même si la science-fiction amène à penser que les bébés peuvent se passer du ventre maternel pour se développer, il n'en reste pas moins que le corps de la femme est le lieu idéal pour concevoir et abriter un bébé.
Dès les premiers mois de la vie intra-utérine du bébé fille, tous les organes de la reproduction sont déjà en place. Il faudra attendre la puberté pour qu'ils acquièrent la maturité nécessaire à leur fonctionnement.

La magie de l'ovulation

L'ovulation se fait dans la plus grande discrétion. Certaines femmes ressentent une douleur vague, d'un côté ou de l'autre du bas-ventre.

L'acteur essentiel dans cette histoire est d'abord l'ovaire. Au nombre de deux, ce sont des glandes blanchâtres, de forme ovoïde de 4 cm de long, 2 cm de large et 1 cm d'épaisseur, situées de part et d'autre de l'utérus. Chaque ovaire est fait d'une multitude de coques et contient un nombre impressionnant de follicules, les follicules de De Graaf.
Chacun de ces follicules abrite un ovule dans sa cavité. Sous l'effet d'hormones venues de l'hypothalamus et de l'hypophyse, un de ces follicules va grossir, multipliant ses cellules et produisant des hormones, les œstrogènes, qui atteindront leur maximum 24 heures avant que le follicule ne libère un ovule entouré de cellules folliculaires. Le follicule après l'ovulation poursuit son évolution et devient alors ce que l'on appelle le corps jaune. Celui-ci produit des hormones (œstrogènes et progestérone), dont le rôle est de préparer la muqueuse utérine à l'implantation de l'œuf fécondé. Il poursuivra sa tâche 2 à 3 mois après la fécondation avant que le placenta ne prenne le relais.
Le fonctionnement des ovaires est sous la totale dépendance de l'hypophyse, glande située sous le cerveau, qui met en action toute une série

de sécrétions hormonales. Dès le début du cycle (28 jours en moyenne), c'est sur leur « ordre » qu'un follicule de De Graaf va se transformer et, au bout de 14 jours, libérer un ovule.

Vers la rencontre

L'ovule libéré est happé par le pavillon de la trompe grâce aux franges mobiles dont elle est tapissée. Il y vit une douzaine d'heures. Deux destins l'attendent : soit l'ovule rencontre le spermatozoïde fécondant au tiers externe de la trompe, soit il dégénère.
Parallèlement, tout au long du cycle, la paroi utérine, l'endomètre, se transforme. Cette muqueuse, très fine après les règles, s'épaissit peu à peu sous l'effet des œstrogènes et de la progestérone, sécrétés par l'ovaire. Elle sera prête à accueillir l'œuf si la fécondation a lieu. Mais la « magie » de l'histoire ne se termine pas là, et c'est alors tout l'appareil reproducteur de la femme qui entre en action.

Le corps s'adapte

- Tout votre corps de femme se met au service du projet d'enfant sous l'effet des hormones. Le vagin est sensible aux œstrogènes.
- Sous leur effet, il devient plus souple, humide et plus résistant aux infections. Dans la deuxième phase du cycle, l'acidité vaginale se modifie : elle devient plus faible afin de ne pas nuire aux spermatozoïdes.
- Le col de l'utérus subit aussi des transformations sous l'effet des œstrogènes. Les glandes qu'il abrite au moment de l'ovulation sécrètent la glaire cervicale.
- Ce liquide visqueux, transparent, de nature alcaline, va aider les spermatozoïdes à progresser vers les trompes, à se nourrir et surtout à se protéger contre toute attaque microbienne.

ZOOM

Un habitat idéal

L'appareil génital de la femme se compose de la vulve, partie externe, puis du vagin, qui relie la vulve à l'utérus. Le vagin est un canal (de 7 à 9 cm) d'une grande élasticité, entouré de muscles dont l'ensemble forme le

périnée. L'utérus est un muscle creux et épais en forme de poire (de 6 cm de long sur 4 cm de large) dont la partie inférieure s'appelle le col et la partie supérieure le fond utérin.
L'utérus est tapissé d'une muqueuse, l'endomètre, où se niche l'œuf fécondé.
Dans le fond utérin débouchent les trompes de Fallope, canaux de muscles d'une douzaine de centimètres et de 4 mm de diamètre environ, dont les extrémités s'élargissent en un pavillon découpé de franges mobiles.
Ce pavillon est en contact direct avec l'ovaire. Les trompes captent l'œuf et le font progresser vers l'utérus grâce à leur muqueuse tapissée de cils vibratiles, à leurs mouvements et au liquide qu'elles contiennent. Les deux côtés de l'appareil reproducteur ovaire-trompes fonctionnent un mois sur deux, pas forcément en alternance. En cas de problèmes d'un côté, celui qui est intact prend le relais et travaille alors tous les mois.
Les cycles ovariens sont sous le contrôle de l'hypothalamus, qui envoie ses ordres à l'hypophyse, qui, à son tour, transmet les ordres à l'ovaire. Cette dépendance étroite avec le cerveau permet de mieux comprendre les effets psychosomatiques sur la fertilité.

À SAVOIR

L'absence de règles

Si cette absence de règles n'est pas justifiée par le début d'une grossesse, cherchez si un événement affectif ou psychologique traumatisant s'est produit et vous a bouleversée. De telles émotions peuvent dérégler le fonctionnement d'horloge de l'hypothalamus et, en conséquence, perturber votre cycle. Selon la force de l'événement, la perturbation sera plus ou moins longue. Sachez que des petites choses comme l'arrêt du tabac, la mise en route d'un régime, la préparation d'un examen ou un voyage peuvent tout aussi bien être à l'origine d'un retard de règles, donc de la mise en sommeil du travail de l'ovaire.

Le diagnostic d'un retard de règles s'établit lorsque la date habituelle des règles chez une femme bien réglée est dépassée de 10 jours.

Le retard de règles peut aussi s'expliquer par un mauvais fonctionnement de l'ovaire, notamment s'il n'est plus capable de produire les hormones que le système nerveux lui commande. Seul un examen médical en déterminera la cause.

Des cycles différents d'une femme à une autre

Chacun dans la nature possède ses différences. Le cycle de chaque femme se cale sur l'activité de son hypothalamus, qui a un rôle essentiel dans l'activité cérébrale, dans la mémoire et dans l'inconscient. Son langage est hormonal. Dans le cas du cycle de la femme, ses ordres hormonaux sont transmis à la glande hypophyse, qui les dirige vers l'ovaire. L'hypothalamus est programmé chez la femme pour provoquer une montée d'œstrogènes du 1er au 14e jour du cycle et pour déclencher ensuite la sécrétion de progestérone supplémentaire jusqu'à la fin du cycle. Il semble que seules les femmes sont soumises à de tels cycles hormonaux.

Le corps de l'homme

L'homme a un potentiel de paternité considérable puisque l'organisme masculin a la particularité de produire des gamètes mâles en nombre, et ce, tout au long de sa vie. Ils sont alors mêlés au sperme, liquide destiné à les nourrir et à les transporter. Au cours d'un rapport sexuel, le plus grand nombre d'entre eux n'atteindra pas les organes génitaux de la femme.

La spermatogenèse

Chez un homme dans la force de l'âge, un éjaculat libère de 300 à 400 millions de spermatozoïdes.

Les spermatozoïdes sont le résultat de transformations cellulaires, la spermatogenèse, qui se produit dans les testicules fixés au fond des bourses. L'anatomie humaine veut que les testicules soient implantés en dehors du corps, dans les bourses.
Une particularité essentielle car la température du corps, en quasi permanence à 37 °C, est incompatible avec la spermatogenèse qui nécessite une température de 34 °C. Les testicules sont formés d'une multitude de petits tubes très fins, les tubes séminifères, enroulés comme les fils d'une pelote.
Chaque testicule renferme 200 à 300 unités testiculaires, contenant elles-mêmes 1 à 4 tubes séminifères. Ceux-ci sont tapissés de cellules germinales ou spermatogonies qui vont subir une métamorphose pour former le spermatocyte. Celui-ci va subir deux divisions chromosomiques qui vont lui donner une spécificité unique : celle de n'avoir que 23 chromosomes. Une spermatogonie mère est à l'origine d'une trentaine de spermatozoïdes en 74 jours.

Le cerveau commande

Les testicules ont encore pour fonction la production de testostérone, une hormone qui agit de la puberté à la fin de la vie. Son rôle est essentiel dans la spermatogenèse. Les fonctions des testicules sont, comme celles des ovaires chez la femme, sous le contrôle de l'hypothalamus et de l'hypophyse. Dans les testicules, les spermatozoïdes ne sont pas mobiles. Ils le deviendront en traversant les canaux de l'épididyme longs de 5 m. Ils sont alors transportés par un liquide : le plasma séminal, produit par la prostate et les glandes séminales.

Puis les spermatozoïdes traversent les 30 à 40 cm de canaux déférents pour être mis en attente dans les vésicules séminales placées de part et d'autre de la prostate. Ce processus se réalise en une quinzaine de jours et les spermatozoïdes se renouvellent tous les 30 jours environ dans les vésicules séminales.

Chaque spermatozoïde a alors la même morphologie : une tête ovale en forme de poire où est situé le noyau mâle porteur du patrimoine génétique, et un flagelle qui lui donne sa mobilité. C'est la plus petite cellule du corps humain, elle mesure 50 microns.

Âge et pouvoir fécondant

- Avec le grand âge, le sperme devient moins fécondant. Les causes sont :
  - la diminution du nombre de spermatozoïdes, de leur mobilité ;
  - des altérations de leur morphologie, en raison d'une chute de la vascularisation testiculaire ;
  - un épaississement de la paroi des tubes séminifères ;
  - une diminution du nombre des cellules de Sertoli.
- Tout cela les rend plus ou moins aptes à la fécondation.

ZOOM

Le pouvoir fécondant du spermatozoïde

Les spermatozoïdes acquièrent leur pouvoir fécondant dans les voies génitales féminines. La moitié environ d'entre eux présentent des défauts (tête double, pas de flagelle, peu rapides, peu mobiles), qui les rendent inaptes à féconder l'ovule. Si, malgré tout, la fécondation a lieu, l'embryon ne se développera pas et le couple ignorera tout de cette fécondation « ratée ». Les spermatozoïdes peuvent vivre 3 à 4 jours dans l'utérus féminin, attendant l'ovule. Ils peuvent être ainsi parfois à l'origine d'une grossesse inattendue.

La vélocité des spermatozoïdes est étonnante, en voici la preuve. Ils traversent le vagin en 5 minutes et atteignent les trompes en 1 heure, soit un parcours de 20 à 25 cm. Leur vélocité est décuplée par les contractions des muscles de l'utérus et des trompes.
La glaire cervicale élimine 99 % des spermatozoïdes. Sont écartés tout particulièrement ceux qui présentent des anomalies morphologiques.
Une seconde sélection se fait dans la première partie de la trompe et ce sont seulement une centaine de spermatozoïdes qui partent à l'assaut de l'ovule.

À SAVOIR

Le bon âge

Jusqu'à 35 ans, l'homme produit la qualité optimale de spermatozoïdes. Après cet âge, et en raison d'un phénomène de vieillissement, le nombre de vaisseaux entourant les tubes séminifères diminue, entraînant une modification dans la différenciation des cellules germinales, mais cette déficience est très lente.

> Chez un homme n'ayant pas de problème de santé particulier, un certain nombre de facteurs influencent la quantité et la qualité du sperme.

Un environnement serein

Le stress, les modifications de l'environnement et des habitudes de vie influencent la quantité et la qualité des spermatozoïdes. C'est l'explication avancée pour justifier la diminution de la fertilité dans la population masculine des pays développés.

Une température modérée

Les sous-vêtements et les pantalons trop ajustés seraient à l'origine de certains troubles de la spermatogenèse. En effet, ils provoqueraient une hausse de température au niveau des testicules, qui, pour avoir une fonction optimale, doivent être dans un environnement de 34 °C. À 37 °C, la spermatogenèse n'est plus aussi satisfaisante.

Des métiers particulièrement exposés

Les hommes qui exercent des métiers les obligeant à vivre dans des atmosphères très chaudes ont parfois des problèmes de fertilité.

C'est notamment le cas des boulangers et des ouvriers de la métallurgie. De même, mais pour d'autres raisons, les personnes qui manipulent fréquemment des éléments radioactifs peuvent avoir aussi quelques problèmes de fertilité.

Tout commence par une rencontre

> **De la rencontre des deux gamètes mâle et femelle naît la première cellule, à l'origine de la multiplication cellulaire qui constitue ensuite l'embryon.**

L'apogée de l'acte sexuel est marqué par l'orgasme, manifestation émotionnelle et physique. Chez l'homme, il se concrétise par une éjaculation qui projette puissamment et par saccades le sperme à l'extérieur de son corps.

Si un rapport sexuel se produit au cours de la période d'ovulation ou dans les trois jours qui la précèdent (les spermatozoïdes ayant la capacité de vivre quelques jours dans les voies génitales de la femme), la rencontre des gamètes (ou cellules sexuelles) mâle et femelle a toutes les chances de se produire.

Le lieu de la rencontre

Cette rencontre va se faire dans la partie moyenne des trompes. Au moment de la ponte, l'ovule est entouré d'une couronne de cellules nutritionnelles formant le complexe cumulus-ovocyte. Cet ensemble, happé par la trompe, progresse vers la cavité utérine.

Les spermatozoïdes juste matures ont subi une sélection sévère tant sur le plan de la mobilité que de la morphologie en traversant la glaire cervicale. Bientôt, les spermatozoïdes ainsi élus entourent l'ovule. Ils libèrent au niveau de leur tête des enzymes qui vont digérer la membrane le protégeant. Mais seul un spermatozoïde réussira à atteindre le cœur de l'ovule, qui fabriquera aussitôt une substance destinée à former une barrière empêchant la pénétration des autres spermatozoïdes.

Le temps de la fécondation

La première cellule, née de cette rencontre, est très particulière : son noyau est fait pour parties égales d'apports maternels et paternels alors que le cytoplasme qui l'entoure est presque exclusivement maternel. L'œuf est définitivement formé dix heures après la rencontre de l'ovule et du spermatozoïde. Trente heures plus tard, il compte déjà deux cellules parfaitement identiques.

Deux à trois jours après, il se compose de 4 à 8 cellules. Sa taille est toujours celle de l'ovule d'origine soit 0,1 mm de diamètre, mais il change de nom pour s'appeler la morula. Celle-ci glisse de la trompe à l'utérus, entraînée par des sécrétions aqueuses et les mouvements des tissus.

Elle met environ trois à quatre jours pour descendre jusqu'à la cavité utérine. Là, l'œuf flotte encore quelques jours. Puis sa coque va se fragiliser et l'œuf s'échapper pour s'implanter. Parallèlement, l'organisme maternel se prépare à l'accueillir.

La nidation

La morula se creuse et ses cellules se spécialisent. Les plus petites se regroupent à la périphérie, les plus grosses se rejoignent au centre. La cavité ainsi libérée se remplit de liquide et un bourgeon saillant se forme à l'intérieur : c'est le futur embryon.

La morula semble chercher dans l'utérus le meilleur endroit pour s'installer, là où elle trouvera le plus d'oxygène. Elle choisit le plus souvent le fond de l'utérus ou les parois latérales.

Elle prend alors le nom de blastocyste, le temps de sa préparation à la nidation. La paroi de l'utérus a une faculté de réceptivité sans doute régie par les deux hormones ovariennes, la progestérone et les œstrogènes, et cela pendant un temps très court.

Des enfants multiples

Il arrive parfois qu'un seul acte sexuel donne naissance à plusieurs enfants. Le nombre d'enfants à naître, jumeaux, triplés ou plus, se détermine au moment de la fécondation. Deux phénomènes peuvent se produire : soit les enfants sont issus d'un œuf unique, qui s'est

divisé au cours de son développement, soit ils sont le résultat d'une double fécondation. Deux ovules sont alors libérés pratiquement au même moment et fécondés par deux spermatozoïdes différents.
Ces enfants, appelés dizygotes, représentent 70 % des grossesses multiples. La probabilité d'une telle grossesse est liée à des facteurs familiaux, ethniques et géographiques et, dans une moindre mesure, maternels. Les enfants dizygotes ont des liens génétiques identiques à tous ceux qui relient des frères et des sœurs.
Chaque enfant possède son sac amniotique et choriale, et parfois aussi son propre placenta, mais il arrive que tous deux fassent placenta commun.

Un seul œuf pour deux

- 30 % des grossesses multiples sont originaires du même ovule et sont le résultat de la division de l'œuf après fécondation.
- Cette division peut se produire dans les 72 heures suivant la fécondation ou dans les 8 à 10 jours après. Plus elle est tardive, plus les risques que la grossesse n'aboutisse pas sont grands, voire souhaitables en raison des anomalies souvent liées à ce phénomène.
- Les jumeaux dits monozygotes ont des patrimoines génétiques strictement identiques. Ces grossesses gémellaires sont généralement caractérisées par une seule membrane choriale, un ou deux sacs amniotiques et un seul placenta.
- La non-fécondation est fréquente. Elle a diverses raisons telles que la mauvaise qualité des gamètes mâle ou femelle.
- De plus, on estime qu'une fécondation sur deux aboutit à la naissance d'un œuf porteur d'une anomalie chromosomique.
- Les situations les plus fréquentes d'anomalies de la fécondation sont celles où un ovocyte est fécondé par plusieurs spermatozoïdes, ou lorsque l'ovule a 46 chromosomes au lieu des 23 indispensables à la fécondation.

ZOOM

Ovule et spermatozoïde : qui fait quoi ?

Depuis quelques années, les biologistes du monde entier cherchent à expliquer ce qui pousse l'ovule et le spermatozoïde à se rencontrer. Deux théories aujourd'hui se complètent, l'une américaine, l'autre belge.

La première étude voudrait que ce soit l'ovule qui « séduise » le spermatozoïde. Une grande partie des spermatozoïdes attendraient un signal de l'ovule pour remonter vers les trompes. Il serait de nature chimique et pourrait trouver son origine dans les fluides folliculaires entourant l'ovule.

L'existence de substances chimiques d'attraction expliquerait le nombre réduit de spermatozoïdes mobilisés pour la fécondation. En outre, si seuls les spermatozoïdes totalement mûrs et sains peuvent percevoir le signal, les substances d'attraction serviraient également à éliminer les individus les plus faibles.

La seconde étude s'intéresse, elle, aux spermatozoïdes. Des substances, semblables à celles qui permettent la réception des odeurs, existent dans les cellules germinales testiculaires, matière première des spermatozoïdes.

Ces récepteurs olfactifs sont au nombre d'une vingtaine. À quoi servent-ils ? Sont-ils présents sur les spermatozoïdes ? Si oui, ceux-ci seraient donc équipés pour recevoir des signaux moléculaires émis par l'ovule. Dans ce cas, la fécondation se ferait grâce à l'ovule émettant des signaux et à la capacité des spermatozoïdes de les interpréter.

Au vu de ces résultats, les chercheurs ont alors émis l'hypothèse selon laquelle certains cas de stérilité seraient dus à une déficience de communication entre le sperme et l'ovule.

Les risques génétiques

La génétique est à la mode, sans doute en raison de ses incroyables progrès. Faire un bébé, c'est toujours jouer au généticien. Trente-cinq mille gènes sont le support de l'hérédité dans l'espèce humaine. Ils sont répartis sur l'ensemble des chromosomes. Ces gènes régissent tout le fonctionnement de notre organisme. Presque tous les gènes vont par deux, l'un issu de la mère, l'autre du père, sauf pour les gènes correspondant aux caractéristiques sexuelles qui sont uniques.

Histoire de gènes

Le génome humain est maintenant connu : ce sont un peu moins de 35 000 gènes qui régissent notre vie.

Certains gènes peuvent être porteurs de pathologie. Souvent, ils ne sont actifs que s'ils sont associés à un autre gène pathologique. Ainsi certaines maladies sont dues à l'apport par la mère et par le père d'un même gène pathologique. De leur rencontre « naît » une maladie, alors qu'il n'y avait aucun antécédent familial. On estime que chaque homme et chaque femme présentent un seul exemplaire de 5 à 10 gènes porteurs d'une telle maladie, dite récessive autosomique.
Il existe un autre type de maladies héréditaires, les maladies autosomiques dominantes. Le gène malade s'exprime même s'il est unique. Il est alors transmis par un des parents, lui-même atteint de cette maladie qui se transmet ainsi de génération en génération, tant chez les filles que chez les garçons.
En revanche, dans certaines maladies génétiques dites récessives, les gènes « malades » sont portés par le chromosome X. Dans ce cas, il n'a un effet que lorsqu'il est transmis à un garçon (le déficit génétique n'est pas compensé par un chromosome Y normal). Les filles ne sont pas malades, mais sont porteuses de cette anomalie et la transmettent, c'est le cas de l'hémophilie.

Le gène perturbateur

- Une anomalie génétique peut s'exprimer de bien des façons. Elle peut être visible et occasionner une malformation physique, mais elle peut aussi agir en silence. Le gène ne transmettant pas de messages corrects aux cellules, celles-ci sont incapables de remplir leur rôle.
- C'est ce qui explique certaines paralysies, par exemple la myopathie ou la mucoviscidose, ou certaines maladies du sang comme l'hémophilie.
- Enfin, les gènes ne sont pas uniquement responsables des maladies héréditaires.
- En fait, certains d'entre eux, en contrôlant des fonctions essentielles telles que l'élimination des graisses ou la tension artérielle, prédisposent à certaines maladies.

Histoire de chromosomes

Une anomalie génétique peut se manifester de multiples façons et avec des conséquences plus ou moins graves pour chaque individu.

On peut aussi constater des anomalies de nombre ou de structure des chromosomes. Les gènes ne sont pas atteints, mais la répartition anormale des chromosomes dans les cellules conduit à un déséquilibre génétique. Six enfants sur mille souffrent de ce défaut.

La maladie la plus connue portant sur le nombre de chromosomes est la trisomie : l'enfant n'a pas 46 chromosomes comme tout être humain, mais 47. La plus répandue est la trisomie 21. Dans ce cas, les cellules sont porteuses d'un chromosome 21 en trop s'ajoutant au double exemplaire normal. Il existe des trisomies 16 et 18, anomalies des chromosomes 16 et 18. Mais il arrive aussi qu'il manque un chromosome d'une des paires ; ces maladies portent le nom de monosomie.

Enfin, on constate aussi des anomalies de structure : un chromosome peut se casser et un des éléments du chromosome disparaître. La plupart des aberrations chromosomiques sont accidentelles mais ont tendance à augmenter avec l'âge de la mère. Elles ne permettent pas à l'embryon de se développer et sont souvent à l'origine des fausses couches précoces.

ZOOM

Les liens du sang

Il y a 85 % du genre humain qui est de Rhésus positif et 15 % de Rhésus négatif. Et l'on sait que ces deux Rhésus ne sont pas compatibles. En cas de transfusion de sang de Rhésus positif, le sang de la personne receveuse, de Rhésus négatif, réagit en fabriquant des anticorps anti-Rhésus, les agglutinines.
Si le futur père et la future mère ne sont ni du même groupe sanguin ni du même facteur Rhésus, l'enfant qu'ils concevront héritera de l'un ou de l'autre, pouvant aussi se trouver dans une situation d'incompatibilité avec sa mère.
En ce qui concerne le facteur Rhésus, ce phénomène est bien connu. Longtemps, l'incompatibilité Rhésus fut redoutée. Aujourd'hui, les futures mamans de groupe sanguin O^- procèdent tous les mois à un dépistage afin de déceler l'apparition éventuelle d'anticorps. De plus, les femme de Rhésus négatif doivent être systématiquement vaccinées après la naissance de leur bébé.

Une difficulté

- Aujourd'hui, l'incompatibilité Rhésus peut être traitée in utero mais mieux vaut la prévenir par la vaccination « anti-Rhésus » au cours de la grossesse des femmes négatives.
- En effet, il faut savoir que les anticorps « anti-Rhésus » sont présents pour toujours dans le sang maternel.

➘ Si, dans votre famille, vous savez qu'il existe ou qu'il a existé quelqu'un porteur d'une maladie génétique, n'hésitez pas à consulter. Dans un grand nombre d'établissements hospitaliers, il y a une consultation spécialisée où il est possible de vous donner une probabilité de risque.

À SAVOIR

À la base, la cellule

Nous sommes tous faits d'un nombre considérable de cellules, nées d'une seule. La base de tout être vivant est la cellule, composée d'un noyau et de cytoplasme (à l'exception des globules rouges). Le corps humain en possède une dizaine de milliards. Au moment de la division cellulaire, le noyau, fait d'une substance, la chromatine, change d'aspect, se matérialise en ADN (acide désoxyribonucléique) qui se fragmente en chromosomes (46 dans l'espèce humaine regroupés en 23 paires).

Le ruban d'ADN

Chaque chromosome est un ruban de longueur variable contenant toutes les informations nécessaires à la formation d'un être humain et à son bon fonctionnement : ce sont les gènes et tous les gènes d'une cellule forment le génome. L'examen du ruban d'ADN montre qu'il est ponctué de petites barres, chacune étant constituée d'une substance (il y en a 4 au total). Elles sont toujours liées entre elles de la même façon. Chaque gène est porteur d'un message héréditaire puisqu'ils ont tous la même origine : la première cellule, née de l'union des 23 chromosomes de l'ovule et des 23 chromosomes du spermatozoïde fécondant.

Le poids des gènes

Le gène peut, selon le cas, être responsable de plusieurs caractères ou être chargé du bon fonctionnement d'autres cellules, mais il faut, dans certains cas, plusieurs gènes pour induire un caractère ou une fonction. De plus, les gènes responsables de tel ou tel caractère héréditaire n'ont pas la même valeur, certains sont dominants et s'expriment aussitôt, d'autres sont dits récessifs et devront rencontrer un semblable pour s'exprimer. Une anomalie génétique est le résultat d'une mauvaise transmission d'information à d'autres cellules de la part d'un gène défectueux.

La transmission d'une pathologie grave

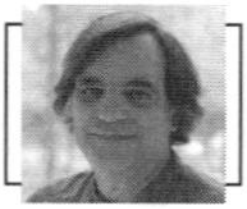

« **Le diabétique qui a un enfant diabétique peut voir dans la transmission de la maladie une forme de filiation sur le registre morbide.** Les parents transmettent bien la couleur des yeux, certains traits de caractère, pourquoi semblerait-il impossible qu'ils donnent aussi leurs pathologies ? Et pour l'enfant, pourquoi serait-il impensable qu'il ne puisse pas s'identifier au parent malade ?
Se pose-t-on ce type de question lorsqu'il s'agit d'une maladie cardiaque que l'on peut transmettre inconsciemment ? »

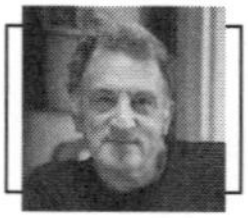

« La loi permet le choix des embryons obtenus après une FIV lorsqu'ils ont un risque d'être atteints d'une maladie particulièrement grave et incurable au moment du diagnostic.
Mais les règles seront peut-être différentes demain, car **le handicap, la malformation ne sont pas vécus par tous de la même manière.**
De même, la notion de gravité est sujette à bien des interprétations. Nous en avons un exemple avec la trisomie. **Pour certains parents, la vie avec un enfant trisomique est supportable, pour d'autres non.** »

« Même une affection considérée médicalement comme grave peut ne pas être reconnue comme telle par les parents. »

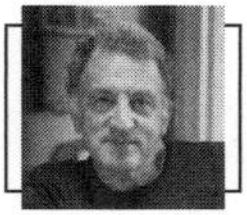

“ Avec le diagnostic pré-implantatoire, les médecins essaient de rompre la transmission des maladies génétiques particulièrement graves. **Mais la loi ne le permet que partiellement.** En effet, elle autorise l'élimination des embryons diagnostiqués comme atteints par la maladie, mais **elle n'accepte pas le tri entre les embryons indemnes mais porteurs et ceux indemnes non porteurs**, qui sont réimplantés dans l'utérus maternel. Si, malheureusement, c'est un embryon porteur qui se développe, l'enfant à naître sera sain mais pourra transmettre à la génération suivante la maladie que l'on a pu lui épargner. ”

“ Les couples qui viennent consulter pour un DPI ont du mal à comprendre cette incohérence. ”

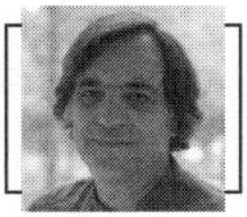

“ Même avant l'apparition de la trithérapie, beaucoup de parents atteints du sida souhaitaient avoir un enfant. Ils avaient tous le secret espoir d'appartenir aux heureux parents qui échapperaient à la malédiction. **Pour eux, ne pas transmettre le virus signifiait survivre.** ”

“ Le désir d'enfant n'est pas tout à fait le même chez celui qui peut transmettre une maladie invalidante et dégénérative et chez celui qui fait courir un risque viral à son enfant. ”

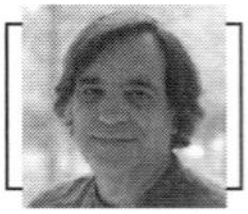

“ Depuis quelque temps, je suis en consultation un enfant avec une malformation d'une phalange de la main. C'est un garçon intelligent, mais qui rencontre d'importantes difficultés dans ses contacts avec les autres, qu'il exprime par des manifestations de mutisme. Lors de notre dernière consultation, ses parents ont souhaité me parler seul à seul.
Ils attendaient un autre enfant et ne savaient pas comment l'annoncer à leur aîné.
Avant qu'ils ne lui en parlent, je leur ai conseillé de vérifier par une échographie si ce futur bébé n'était pas lui aussi porteur de la même malformation.
Ce qui était le cas :
deux doigts étaient atteints.
Ces parents ont décidé de ne pas avoir cet enfant et j'ai approuvé leur choix.
En effet, mon petit patient n'aurait pas supporté de voir sa famille marquée à nouveau par la différence, d'autant plus que le généticien souhaitait explorer les données transgénérationnelles sur cette tare. ”

“ Je pense que le parent qui ne donne pas la tare dont il a souffert éprouve un vrai bonheur psychique.
En revanche, je crois qu'il est extrêmement difficile de supporter l'idée que l'on peut transmettre une tare à laquelle on a échappé. ”

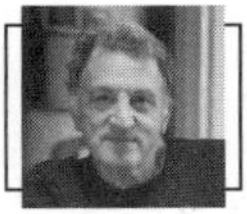

« Certaines personnes méconnaissent les risques de transmission de leur maladie alors que d'autres surestiment son importance. **Dans les deux cas, mon conseil est de recourir à un bilan génétique.** La concrétisation du désir d'enfant sera plus facile si le couple sait qu'il peut connaître l'avenir de son enfant grâce à un diagnostic prénatal, ou s'il doit se soumettre à un diagnostic pré-implantatoire. »

« J'ai toujours en mémoire l'histoire caricaturale de ce couple sourd pour des raisons congénitales qui voulait un enfant sourd comme eux. »

« Depuis les années 1970, dans une famille à risque, les examens prénataux, comme l'échographie et l'amniocentèse, et enfin le diagnostic pré-implantatoire si besoin permettent de concevoir **un bébé indemne.** »

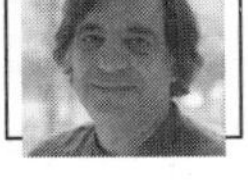

« Je trouve toujours remarquablement estimable la démarche d'un homme qui se sait porteur d'une malformation ou d'une maladie, et qui souhaite que sa femme puisse être inséminée avec le sperme d'un donneur. **Il montre ainsi qu'il aime sa femme, que son désir d'enfant est profond mais qu'il refuse que cet enfant soit son semblable.** »

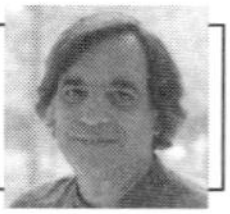

“ La grossesse, en devenant transparente, apparaît comme une grossesse que l'on peut maîtriser. **Confrontés à des choix, les parents doivent faire preuve de maturité et oublier leurs croyances fatalistes.** ”

“ **Les parents ne sont pas à la recherche de l'enfant parfait**, c'est plutôt un enfant mieux qu'eux physiquement et intellectuellement qu'ils veulent. D'ailleurs, aujourd'hui qu'ils redoutent moins les malformations, **ils se demandent si leur bébé sera heureux dans la vie.** ”

“ Je crois que les personnes qui disent ne pas vouloir d'enfant expriment ainsi, pour la plupart, leur méfiance psychique vis-à-vis d'eux-mêmes. ”

“ Tous les couples qui désirent un enfant devraient savoir que concevoir comporte des risques. Quoi que l'on fasse, **quels que soient les progrès de la médecine, il y a toujours une part de hasard.** ”

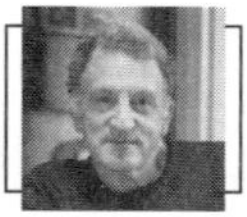

“ J'ai souvent constaté, lors des consultations d'infertilité, que **les couples ont une vue très parcellaire de la transmission génétique**. Souvent, ils ne comprennent pas pourquoi on les interroge sur leur famille et pourquoi leur collatéraux sont aussi concernés. ”

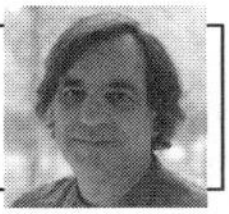

“ **Lorsque la malformation ne peut être clairement expliquée, les parents construisent une relation génétique imaginaire.** Ils cherchent dans l'histoire familiale l'événement qui pourrait permettre de comprendre. Par exemple, ils vont relier une dysorthographie au lointain suicide d'un parent mélancolique. ”

“ Le bébé entre dans le monde avec un bagage fait de 80 % de données génétiques mais ce sont les 20 % d'acquis qui comptent. Quels que soient le poids des chromosomes et la puissance de l'ADN, la relation humaine l'emporte. **À éveiller un bébé, on gagne toujours plus qu'à le croire bien né.** ”

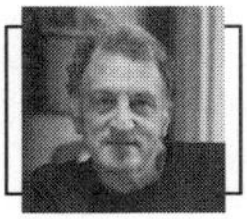

“ **Le désir d'enfant est parfois renforcé par le souhait de transmettre une qualité ou un don.** Les parents musiciens rêvent de donner à leur enfant le gène imaginaire de la musique, et les parents sportifs celui de la performance physique. **Mais l'enfant devient musicien en regardant son père ou sa mère prendre plaisir à jouer d'un instrument.** Et il sera d'autant plus sportif qu'il participera aux exploits de ses parents. ”

“ L'imprégnation in utero n'existe pas, les aptitudes se révèlent après la naissance par identification. ”

Le bon moment

Votre grossesse sera en fait le résultat d'une concomitance de deux événements : un rapport sexuel avec éjaculation vaginale et la libération d'un ovule par l'un des ovaires de la femme. La fécondation, rencontre d'un ovule avec un spermatozoïde, ne peut donc pas se faire à n'importe quel moment du cycle, il faut généralement que le rapport sexuel ait lieu 24 à 72 heures avant l'ovulation.
Être précis dans la date du rapport sexuel n'empêche en rien un peu de romantisme et beaucoup de tendresse.

Repérer l'ovulation

Programmer la venue d'un bébé passe par une bonne connaissance de son cycle.

Votre cycle menstruel commence le premier jour des règles. Il dure 28 jours en moyenne mais certaines femmes ont des cycles réguliers de 25 jours, d'autres de 34 jours.
Dans un cycle normal, l'ovulation se produit le 13e ou 14e jour. Certaines femmes reconnaissent cette période car elles ressentent des douleurs dans le bas-ventre. La fécondation peut se faire pendant les quelques jours qui suivent l'ovulation puisque l'ovule vit en moyenne 72 heures. En fait, un rapport sexuel a un maximum de chances d'être fécondant s'il se situe deux jours avant l'ovulation. Le problème est alors de connaître précisément sa date d'ovulation. En théorie, elle ne peut être connue que rétrospectivement mais, en pratique, grâce à la précision du fonctionnement de notre corps, on peut l'approcher à un jour près environ.

➘ Il est particulièrement important, pour les femmes qui veulent programmer un bébé, de bien connaître cette date. La reconnaissance d'une sécrétion de glaire cervicale est aussi un signe majeur d'ovulation.

ZOOM

La courbe des températures

Elle n'est utile qu'a posteriori et demande souvent à être répétée sur plusieurs cycles pour permettre une bonne analyse pronostique. La prise de température s'effectue à partir du 8e jour du cycle et jusqu'à la fin : prendre sa température rectale le matin au réveil à jeun avant de se lever ; noter, au jour le jour, les événements tels que douleur du ventre ou perte de sang. L'ovulation intervient au moment du passage de la température basse à la température haute.

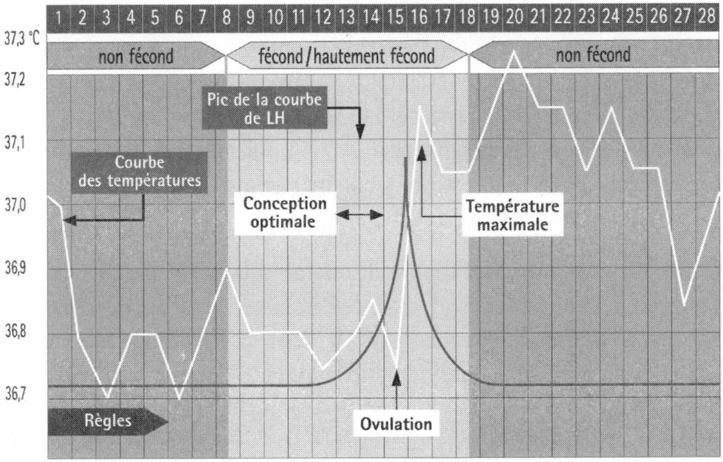

De plus en plus sophistiqués

- Des thermomètres dotés d'un microprocesseur permettent depuis peu de simplifier à l'extrême la méthode naturelle des températures.
- Grâce à la mémorisation des informations thermiques des cycles, ils repèrent le moment de l'ovulation.
- Pour l'un, un voyant rouge signale que l'ovulation est proche, un voyant vert qu'elle est éloignée. Si celui-ci clignote, vous êtes dans la période idéale.
- Un autre modèle fait apparaître des bébés lorsque l'ovulation est proche.

Contrôler sa température

La manière la plus simple, mais la moins intéressante, puisqu'elle ne renseigne qu'a posteriori et ne peut donc être qu'une référence pour le futur, est la méthode des températures.
Il s'agit d'établir une courbe de températures. D'une allure caractéristique, celle-ci se dessine en deux plateaux.
Avant l'ovulation, la courbe se situe en dessous de 37 °C, entre 36,1 °C et 36,7 °C. Cette période correspond à la maturation de l'ovule et dure, en moyenne, 14 jours. Vers le milieu du cycle, la température monte de quelques dixièmes de degrés et se maintient au-dessus de 37 °C jusqu'à la fin du cycle. C'est le deuxième plateau.
L'ovulation se produit au moment de l'augmentation de la température. Si le décalage entre les deux plateaux est brusque, on considère que l'ovulation s'est faite le dernier jour de température basse. Si le décalage est progressif ou réparti sur 2 ou 3 jours, elle a eu lieu le premier jour où la température a commencé à monter.

➘ Vous pouvez, bien sûr, vous demander si cette hausse de température est due à un état fébrile. Il est rare que la fièvre soit le seul symptôme d'une maladie, et, dans ce cas, la température dépasse très vite les 37,5 °C ou alors redescend. La courbe ainsi établie n'a rien de comparable avec celle d'un cycle normal.

ZOOM

Faire appel à un test d'ovulation

Ces tests d'ovulation, vendus en pharmacie, permettent une information rapide et pratique : ils donnent 24 heures à l'avance la date d'ovulation en détectant dans les urines certaines hormones, notamment l'« hormone lutéinisante », ou LH, dont le taux augmente à l'approche de l'ovulation. Son pic marque la période la plus féconde du cycle. Ces tests sont particulièrement utiles aux femmes qui ont des cycles réguliers.

La plupart des tests se font avec les premières urines du matin, car elles sont très concentrées en hormones.

• Le Discretest : son principe consiste en la décoloration éventuelle en présence de LH d'une solution d'orcolloïdal rouge. Si la solution reste rouge, le test est négatif. Si elle se décolore, il est positif. La réaction demande 30 minutes environ.
• L'Ovutest : il se présente sous forme de bandelettes de papier. Plongées dans l'urine pendant 40 minutes environ, elles se colorent fortement en bleu en présence de LH. La coloration reste stable pendant deux jours, ce qui est très utile en cas d'examens médicaux complémentaires.
• Le Revelatest sur bandelette : en présence de LH, la bandelette se colore en bleu foncé.
• Le Biotester : il se présente comme un bâton de rouge à lèvres. Placez dessus une goutte de salive ou de glaire cervicale. Une réaction en forme de fougère apparaît si vous êtes fertile.
• Et aussi Primatime, Clearblue, Blue-test et Personna. La fiabilité de ces tests varient de 95 à 97 %.

La famille évolue

Votre projet est de fonder une famille, mais laquelle ? Elle présente aujourd'hui bien des formes. À l'aube du IIIe millénaire, la famille est en pleine mutation. Autrefois, l'enfant était le résultat logique d'un mariage ou l'inverse si le couple avait légèrement anticipé l'union devant monsieur le Maire. Aujourd'hui, c'est la pluralité des formes familiales qui domine. L'enfant est issu d'un couple marié, concubin, pacsé, en union libre ou vit au sein d'une famille monoparentale.

Des familles composites

Les recompositions familiales sont de plus en plus tardives, et seraient dues à une plus grande autonomie financière des femmes.

En 2006, plus de 47 % des premières naissances ont eu lieu hors mariage. Sans hostilité particulière envers le mariage, l'homme et la femme défendent l'idée que les sentiments qui les unissent ne regardent qu'eux-mêmes. S'ils adoptent une forme institutionnalisée, c'est souvent pour des questions juridiques : partage de l'autorité parentale, problème de logement, protection en cas de disparition d'un des membres du couple, etc. Autre caractéristique : le nombre important de divorces, près de 40 % des couples mariés et sans doute un nombre équivalent de couples vivant en union libre. Ces séparations sont à l'origine de l'augmentation des familles monoparentales et des familles recomposées. En 20 ans, le nombre de familles monoparentales a augmenté de plus de 63 %. On estime aujourd'hui à plus de un million le nombre de familles monoparentales.

La reconnaissance paternelle

Si, dans 85 % des cas, l'enfant reste avec sa mère, cela ne signifie pas que le père soit absent. En effet, la grande majorité des enfants nés hors mariage sont reconnus par leur père et portent son nom. Plus d'un tiers des enfants nés hors mariage sont reconnus par leurs deux parents avant la naissance. À l'âge de 1 mois, 90 % bénéficient d'une filiation paternelle. Mais les statuts de ces pères diffèrent. En effet, les pères naturels n'ont pas forcément l'autorité parentale. Les foyers monoparentaux sont à 60 % composés de personnes divorcées, 20 % composés de veufs et veuves et 20 % de célibataires.

Une natalité croissante

Ces chiffres, pour certains alarmants, n'influent en rien sur la natalité. Ainsi, elle a légèrement augmenté depuis 1998. En 2006, le nombre de naissances en France était de 830 900.

Comme le nombre de femmes d'âge fécond a lui tendance à décroître, l'indicateur conjecturel de fécondité progresse. La France se place en deuxième position derrière l'Irlande, pays le plus fécond en Europe.

Une maternité de plus en plus tardive

L'âge moyen de la maternité est de 29,8 ans ; au moins la moitié des mères sont âgées de 30 ans et plus. Les statistiques sont formelles, la fécondité des femmes de 30 ans ou plus augmente alors que celle des moins de 30 ans diminue.

Ainsi, alors que le « bon âge » médical pour avoir un bébé se situe autour de 20 ans, la fécondité des femmes de plus de 35 ans est désormais supérieure à celle des moins de 20 ans 3,4 % des femmes deviennent mères à plus de 40 ans.

ZOOM

Rarement des mésalliances

Bien que totalement libres de leur choix, les partenaires se déterminent souvent en fonction d'une ressemblance sociale ou culturelle. Les familles contemporaines ne connaissent donc que rarement les mésalliances malgré les brassages de populations. Les sociologues attribuent cela à deux phénomènes.

En premier lieu, on peut observer que le capital culturel transforme la personne qui se « trahit » par ses gestes, son caractère et ses préférences.
En deuxième lieu, l'influence parentale reste encore très forte. Si elle ne joue plus dans le choix des personnes, elle intervient en amont dans la sélection des espaces sociaux où leurs enfants peuvent faire des rencontres.
Une étude de deux sociologues, M. Bozon et F. Heran, montre que :

• Dans la moitié des couples, les partenaires viennent de la même région.
• À 18 ans, les jeunes filles élisent généralement un partenaire âgé de 4 ans de plus qu'elle. Un écart qui se réduit à 10 mois lorsque la femme a 25 ans. Les femmes d'âge plus mûr n'hésitent pas à choisir des partenaires plus jeunes. Les cadres et les employés suivent plus souvent ces règles que les ouvrières et les paysannes, qui choisissent des « maris » plus âgés.
• Les femmes préfèrent un homme plus grand qu'elles de 10 cm environ. Les hommes petits choisissent une partenaire à peu près de leur taille.
• Les hommes recherchent des qualités esthétiques alors que les femmes sont sensibles à la position sociale.

Mariage et maternité

L'âge moyen de la maternité approche aujourd'hui la trentaine. Il est intéressant de comparer ces chiffres avec ceux de l'âge moyen du mariage.

- Pour une première union, les femmes se marient en moyenne à 29,1 ans, et les hommes à 31,1 ans.
- L'âge moyen du mariage, comme celui de la maternité, va croissant au rythme de 1 trimestre par an.
- Depuis 2007, l'âge légal du mariage des filles est de 18 ans, le même que pour les garçons. En 2006, on a célébré 274 400 mariages, soit 8 800 de moins qu'en 2005.

Les familles à risques

Dans toute maternité, il y a toujours la crainte de mettre au monde un enfant handicapé. Mais, pour certains couples, cette angoisse apparaît dès la naissance de leur désir d'enfant. Une crainte qui est fréquente lorsque les deux parents sont âgés de plus de 38 ans.

Les antécédents

D'autres couples, eux, s'interrogent sur leurs antécédents personnels ou familiaux. Ils sont particulièrement inquiets s'il existe dans leurs familles des personnes porteuses de handicaps de nature héréditaire. De même, lors d'une seconde maternité, la naissance d'un premier enfant handicapé fait craindre au couple une récidive. Il a pu aussi être amené à renoncer plusieurs fois à son projet parental à la suite d'avortements précoces à répétition. Les mariages consanguins, notamment ceux entre cousins, peuvent être à l'origine de malformations génétiques.

Faire un bilan préventif

L'étude des chromosomes et des gènes qu'ils portent permet de faire un diagnostic de probabilité de maladie génétique et de transmission.

Si le couple répond à un de ces cas, il craint d'être porteur d'un gène « perturbateur » qu'il risque de transmettre à sa descendance. Il est donc amené à consulter un médecin généticien. En écoutant le couple, en l'interrogeant, celui-ci saura établir une probabilité de handicap. Il reconstituera l'arbre généalogique de la famille à partir des antécédents connus et demandera un caryotype à chacun des membres du couple. Le caryotype analyse les noyaux des cellules sanguines et détermine une carte chromosomique.

La carte du patrimoine génétique : un espoir

Toutefois, le pouvoir de ces médecins généticiens a des limites ; en effet, ne sont souvent orientés vers leurs consultations que des couples aux antécédents reconnus.

Un grand pas a été pourtant franchi par des chercheurs français qui viennent de dresser la carte du patrimoine génétique de l'homme : un espoir fantastique dans le dépistage des maladies génétiques héréditaires.

Procéder ensuite à un dépistage

La maladie génétique la plus fréquente en France est la mucoviscidose (maladie qui provoque l'altération des sécrétions des muqueuses). Depuis peu, on est capable d'en reconnaître le gène, ce qui devrait permettre, d'après les antécédents familiaux, de déterminer les grossesses à risques génétiques. Dans ce cas, on fait appel à un diagnostic anténatal pour établir avec certitude si l'enfant est atteint ou non. Parmi les maladies les mieux dépistées, signalons la trisomie 21, qui peut être décelée en pratiquant un caryotype fœtal ; l'âge de la femme ou des soupçons à l'échographie en indiqueront la prescription. En France, les femmes âgées de 38 ans et plus peuvent accéder gratuitement au diagnostic anténatal.

La découverte de malformations à l'échographie permet de détecter 6 fois plus d'anomalies chromosomiques que celles soupçonnées par les antécédents familiaux. Mais ce dépistage est souvent fait tardivement, lors de la première échographie à 12 semaines d'aménorrhée ou de la deuxième à 22 semaines d'aménorrhée. De plus, l'échographie ne permet pas de déceler toutes les anomalies chromosomiques.

Des études se mettent en place sur les signes mineurs échographiques, ainsi que sur les dosages de quelques protéines sériques maternelles d'origine placentaire. On sait encore qu'un certain nombre de maladies récessives autosomiques (v. p. 50) sont plus fréquentes chez certaines populations, ce qui conduit à en surveiller plus spécialement les grossesses.

Les risques liés au passé gynécologique

D'autres problèmes médicaux peuvent contrarier vos projets soit parce qu'ils modifient votre fécondabilité, soit parce qu'ils perturberont le cours normal de votre grossesse ou encore parce que votre maladie se transmet à l'enfant.

➘ L'homme comme la femme peut être atteint de MST ; il est dans ce cas essentiel de se soigner afin de ne pas contaminer son partenaire.

• **Les mycoses vulvo-vaginales** sont très fréquentes. Elles se signalent par des démangeaisons et une sensation de brûlures au niveau du vagin. Cette inflammation s'accompagne de pertes blanches épaisses et collantes. Le champignon en cause est le *Candida albicans.* D'autres sensations de brûlures avec des pertes caractéristiques peuvent être dues à un parasite le *Trichomonas* ou le *Gardnerella.*

• **Les MST** (maladies sexuellement transmissibles) doivent être traitées le plus rapidement possible. Ce sont des pertes vaginales inhabituelles par leur couleur, leur odeur, leur abondance mais aussi des démangeaisons dans la région génitale, des troubles urinaires, des rapports sexuels devenus douloureux, l'apparition de ganglions à l'aine ou l'apparition de lésions sur les organes génitaux.
Les plus fréquentes sont les chlamydioses, les blennorragies, les condylomes viraux (ou crêtes de coq) et l'herpès génital.

Traiter la syphilis

- Heureusement, la syphilis est devenue aujourd'hui assez rare et se traite efficacement. Un traitement mis en place dès le 4e mois de grossesse protège le bébé de toute atteinte virale.
- Pour la femme comme pour l'homme, il est indispensable de suivre un traitement à base de pénicilline dès le diagnostic.
- Des examens de contrôle seront de plus prescrits tout au long de la grossesse.

• **La salpingite** est une infection des trompes relativement fréquente. Elle se déclare conjointement à une MST, parfois à la suite d'une IVG, ou de la pose d'un stérilet. Elle est due à l'invasion des trompes par des germes présents dans le vagin.

• **L'endométriose** se caractérise par des localisations anormales de cellules, provenant de la muqueuse utérine, qui migrent en dehors de la cavité utérine vers les ovaires, les trompes et le péritoine. Ses causes sont encore assez mal connues. L'endométriose peut réduire la fertilité quand elle bloque les trompes, celles-ci ne laissant plus alors passer l'œuf.

• **Le sida** est bien sûr la maladie sexuellement transmissible la plus redoutable puisqu'elle met en danger la vie de la mère, du père et de l'enfant. Aujourd'hui le dépistage du sida est fait lors des premiers examens médicaux qui suivent le diagnostic de la grossesse. Rien n'empêche, bien au contraire, de faire la recherche du redoutable virus avant toute conception. Un traitement par trithérapie tout au long de la grossesse réduit considérablement le risque de transmission de la mère à l'enfant.

• **De petites anomalies anatomiques** telles qu'un col trop fermé ou un utérus mal formé peuvent être traitées par une intervention chirurgicale.

• **L'ablation d'un ovaire ou d'une trompe** laisse un espoir de grossesse. Celle-ci peut être simplement obtenue avec un peu plus de difficultés.

• **Enfin, les femmes dont les mères ont suivi un traitement au Distilbène®, alors qu'elles étaient enceintes,** doivent se faire examiner par un gynécologue avant d'envisager une grossesse. La présence d'un utérus atrophié peut compliquer leur projet.

Maladies chroniques et maternité

Vous souffrez d'une maladie chronique telle que le diabète ou l'hypertension. Rassurez-vous, l'une comme l'autre ne contre-indiquent pas la maternité à condition de prendre quelques précautions.

Le diabète : d'abord l'équilibre glycémique

La femme diabétique doit, avant même la conception, procéder à un bilan complet. En effet, l'hyperglycémie est à redouter en raison des complications qu'elle entraîne chez la future maman et des malformations fœtales possibles.

Aucune maladie en elle-même ne contre-indique une grossesse ; c'est l'intensité de la maladie qui la rend possible ou non.

Pour mener à bien sa grossesse, la diabétique doit, deux à trois mois avant la conception, faire le bilan de son diabète et obtenir, grâce à un traitement à l'insuline et à un régime alimentaire, un équilibre glycémique proche de la normale pendant la période préconceptionnelle et les trois premiers mois de la grossesse.

Le médecin spécialiste établit le dosage d'insuline qu'elle devra s'injecter quotidiennement. Il prescrira des examens complémentaires comme un fond d'œil pour dépister une éventuelle atteinte de la rétine, une analyse d'urine pour éliminer tout risque d'infection urinaire. Il prendra la tension de sa patiente pour vérifier qu'elle ne souffre pas aussi d'hypertension.

La surveillance d'une future maman diabétique consiste en un autocontrôle régulier du taux de sucre dans l'organisme et un suivi par son médecin spécialiste.

➘ Vous vous rendrez chez lui tous les quinze jours, en plus de la consultation mensuelle chez votre obstétricien. Vous constaterez que vos besoins en insuline baissent en début de grossesse, puis augmentent et se stabilisent les deux derniers mois.

L'accouchement se fera normalement à terme par les voies basses si l'enfant n'est pas trop gros. Dans le cas contraire, il faudra envisager une césarienne.

ZOOM

Diabète et grossesse

On parle de diabète lorsque le taux de sucre dans le sang est plus élevé que la normale : le taux habituel est de 0,80 à 1,20 g/l. Le pancréas est l'organe chargé de cette régulation grâce à la production d'une hormone, l'insuline. Son fonctionnement peut être insuffisant au cours d'une grossesse en raison de l'effet contraire des hormones de la grossesse sur l'insuline. C'est pourquoi le taux de sucre dans les urines est surveillé tout au long de la grossesse. Le diabète peut apparaître au cours de la grossesse et disparaître ensuite. C'est ce que l'on appelle le diabète gestationnel.

Les futures mamans obèses, aux antécédents familiaux de diabète ou ayant dépassé la quarantaine, sont les plus touchées.

Ce sont les analyses d'urine et de sang qui révèlent le diabète. Les symptômes les plus courants sont le surpoids, la soif permanente, l'envie d'uriner fréquente et une haleine qui sent l'acétone.

Les femmes qui ont souffert, lors d'une première grossesse, d'un diabète gestationnel, lié aux changement hormonaux de la grossesse, restent prédisposées au diabète surtout si elles prennent du poids et consomment beaucoup de sucre.

Diabète et prématurité

L'accouchement prématuré est assez fréquent dans cette pathologie en raison d'un excès de liquide amniotique.

L'enfant pourra être nourri au sein mais devra être régulièrement surveillé car il a trois fois plus de risques que les autres de développer un diabète au cours de sa vie.

L'hypertension : du repos avant tout

La femme hypertendue peut mener à bien une grossesse à condition de prendre certaines précautions. En effet, l'état de grossesse augmente souvent l'hypertension et la révèle même parfois.

Ce trouble peut être à l'origine d'un mauvais fonctionnement des reins. Ceux-ci deviennent incapables de filtrer la masse de sang qui augmente considérablement avec la grossesse, ils produisent alors une hormone, la créatinine, qui accroît la tension artérielle.
La surveillance de la grossesse est essentielle. Tous les 15 jours, la tension de la future maman doit être contrôlée. Des analyses sanguines régulières permettent encore le dosage de l'acide urique et l'analyse des hormones spécifiques à la grossesse. Enfin, l'enregistrement des bruits du cœur du fœtus contrôle le bon développement du bébé. Le traitement par des médicaments antihypertenseurs et le repos complet aident à ce que tout aille bien.

Des complications

- L'hypertension pendant la grossesse peut être cause de complications importantes telles qu'une crise d'éclampsie ou un décollement du placenta révélé par une hémorragie.
- Ces complications mettent en danger la vie du futur bébé ou sont à l'origine d'un faible poids de naissance.

Les maladies cardiaques

Un soin tout particulier sera apporté à la lutte contre les infections qui ont souvent des conséquences sur le plan cardiaque.

Les problèmes cardiaques ne sont pas une contre-indication à la grossesse, à condition que la future maman soit bien suivie médicalement et dans un service hospitalier spécialisé.
C'est durant le 1er trimestre que le cœur est le plus mis à l'épreuve et au moment de l'accouchement lors de l'expulsion. Même quelques femmes greffées du cœur sont devenues mamans. Les médecins leur conseillent seulement d'attendre au moins 18 mois après la greffe pour mettre en route une grossesse.

L'asthme

La grossesse n'aggrave ni ne diminue les crises d'asthme. Dans la majorité des cas, cette maladie est traitée par des aérosols de bêtamimétique, un produit qui a pour effet de diminuer les contractions. Son utilisation peut se poursuivre tout au long de la grossesse. En revanche, ce produit n'empêche en rien les contractions dites de « travail ». Si la future maman est sujette à des crises importantes, elle devra se faire suivre régulièrement tout au long de sa grossesse tant sur le plan pneumologique que gynécologique. Enfin, il est préférable qu'elle accouche sous péridurale, afin d'éviter toute appréhension, souvent un facteur déclenchant de crise d'asthme.

Les allergies

Elles peuvent être provoquées par de nombreux facteurs et se manifester par des difficultés respiratoires ou par des troubles dermatologiques. Pour la majorité des allergies, le traitement ne sera pas interrompu à cause de la grossesse.

Il est recommandé pourtant de parler du projet de grossesse avec l'allergologue et le gynécologue. Parfois, notamment en tout début de gestation, il est souhaitable de modifier les doses et les posologies, voire la totalité du traitement. La future maman peut être contrainte à renoncer à un accouchement sous péridurale si elle est allergique aux produits anesthésiants. En cas de recours obligatoire à une césarienne, l'anesthésiste choisira les produits les mieux adaptés à sa patiente.

Arrêter la contraception

Aujourd'hui, envisager une grossesse passe le plus souvent par la décision de ne plus la refuser. Pour beaucoup de femmes, désirer un enfant signifie l'arrêt d'une contraception. Une décision qui n'est pas toujours simple à prendre. Elle oblige chacune à examiner de près les raisons de son désir, choisir une date et interroger son conjoint sur son propre désir. Une situation qui se complique toujours car ce désir d'enfant, comme tous les désirs, est teinté d'ambivalence.

La liberté de choisir

L'enfant est un produit rare et il faut donc qu'il soit immédiatement parfait. Les parents ont tellement investi cet enfant en pensées qu'il ne peut qu'être bon. Mais les progrès de la contraception, qui permettent d'avoir un enfant quand on veut, renvoient encore plus à la nécessité d'avoir un enfant.

C'est quand on est libre d'avoir un enfant que celui-ci prend davantage de place et d'importance. La relation dans le couple en est profondément changée car même si plus tard il se sépare, il restera une trace de leur amour : l'enfant fait ensemble. Il n'existe pas de meilleure preuve d'amour que celle qui consiste à mêler dans un autre être ses qualités et ses défauts.

Vous n'avez aucune crainte à avoir quant aux effets d'une contraception sur l'enfant à venir, même si vous avez pris la pilule alors que vous ignoriez être enceinte.

Un bébé après la pilule

Votre médecin a pu vous conseiller, après l'arrêt de la pilule, d'attendre un certain nombre de cycles avant de concevoir un enfant. La raison en est que les contraceptifs oraux ont pour but de bloquer l'ovulation en agissant au niveau de l'hypophyse. Il faut donc pouvoir être sûr qu'elle se

produit de nouveau normalement et que le système hormonal, bousculé par l'apport d'œstrogènes et de progestérone de la pilule, se rétablit.
Dès le 1er mois, le fonctionnement du complexe hypothalamus-hypophyse se remet en place naturellement et l'on observe une ovulation. Mais on peut parfois constater des premiers cycles sans ovulation ou encore produisant des ovules de mauvaise qualité. S'il y a fécondation, l'œuf risque de ne pas se développer et sera naturellement éliminé. Dans 2 % des cas seulement, le cycle a du mal à se réinstaller.
Le délai pour avoir un enfant après la prise de la pilule est allongé de 1 mois environ par rapport au délai moyen qui est de 6 mois.
Si des troubles de l'ovulation persistent après l'arrêt de la pilule, il est probable, dans la majorité des cas, que ces difficultés étaient présentes avant même la prise du contraceptif.

Autres contraceptifs

Si votre méthode de contraception est le stérilet, il n'y a aucun problème – vous avez pu constater d'ailleurs que le fait de l'avoir enlevé n'avait rien changé à votre cycle. En effet, la fertilité de la femme redevient alors immédiatement normale.
Le stérilet agit simplement en évitant la nidation de l'œuf dans la paroi utérine. Il ne bouscule donc en rien l'équilibre hormonal du corps. Si votre grossesse est le résultat d'un « loupé » de cette contraception – le stérilet n'est pas un contraceptif fiable à 100 %–, votre médecin l'enlèvera par le vagin si son fil est encore accessible car il est préférable de l'éliminer. Si, en revanche, il est remonté dans l'utérus ou si votre grossesse est avancée, il n'interviendra pas.
Dans la majorité des cas, l'embryon se développe alors tout à fait normalement. Tout au plus vous devrez surveiller que vous n'avez pas de pertes de sang ou d'infection. Le stérilet s'expulsera tout naturellement avec le placenta au moment de l'accouchement.
De même, une grossesse due à une mauvaise utilisation d'un diaphragme ou d'un spermicide se déroulera sans problème.

➘ Les spermicides ne sont pas sûrs à 100 %, leur taux d'échec est estimé à 5 % et il est impératif de suivre attentivement le mode d'emploi qui diffère légèrement selon les marques, et d'éviter durant plusieurs heures toute toilette intime après les rapports sexuels.

Un enfant autrefois... et aujourd'hui

- Choisir le moment d'avoir un enfant est toujours périlleux car on porte la responsabilité de faire bouger tout le monde d'un cran dans la pyramide des âges de la famille.
- Le hasard autrefois faisait naturellement les choses. Il y avait aussi dans les couples une entente bien établie : chacun faisait « attention » à ne pas concevoir d'enfant. En fait, l'homme gardait la maîtrise de la fécondation.
- Aujourd'hui, la situation est inversée et la grossesse devient encore plus un cadeau offert à l'autre. La femme accepte la grossesse et donne un bébé à son conjoint.
- La naissance est-elle moins chargée d'émotion ? La maîtrise de la fécondation et l'organisation qui accompagne la maternité font que cet enfant arrive sans surprise au moment voulu. Sa naissance est normale et attendue. L'enfant est alors réellement désiré.

Le poids idéal pour concevoir un bébé

Vous l'avez sûrement constaté, vous avez un poids idéal dans lequel vous vous sentez bien dans votre peau, mais il semble qu'il y ait aussi un bon poids pour être mère. En effet, les femmes trop maigres ou trop grosses peuvent rencontrer des difficultés de procréation.

Les risques du surpoids

Trop ou pas assez de poids a des conséquences sur la fertilité.

Celles qui souffrent d'un peu d'embonpoint risquent davantage qu'une hypertension ou un diabète se déclenche à la faveur de leur grossesse. Ces deux maladies compliquent la maternité.
De plus, les 9 mois de gestation sont caractérisés généralement par une prise de poids de 10 à 12 kg. S'ils viennent s'additionner à un poids déjà supérieur à la normale, on peut craindre un réel inconfort physique, surtout les derniers mois.
Le tissu adipeux a aussi une influence sur le bon déroulement du cycle. On constate que le cycle des femmes considérées comme obèses a tendance à s'allonger pour dépasser les 28 jours habituels et leurs règles sont plus rares et plus abondantes. C'est le signe que leurs ovaires fonctionnent mal.

Une ovulation perturbée

L'examen des ovaires montre que ceux-ci sont pris dans une gangue qui gêne l'ovulation. Il n'est pas rare que le médecin diagnostique une fertilité amoindrie, voire une stérilité. Un phénomène que l'on retrouve chez les femmes pesant 67 ou 68 kg pour 1,60 m. Il y a 3 % de jeunes filles qui présentent ainsi un désordre chronique de l'ovulation pour cause de surpoids. Elles associent souvent à ce surpoids une pilosité un peu forte et de l'acné.

Ces stérilités sont difficiles à traiter car les traitements hormonaux qui stimulent l'ovulation agissent de manière peu efficace. La solution passe presque toujours par une perte de poids. Les médecins constatent alors avec plaisir que leurs patientes sont enceintes dans les 2 mois qui suivent leur régime.

Trop mince pour une maternité

Un quart des consultations pour des problèmes d'infertilité révèlent que ces stérilités seraient en fait liées à des troubles du comportement alimentaire. Les spécialistes les qualifient de « stérilités environnementales psychonutritionnelles » ; elles seraient en constante augmentation. Les médecins ont même réussi à établir un profil type des femmes qui en sont atteintes, heureusement de manière transitoire. Ce sont d'abord des femmes hyperactives, très volontaires, facilement perfectionnistes. Elles associent à tout cela une carence nutritionnelle. Elles sont extrêmement minces et leur faible poids ne leur permet plus d'avoir des réserves énergétiques.
Le manque d'apport énergétique par rapport aux besoins d'une hyperactivité les met dans un état physique d'hibernation. Un message que le corps traduit par une baisse de production des hormones de l'hypophyse qui ne sont plus assez abondantes pour permettre aux ovaires de jouer pleinement leur rôle. Le cycle mensuel est perturbé ainsi que l'ovulation. Ces femmes sont des adeptes du corps parfait que véhiculent la plupart des magazines féminins. Heureusement, il suffit de quelques mois pour que tout rentre dans l'ordre.

ZOOM

Chirurgie esthétique avant ou après bébé ?

Ce problème ne se pose bien sûr que pour les régions du corps transformées par la grossesse. D'une manière générale, il est préférable d'avoir réalisé son ou ses rêves d'enfant(s) avant de se faire refaire la poitrine, le ventre ou

même pratiquer quelques séances de liposuccion pour éliminer l'excès de graisse sur le ventre, les fesses ou les cuisses.
En effet, les changements du corps sous l'influence des hormones au cours des 9 mois de maternité réduiraient sans doute à néant une grande partie de l'effet réparateur de cette chirurgie. Il faut savoir aussi qu'il n'est pas recommandé d'allaiter après une intervention sur la plastique des seins.
Pourtant, tous ces types d'interventions pratiquées avant ne contre-indiquent pas la grossesse.

Poids et stimulation ovarienne

- La prescription de médicaments favorisant l'ovulation est parfaitement adaptée aux difficultés rencontrées chez les femmes anorexiques.
- En revanche, elle est plus compliquée chez les femmes souffrant d'un surpoids. En effet, d'un côté, elles doivent maigrir pour qu'ils soient efficaces et, de l'autre, ces médicaments font grossir, surtout qu'ils doivent être prescrits en surdosage pour être efficaces en cas de surpoids.
- On constate d'ailleurs que le taux de fécondation de ces femmes est moins bon que la normale, même avec un recours à la fécondation in vitro. Les grossesses sont davantage perturbées, et les accouchements plus difficiles.
- À l'inconfort et à l'expulsion s'ajoutent souvent de vraies difficultés obstétricales : les enfants ont un important poids de naissance.

À SAVOIR

Faites trois vrais repas par jour et évitez le grignotage

Ne négligez pas le petit déjeuner, c'est pratiquement le seul repas qui ne vous fait jamais grossir quoi que vous mangiez. Sauter un repas n'a aucun intérêt puisque l'organisme, par un système de compensation, accumule plus facilement des réserves de graisses. Essayez de manger à heure fixe, confortablement installée.
Faites la liste de vos achats minceur et n'achetez rien d'autre. La plupart des aliments sont conseillés à l'exclusion des charcuteries, des légumes secs et des féculents en trop grande quantité et cuits dans une matière grasse, des confitures, des pâtisseries et des

fromages très gras notamment ceux à pâte cuite. Préférez les viandes et les poissons maigres. Forcez, si vous avez faim, sur les légumes verts. Limitez les fruits à 300 g par jour. Pour l'assaisonnement des salades, coupez vos rations d'huile d'autant d'eau et parfumez votre sauce avec de l'ail, de l'oignon, du cerfeuil ou une pointe de curry.

Surveillez vos modes de cuisson

Les viandes seront grillées ou cuites dans une poêle anti-adhésive, les poissons et les légumes prennent toute leur saveur cuits à la vapeur ou en papillote. D'une manière générale, ces aliments doivent être pochés dans très peu d'eau.

Buvez beaucoup d'eau

Boire est essentiel dans tout régime, la bonne quantité se situe entre 1,5 et 2 l d'eau plate à tout moment de la journée.

Faites un peu d'exercice physique

Si la gymnastique quotidienne vous ennuie, faites de la marche, montez vos escaliers à pied et, le week-end, programmez une grande promenade en forêt, à pied ou en vélo. La bicyclette est un des meilleurs sports pour maigrir.

Une maternité tardive

Vous avez plus de 40 ans et vous désirez un enfant. Il n'y a là rien d'exceptionnel. En effet, pour un nombre de plus en plus important de femmes, le désir d'enfant et sa concrétisation par une maternité arrivent très tard dans leur vie. Plusieurs raisons peuvent être avancées pour expliquer cette situation.

Une seconde jeunesse...

Ce sont des femmes qui ont d'abord choisi la réussite professionnelle, repoussant le désir d'enfant aux limites de l'âge de la procréation. L'enfant va leur permettre de se projeter dans l'avenir mais aussi leur redonner l'impression d'une seconde jeunesse alors qu'elles traversent ce que les psychologues appellent « la crise du milieu de la vie ».

Être mère après 40 ans exige simplement une bonne surveillance médicale.

Parfois encore, ce sont les circonstances de la vie amoureuse qui sont en cause. Une femme, après un premier mariage qui a échoué, retrouve un compagnon dont elle est assez éprise pour s'engager dans une grossesse. Elle est déjà souvent mère depuis assez longtemps et se donne ainsi l'illusion de tout recommencer.

... mais une période moins favorable

Sur le plan biologique, une femme peut être enceinte de 13 à 49 ans. Toutefois, pour des raisons sociales et familiales, être mère à 13 ans est un problème. On considère donc que l'âge le plus favorable, celui où la grossesse a toutes les chances de se dérouler sans souci, et celui où l'enfant ne court aucun risque de malformation, se situe entre 20 et 25 ans. En outre, c'est à cet âge que la plupart des femmes sont au sommet de leur fécondité.

Vers 40 ans, l'éventualité de devenir enceinte chute nettement au-dessous de 10 %, avec un délai pour concevoir de l'ordre de 1 an, voire plus.

Mère après 40 ans

Bien qu'elles soient aujourd'hui plus fréquentes, les maternités dites tardives (40 ans et plus) ne sont pas encore légion.

Certes, le nombre de ces naissances, après avoir fléchi, augmente à nouveau depuis la fin des années 1980. Aujourd'hui, elles représentent 2,4 % du total des naissances, soit un peu plus de 27000 bébés par an. Après 38-39 ans, les femmes risquent de souffrir d'un inconfort plus grand pendant leur grossesse : fatigue générale et troubles veineux (varices, hémorroïdes) sont fréquents. Les troubles circulatoires, pour celles qui y sont sujettes, sont aggravés tant par la grossesse que par l'âge. On note encore que plus une femme enceinte est âgée, plus elle est exposée à l'hypertension (v. p. 72-73), au diabète (v. p. 71-72), aux problèmes gynécologiques et surtout à ceux entraînant des naissances prématurées. En effet, les chiffres montrent que le taux de prématurés augmente quand la mère a plus de 40 ans. On constate aussi un plus grand nombre de grossesses gémellaires.

Un suivi rigoureux

Une grossesse tardive doit être bien surveillée. On recommande une échographie à 12 semaines et un dosage sérique à la 15e semaine afin de dépister suffisamment tôt toute malformation, en particulier la trisomie 21, responsable du mongolisme.

L'amniocentèse qui permet de confirmer le diagnostic ne doit pas être systématique, mais pratiquée uniquement si l'ensemble des facteurs du diagnostic montre un risque. Sa fréquence est de 1 % à partir de 40 ans (1 pour 2 000 dans une population générale).

Aujourd'hui, les progrès de l'obstétrique permettent d'affirmer qu'il est possible d'avoir des enfants, même tardivement, sans risques.

Ces difficultés peuvent être attribuées au vieillissement des ovocytes. En effet, la femme naît avec un potentiel de 300 000 ovules environ. La femme de 35 ans produit des ovules qui ont son âge.

ZOOM

L'écart d'âge entre les conjoints

Il est intéressant d'étudier ce qui se passe dans le cas d'une femme jeune qui souhaite avoir un bébé avec un conjoint âgé. L'enfant va permettre de gommer le temps qui les sépare. Mais c'est aussi le moyen de concrétiser l'interdit de l'inceste qui plane toujours un peu dans ces relations. Il y a aussi une légalisation sociale de cet amour.
Mais devenir mère est, dans cette circonstance, une double preuve d'amour. Le conjoint aime assez fort sa femme pour la considérer comme digne de devenir mère. La jeune femme, elle, lui prouve la puissance de son amour en acceptant de l'aimer au-delà de la mort.
Il existe aussi la situation inverse, celle de la femme d'âge mûr qui souhaite avoir un enfant avec un homme jeune. Là encore, c'est une façon de se mettre à égalité sur le plan amoureux.

Un taux d'échecs important

On constate aussi que tomber enceinte peut demander un laps de temps différent selon l'âge de la femme : de 15 à 19 ans, il faut environ 2 mois ; de 30 à 34 ans, 6 mois sont nécessaires ; après 35 ans, il faut une dizaine de mois. De plus, ces grossesses sont menacées. Les fausses couches du 1er trimestre sont beaucoup plus nombreuses que chez les autres femmes (plus de 30 % des grossesses ne dépassent pas le stade du 2e mois).

Obtenir une grossesse après 40 ans peut demander plus de 1 an, et seulement 2 mois à 20 ans.

Enfin, on remarque dans le domaine de la fécondation médicalement assistée un taux d'échecs très important, à tel point que le « Guide des bonnes pratiques » dissuade les candidates de plus de 42 ans d'y avoir recours.

Un accouchement parfois délicat

Les femmes de plus de 40 ans accouchent par césarienne 2 fois plus que les autres mères ; les hémorragies sont fréquentes, soit à cause de plusieurs grossesses antérieures, soit en raison d'un placenta prævia (implantation trop basse du placenta pouvant causer des hémorragies). Elles ont un bébé souvent plus gros que la normale. Après l'accouchement, les « quadragénaires » souffrent d'une prise de poids importante et ont donc davantage de difficultés à retrouver leur ligne.

ZOOM

Le bon âge pour être père

Peu d'hommes désirent tardivement un enfant, mais pour un certain nombre d'entre eux ce désir peut signifier un besoin de se prolonger, de transmettre leurs biens à un fils ou à une fille.

Mais, le plus souvent, ce désir correspond à la rencontre avec une femme jeune qui souhaite ardemment être mère.

Les récits de paternités tardives par les médias laissent penser que l'on peut devenir père à tout âge. De nombreuses études scientifiques mettent pourtant de plus en plus de bémol à ce projet. On a longtemps pensé que les hommes pouvaient procréer jusqu'à un âge avancé puisque la physiologie le permet très souvent.

Pourtant, les scientifiques affirment maintenant, preuves à l'appui, que l'âge, à partir de 65 ans, a des conséquences sur la qualité du sperme. Il devient moins fécondant en raison de la diminution du nombre de spermatozoïdes dans un éjaculat, de la modification de leur morphologie et de leur mobilité.

Un pouvoir fécondant en baisse

- Ces craintes ont été confirmées par une étude statistique britannique. Des chercheurs de Bristol se sont en effet aperçus que au terme de une année de relations sexuelles, une femme dont le conjoint a 5 ans de plus qu'elle a beaucoup moins de chances d'être enceinte que celle dont le mari a le même âge ou, mieux, est plus jeune.
- Ainsi, un homme de 25 ans a en moyenne, sur 1 an de rapports fécondants, 92 % de chances de devenir père. Lorsqu'il a dépassé 35 ans, cette probabilité passe à 85 %.
- Chaque année, l'homme perdrait, à partir de 24 ans, 2 % de chances de procréer.

Une maternité précoce

Il n'y a pas d'âge pour être amoureux, il n'y a donc pas d'âge pour souhaiter devenir parents. La très jeune femme et le très jeune homme sont passionnément amoureux et concevoir un enfant est ressenti tout naturellement comme le plus beau moyen de concrétiser cet amour.

Une maturité nécessaire

Même très jeune, à 17 ou 18 ans, le couple peut avoir la maturité nécessaire pour mener à bien cette expérience et se montrer capable d'assumer les contraintes qu'implique la vie avec un bébé, souvent vécues avec plus d'acuité que lorsqu'on est un peu plus âgé.

Le risque majeur pour un très jeune couple est d'avoir une vie difficile et une durée de couple relativement courte.

Le désir d'enfant offre aussi un bénéfice narcissique certain. En devenant parent, chacun des membres du couple prend une valeur inestimable aux yeux de l'autre à travers le bébé.
Le désir d'enfant est parfois encore sous la dépendance de la place que la jeune fille et le jeune homme ont tenue dans leurs familles respectives. Ainsi, un aîné chargé d'une certaine responsabilité dans la fratrie sera peut-être moins pressé de devenir parent qu'un cadet, pour lequel ce sera l'occasion de se faire remarquer et valoriser au sein de sa famille.

Être parents à 20 ans

Ce n'est généralement pas avant 20 ans que le « post-adolescent » est réellement capable d'une relation vraie avec l'autre et peut envisager une vie à deux.
Le désir de parentalité peut aussi être lié soit au regret de ne pas avoir vécu une enfance satisfaisante – il comble alors un vide affectif –,

soit à l'envie de reproduire une image idéalisée de la famille – ce que l'on retrouve souvent parmi les jeunes issus de familles nombreuses. Toutefois, il est préférable d'envisager une grossesse lorsque chaque partenaire est sorti de l'adolescence et a fait l'expérience de l'altérité, c'est-à-dire lorsqu'il a appris à aimer et à accepter l'autre dans sa différence. Les amours des jeunes adultes se bâtissent toujours sur l'idéalisation de l'autre. Elles revêtent souvent un caractère impératif : il est essentiel d'aimer et d'être aimé, il est urgent d'éprouver physiquement ce dont on rêve depuis des années.

Cet état d'esprit ne favorise pas forcément la stabilité dans le couple, élément important à prendre en compte dans la décision de faire un enfant. C'est sans doute parce que deux individus ont les mêmes goûts, les mêmes aspirations qu'ils sont capables d'élaborer des projets communs.

Les jeunes papas

- Les pères précoces sont peu étudiés. Heureusement, de nouvelles études sont en cours car les questions qui les touchent sont nombreuses :
- Quelle est la répercussion psychologique de l'IVG chez un jeune homme, souvent accusé d'avoir simplement assouvi ses pulsions sexuelles sans réflexion ?
- Et si la grossesse va jusqu'à son terme, comment s'investira-t-il dans cet enfant alors que lui-même n'est pas autonome sur le plan financier et social ?
- N'éprouvera-t-il pas de la gêne à accompagner son enfant à la halte-garderie, ou à l'école maternelle lorsque celui-ci aura 3 ans, en compagnie d'un jeune grand-père qui, lui, a encore l'âge et l'autorisation sociale d'être père alors que lui ne l'a pas ?

Adolescente et mère

Les spécialistes considèrent la grossesse chez l'adolescente comme une difficulté dans l'élaboration de sa sexualité. En effet, sur le plan psychique, ces grossesses précoces, alors que les informations sur la contraception sont largement diffusées, témoignent souvent de perturbations de l'identité sexuelle ou de relations déficientes avec les parents.

Un bon nombre de ces grossesses se déroulent pratiquement normalement, et le père, souvent adolescent lui-même, en assume la responsabilité.

Généralement, le couple vit hélas ! sous la dépendance de l'un ou de l'autre des couples parentaux et n'élève pas vraiment son enfant. Celui-ci est le plus souvent récupéré par des grands-parents encore jeunes. Fréquemment, ce « rapt » est le fait de la famille maternelle mais il peut être aussi, plus rarement, celui de la famille paternelle.

Jeunes mères célibataires

Un certain nombre de jeunes filles assument seules leur maternité. Parmi elles, on rencontre des adolescentes en difficulté, nées de mères très jeunes, abandonnées, souvent placées depuis l'enfance en institut médico-éducatif et qui engagent très tôt une grossesse comme pour retrouver l'enfance qui leur a été volée ou qu'elles ont perdue.

Le plus souvent, ces situations aboutissent à des histoires malheureuses avec abandon d'enfant et placement en foyer. L'abandon est presque toujours vécu douloureusement en raison de son jugement social négatif. Tout cela peut faire penser à une hérédité du malheur familial, mais en réalité ces jeunes femmes sont dans un manque affectif et éducatif criant.

Aujourd'hui, en France, on compte environ 10 000 grossesses d'adolescentes ; 7 500 aboutissent à une interruption volontaire de grossesse, le plus souvent avec le consentement et le soutien des familles, mais aussi avec l'aide du planning familial et de la médecine scolaire. Deux mille cinq cents jeunes filles choisissent donc d'aller jusqu'au terme de leur grossesse.

Un secret trop bien gardé

- Généralement, la jeune fille révèle sa grossesse à ses parents et, en conséquence, au médecin très tardivement, plus de la moitié attendent la fin du troisième mois.
- Il n'est même pas rare, pour certaines, d'attendre le moment de l'accouchement.
- Il va sans dire que ces grossesses se déroulent alors sans surveillance médicale, sans préparation psychologique et dans une profonde angoisse de la réaction des parents.

ZOOM

Des grossesses parfois difficiles

La jeune fille devient féconde dès son troisième cycle. Mais souvent, elle hésite à entamer immédiatement une contraception orale en raison de règles irrégulières. Une situation qui peut durer, puisque certaines d'entre elles n'auront des cycles réguliers que 2 ans après leur puberté.

À tort, elles se croient protégées de tout risque de grossesse. De plus, fréquemment, elles ignorent les premières manifestations de la maternité. Les complications obstétricales, notamment les fausses couches, sont fréquentes lorsque la future maman est jeune, surtout si elle a moins de 16 ans. Il semble encore que leur bébé soit plus que les autres sujets exposé à des anomalies génétiques et les malformations congénitales sont 2 fois plus élevées que lorsque la mère est adulte.

Les accouchements prématurés sont aussi plus nombreux tout comme les bébés de faible poids de naissance. Chez les futures mamans très jeunes, qui n'ont pas terminé leur croissance, l'accouchement peut se révéler particulièrement délicat en raison de l'immaturité des os du bassin. Enfin, les risques de toxémie gravidique sont plus nombreux.

Un bébé de rêve

Dès les premières semaines de la grossesse, vous allez commencer à imaginer votre bébé. Il est construit de vos fantasmes : il aura les yeux clairs, les jambes longues, de jolies dents et un petit nez mignon. Il aimera la musique ou le sport et ce sera, bien sûr, un battant à l'humeur agréable.

Un enfant qui ne peut décevoir

Tous les parents rêvent d'enfants largement à terme, ignorant les étapes normales de son développement.

Bref, c'est un enfant idéal, fait de caractéristiques physiques et psychologiques empruntées à des membres de la famille. Il peut encore être paré de qualités d'amis ou même de celles d'une image mythique d'un homme ou d'une femme.

En fait, idéaliser leur bébé est le moyen pour les parents de réparer bien des blessures narcissiques. L'enfant à venir ne peut décevoir, d'ailleurs la moindre de ses manifestations est interprétée comme une confirmation de toutes ces qualités supputées.

Ces images gratifiantes entretiennent ainsi le désir d'enfant tout au long de la grossesse. Elles permettent à la femme de supporter les changements physiques qui bouleversent complètement l'image de son corps. L'enfant imaginaire est le fruit d'une histoire personnelle plus ou moins compliquée.

Presque toujours un garçon

Avant que l'échographie ne révèle le sexe de l'enfant à naître, la plupart des futures mamans semblent persuadées, pour les unes d'attendre un garçon, pour les autres, une fille.

C'est l'une des manifestations les plus évidentes de l'enfant imaginé. Mais il ne faut pas s'y tromper, derrière ces affirmations se cache parfois un désir inavoué : ainsi en déclarant haut et fort que vous voulez un garçon, alors que c'est une fille que vous désirez vraiment, vous vous préparez à une éventuelle déception.

Statistiquement, pour une première grossesse, les mères préfèrent attendre un garçon. Elles pensent ainsi faire le plus beau des cadeaux à leur homme, objet de leur amour. Mais il arrive dans certains cas que ce petit garçon soit un cadeau à leur propre père.

Pour les hommes, le désir d'un garçon est encore plus fort : malgré les nouvelles règles de l'état civil, ils y voient toujours la perpétuation de leur patronyme. Ainsi, 42 % des couples souhaitent avoir d'abord un garçon et 24 % une fille. Les filles sont très souvent désirées en second et les mères ont toujours le sentiment qu'elles seront mieux à même de s'en occuper.

Mais en réalité le choix du sexe est généralement laissé au hasard puisque 72 % des couples ne sont pas prêts à intervenir pour influencer le sexe de l'enfant lors de la fécondation.

Le choix du père

- Les pères, paraît-il, ont toujours un faible pour les garçons. Aucune statistique ne vient pourtant le prouver.
- Ils cherchent en leur fils un compagnon de jeux, quelqu'un avec qui ils pourront partager des moments de détente et de sport, un petit être qui leur permettra de retrouver leur enfance perdue.
- C'est encore, inconsciemment, le besoin d'être conforté dans sa paternité.
- En revanche, quand ils rêvent d'avoir une fille, c'est presque toujours pour les câlins et la séduction ; ils seront toujours là pour la protéger.

De l'imaginaire au réel

La grande question est de savoir comment se substitue l'image de l'enfant imaginé pendant 9 mois à celle de l'image réelle lorsque l'enfant vient au monde. Daniel Stern, psychiatre spécialiste des relations mère-

enfant, et Nadia Bruschweiler-Stern, pédiatre et pédopsychiatre, ont étudié les mécanismes psychiques qui permettent cette substitution. Ils ont remarqué, les deux derniers mois de la grossesse, un changement étonnant dans le psychisme des parents et notamment de la mère.
Le portrait du bébé imaginaire qui aurait dû se préciser dans le temps a tendance à devenir plus flou. Elle le déconstruit doucement. Cette marche arrière a pour fonction de permettre la fusion plus facile entre l'enfant imaginaire et l'enfant réel et ainsi de se préserver des déceptions.

Un bébé réparateur

Attendre une fille ou être certaine que l'on porte un garçon sont des fantasmes fort révélateurs du psychisme de l'adulte. Bien des raisons peuvent en être à l'origine. Très fréquemment, le futur bébé est chargé de remplacer dans l'affection de la mère un être proche et cher, mais disparu. Il doit alors réparer certaines douleurs, dans la plupart des cas un parent ou un premier enfant disparu prématurément ou qui n'a pas eu le temps de naître. Cela n'a rien de macabre, tout bébé en s'installant dans sa famille en adopte l'histoire.
Ces bébés de remplacement, avec un passé déjà lourd à porter, ne peuvent s'épanouir que s'ils ont la possiblité de développer leur propre personnalité. Le garçon ou la fille, souvent désiré(e) avec force (parfois trop), est porteur de souvenirs de l'enfant que l'on a été et de l'adulte que l'on est devenu.
Ainsi, les futures mamans ayant eu des relations difficiles avec leurs mères préfèrent ne pas avoir de fille. Heureusement, pratiquement toutes les mères surmontent leur déception si elles n'accouchent pas du bébé désiré. Elles ne résistent pas devant ce bébé qui est, dès les premiers instants, un véritable séducteur.

ZOOM

Les rêves d'une future maman

Attendez-vous à rêver plus que d'habitude, c'est normal au cours de la grossesse. Le bouleversement psychique de la future maman l'explique. On remarque curieusement une constante.
En tout premier lieu, le rêve de l'enfant tout fait : la jeune mère a accouché mais elle ne sait pas comment l'enfant est là, sa présence étant lointaine et confuse.
D'autres femmes rêvent qu'elles mettent au monde un enfant qui ressemble physiquement à un enfant de 2 ou 3 mois.
D'ailleurs, les psychanalystes l'affirment, les dessins le révèlent, jamais les futures mamans ne rêvent de fœtus. Leurs songes sont peuplés de bébés nés largement à terme.
Ainsi, lorsque l'on demande aux femmes de dessiner leur enfant à naître, elles tracent le portrait d'un enfant fini. Le fœtus n'existerait-il que pour les médecins ?

Des cauchemars aussi

- Quant aux rêves d'abandon ou d'exclusion, ils semblent aussi assez nombreux. Ils sont d'ailleurs souvent liés à la vie du couple.
- Il n'y a rien de plus normal en cette période d'hypersensibilité qu'une scène de ménage ou tout simplement une contrariété influence les rêves.
- Les cauchemars ayant pour support la disparition d'un être cher, d'un parent, d'un enfant aîné, sont fréquents. Les psychologues sont tous d'accord pour penser qu'ils correspondent au passage psychique de la femme-enfant à la femme-mère.
- Pour devenir mère, il faut se séparer un peu de ceux du passé pour mieux penser à celui à venir. Il ne faut jamais attribuer à ces rêves une valeur prémonitoire.

Choisir l'adoption

Désirer adopter un enfant n'a pas tout à fait la même signification que désirer concevoir un enfant. Vouloir adopter, c'est vouloir élever un enfant, lui donner son amour et recevoir le sien en échange. C'est aussi souhaiter aider un enfant en difficulté sociale à trouver un équilibre psychique et affectif au sein d'une famille. Cette démarche est donc souvent une affaire familiale à laquelle les futurs grands-parents sont associés.

De même que le couple mûrit sa décision de mettre au monde un enfant, il est indispensable qu'il réfléchisse posément à sa démarche d'adoption.

De moins en moins d'enfants

En France, tous les ans, 6 000 enfants sont adoptés dont 1 000 sont originaires de notre pays et 5 000 viennent de pays étrangers. Les enfants adoptables sont des pupilles de l'État, prises en charge par l'Aide sociale à l'enfance (ASE). Ils sont 1 000 à 1 500 à être placés dans des familles en vue d'adoption.
Plusieurs raisons sont à l'origine du manque d'enfants sur le territoire français, candidats à l'adoption : l'accès de plus en plus généralisé à la contraception, les nouvelles lois sur l'avortement et, parallèlement, une aide sociale aux mères en difficulté. Les parents qui confient leur enfant à l'ASE sont de plus encouragés à participer aux décisions concernant l'avenir de leur enfant.
Les services sociaux examinent aussi avec eux s'il n'existe aucune solution permettant de garder l'enfant dans son milieu familial. Tout cela explique que l'adoption nécessite dans la majorité des cas une attente de plusieurs années et de multiples démarches.

Qui peut être candidat ?

- Pour être postulant à l'adoption, il faut être marié depuis plus de 5 ans. Chacun des partenaires doit avoir plus de 30 ans, mais il est possible de déposer sa demande avant.
- Les personnes seules peuvent adopter un enfant, qu'elles soient veuves, célibataires ou divorcées.
- Les concubins ne peuvent adopter ensemble, c'est l'un des membres du couple qui doit faire la démarche.
- Dans tous les cas, l'adoptant doit avoir au minimum 15 ans de plus que l'enfant adopté.
- Les couples ayant déjà des enfants naturels ou adoptés peuvent aussi être candidats à l'adoption.

Une sélection rigoureuse

Face à la pénurie d'enfants adoptables, les organismes chargés d'adoption ont tendance à ne retenir que les familles très motivées, les plus équilibrées et celles qui permettent de pronostiquer une bonne intégration de l'enfant.

Mais, de leur côté, les postulants à l'adoption sont moins exigeants. Les enfants déjà âgés ou souffrant d'un handicap ont ainsi plus de chances de trouver une famille. Enfin, les postulants se tournent de plus en plus vers l'adoption internationale.

Tout dépôt de demande d'adoption en France suit le même parcours. Une enquête est d'abord menée par les services sociaux afin d'évaluer les capacités psycho-éducatives d'accueil des postulants.

Les adoptants rencontrent ainsi pendant de longs mois des travailleurs sociaux, des psychologues et des psychiatres. Certaines visites se font à leur domicile. L'enquête se poursuit par des entretiens avec les amis, les collègues de bureau, les voisins des postulants.

➘ Les conditions d'adoption n'étant nécessaires qu'au moment du jugement d'adoption et les délais d'adoption très longs, il est recommandé d'entamer les démarches avant de se trouver dans les limites d'âge imposées.

Des moments difficiles à vivre

Certains vivent ces moments comme une véritable inquisition, d'autres les trouvent terriblement déstabilisants. Mais cette enquête obligatoire conduit à une réflexion approfondie sur les motivations du désir d'adoption et sur ses limites.

Car adopter un enfant n'est pas une épreuve facile. Ce sont les parents qui doivent s'adapter aux exigences de cet enfant, qui parfois a déjà eu un démarrage difficile dans la vie.

La méconnaissance des antécédents familiaux est encore à l'origine de beaucoup d'inquiétudes : cet enfant se développera-t-il normalement ? Le vieux débat sur l'inné et l'acquis agite bien des esprits.

L'enquête des services sociaux aboutit à l'obtention d'un agrément ou au rejet de la demande. Le manque de justification précise est toujours vécu comme une injustice et provoque souvent une vraie blessure.

ZOOM

Les enfants adoptables

La loi définit trois catégories d'enfants adoptables. Ce sont les pupilles de l'État, enfants orphelins ou n'ayant été reconnus par aucun de leurs deux parents ; les enfants abandonnés légalement auprès de l'Aide sociale à l'enfance (ASE) ou d'une œuvre privée. Un délai dit de « rétraction » permet dans ces deux cas aux parents biologiques de revenir sur leur décision.

Enfin, certains enfants sont déclarés abandonnés par décision judiciaire. Leurs parents sont déchus de l'autorité parentale en raison de mauvais traitements physiques ou moraux ou parce qu'ils ont confié leur enfant à l'ASE et n'ont plus donné signe d'intérêt à leur égard. La notion de « désintérêt manifeste » étant très floue, le législateur a ajouté la possibilité de réviser la situation de ces enfants tous les ans et l'ouverture d'une enquête si besoin est.

D'une manière générale, les liens du sang sont toujours privilégiés. Les parents adoptants doivent encore savoir que la notion « de secret des origines » n'existe pratiquement plus, et les enfants adoptés aujourd'hui peuvent connaître, s'ils le souhaitent, leur histoire.

Les enfants adoptés peuvent à leur majorité faire une demande auprès du Conseil national pour l'accès aux origines afin de connaître leur passé.

À SAVOIR

Si vous souhaitez adopter un enfant étranger, vous devez observer des règles. La France ayant signé la Convention de La Haye, destinée à lutter contre le trafic d'enfants, ses ressortissants doivent obligatoirement faire appel à un organisme agréé.

- Contacter la Mission de l'adoption internationale au ministère des Affaires étrangères pour obtenir toutes les informations sur les organismes intermédiaires reconnus et sur les conditions pratiques d'adoption dans le pays où vous souhaitez trouver un enfant.

- Si votre adoption se fait par l'intermédiaire d'une œuvre, celle-ci doit normalement assurer toutes les démarches. Si votre projet est individuel, et si vous vous adressez à des correspondants étrangers, vous devez absolument vous renseigner au consulat de France sur leur honnêteté.

- Vérifiez auprès de l'œuvre étrangère que l'enfant est adoptable dans son pays parce qu'il est orphelin ou déclaré judiciairement abandonné ou encore légalement abandonné par ses parents.

- Les représentations françaises installées dans les pays étrangers doivent accompagner les futurs parents dans leurs démarches. Elles ont pour mission d'offrir aux adoptants accueil et écoute. Elles doivent collecter les informations relatives au lieu de naissance et à l'environnement de l'enfant. Ainsi, les enfants pourront retrouver leurs origines.

- L'adoption d'un enfant étranger entraîne toujours de gros frais. Renseignez-vous sur ce qui est à votre charge : billet d'avion, frais de séjour souvent long, frais de justice, traduction, légalisation de papiers.

- L'adoption est considérée comme acquise si l'enfant a fait l'objet d'un jugement d'adoption plénière dans son pays et que celui-ci est reconnu comme valable par la France.
- Un enfant étranger n'obtiendra la nationalité française qu'après son adoption.
- Si le jugement à l'étranger correspond à une adoption simple, il est impératif de demander un jugement d'adoption plénière auprès du tribunal de grande instance.
- S'il n'y a eu aucun jugement d'adoption dans le pays d'origine de l'enfant, vous devez effectuer toutes les démarches, toujours auprès du tribunal de grande instance, une démarche en général longue et délicate qu'il vaut mieux éviter.

L'homoparentalité

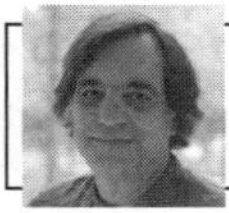

« **Il n'y a pas une homosexualité, mais des homosexualités.** Ainsi, les hommes et les femmes vivent leur homosexualité et leur désir d'enfant de manière différente. Dans certains cas, l'homosexualité est le résultat d'un traumatisme subi au cours de l'enfance, **être parent devient alors le seul moyen de rejouer son enfance perdue.** »

« Bien que l'homosexualité conduise à une stérilité voulue, psychologiquement souhaitée, elle n'empêche pas le désir d'enfant. Ce désir garde le fondement que partagent tous les couples : **deux personnes s'aiment, ont l'envie et le besoin de se lier pour la vie par un enfant.** »

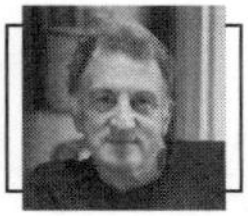

« Pour les couples homosexuels, **revendiquer le droit d'être des parents comme les autres est une façon de dissocier la parenté biologique et éducative.** Ils disent : **« Nous sommes homosexuels, et nous sommes des êtres normaux en droit d'avoir des enfants. »** La reconnaissance sociale des couples homosexuels leur a permis d'exprimer ouvertement leur souhait d'avoir un enfant. Ils montrent une volonté de tout faire comme les autres couples, symbole ultime d'intégration. »

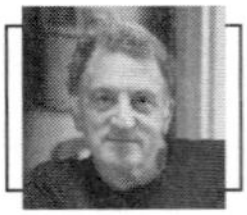

“ Il y a 40 ans, être homosexuel signifiait vivre de manière marginale. Maintenant, l'homosexualité est davantage acceptée, **certains hommes et femmes considèrent qu'ils doivent être parents pour devenir des êtres épanouis.** ”

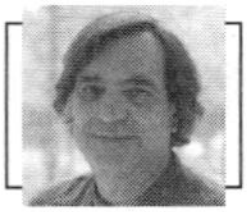

“ J'ai le souvenir d'un garçon et d'une fille qui ont découvert leur homosexualité à l'occasion de leur première aventure amoureuse. **Ils ont décidé de faire un enfant ensemble,** dont ils assument la garde partagée à la manière de parents divorcés. **Ils rencontrent maintenant les mêmes difficultés que les parents hétérosexuels.** ”

“ L'homosexualité n'efface pas le besoin de se transmettre au travers d'un enfant. ”

“ Bien que la loi le permette, l'adoption monoparentale d'un bébé par un homme est quasiment impossible. **Ce père potentiel ne passera jamais en vainqueur l'épreuve de l'examen psychologique imposé à tout adoptant.** ”

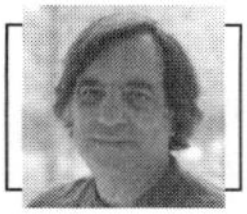

“ On a peur de tout pour ses enfants mais jamais qu'ils soient stériles. Quand un garçon dit à l'adolescence qu'il est homosexuel, **il pose la question de sa stérilité et par là-même celle de sa future homoparentalité**, bien différente de celle des filles. ”

“ Les progrès de la procréation médicalement assistée ont permis aux couples homosexuels de penser qu'eux aussi pourraient avoir des enfants. ”

“ L'enfant dans un couple homosexuel est relativement protégé car les enfants ignorent tout de la sexualité de leurs parents. **Leur sexualité se développe dans l'ignorance de la sexualité qui les a fait naître.** Comme pour les parents hétérosexuels, **les parents homosexuels doivent être pudiques dans leur relation amoureuse.** ”

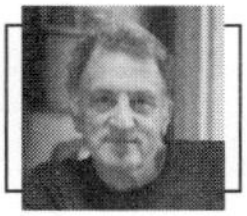

“ Il y a une grande différence entre le désir d'un bébé et le désir d'enfant. Le premier est purement affectif, le second est de nature éducative. ”

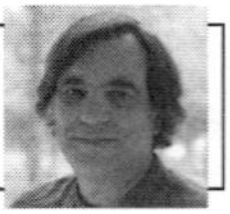

“ Je mets trois clauses à l'adoption par des personnes homosexuelles. **Tout d'abord, elle doit être le fait de deux familles, et non pas d'un couple,** afin de permettre à l'enfant une identification masculine et féminine par la présence de grands-parents ou d'oncles et de tantes. Ensuite, **je crois que l'adoption tardive est la mieux adaptée à la situation** car un enfant de 6, 7, 8 ans, voire plus, a eu le temps de bien s'identifier aux pôles masculin et féminin de sa famille d'accueil. Enfin, **il est souhaitable que l'enfant sache qu'il est adopté par un couple homosexuel et qu'il l'accepte.** **C'est montrer un grand respect vis-à-vis de cet enfant.** ”

“ Un bébé se développera parfaitement dans une famille homosexuelle s'il a la possibilité de s'identifier aux personnes des deux sexes. ”

“ Le bébé se construit sur les comparaisons entre le pareil et le différent. ”

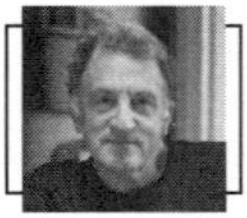

“ **Les techniques de procréation médicalement assistées ne me semblent pas devoir s'appliquer aux couples homosexuels.** Elles sont destinées à aider les personnes qui ont de graves difficultés à concevoir. Or, dans la plupart des cas d'homosexualité, il n'y a pas d'impossibilité mais simplement une gêne psychologique à la conception. ”

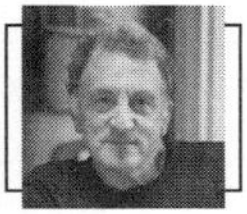

« **Pour faire un enfant il faut toujours qu'un gamète mâle rencontre un gamète femelle.** Que cette rencontre se produise naturellement, ou plus ou moins artificiellement, c'est le choix des couples homosexuels. **Les enjeux de la médecine sont de tout autre nature, elle est là pour soigner.** »

« En ce qui me concerne, et je crois qu'il en est ainsi pour toute équipe médicale impliquée dans la recherche, **mon rôle est de trouver une solution à des situations que la nature rend impossibles.** »

« Dans certains cas d'impuissance ou de difficulté dans les rapports sexuels, il m'est arrivé de médicaliser la relation, soit par insémination, soit même par fécondation in vitro. **Pourquoi l'impossibilité psychique de rencontrer un partenaire de sexe différent n'ouvrirait-elle pas le droit au recours à la science pour procréer ? Une demande que peuvent légitimement revendiquer les personnes homosexuelles.** »

2

Mettre toutes les chances de son côté

Tel un voyage au long cours, une grossesse impose une préparation psychique, physique et pratique qui relève de l'aventure.

Celle d'un corps qui se transforme de manière surprenante et pourtant parfaitement programmée.

Celle d'un psychisme qui oublie les désagréments physiques pour ne plus penser qu'à son projet, pour n'imaginer que le bien-être du petit être à venir.

La vie prend alors un autre sens : les activités professionnelles se relativisent, les relations familiales se resserrent, surtout celles avec sa propre mère.

Le couple s'installe dans une autre dynamique. Aucune contrainte n'est un effort puisqu'elle a un but, celui du bonheur de devenir mère.

Se sentir prête à devenir mère

Au fil des semaines, votre désir d'enfant va se trouver ballotté au gré de vos projets et de vos craintes. Certains jours, vous serez absolument sûre de vouloir vous engager dans l'aventure de la maternité, d'autres jours, vous aurez l'impression que vous organiser pour poursuivre votre vie professionnelle et profiter de votre vie de famille est quelque chose d'insurmontable.

S'interroger sur son devenir

La maternité choisie demande beaucoup de lucidité et de responsabilité, elle réserve des moments gratifiants et d'autres décevants. La maîtrise de la fertilité oblige les femmes à un travail en profondeur sur leur devenir. Elles doivent reconnaître quelle est la place de chacun et celle qui sera faite à l'enfant. Car l'instinct maternel n'est pas forcément une réalité (v. p. 319) et l'amour maternel est comme tous les amours, on peut aimer plus ou moins selon les moments et selon les personnes.

En accédant à la maternité, la jeune femme quitte l'insouciance de l'enfance pour devenir une adulte chargée de devoirs et de responsabilités.

Certaines d'entre vous se posent souvent la question de savoir comment leur couple s'adaptera à l'arrivée d'un enfant, comment leur relation amoureuse résistera aux transformations corporelles et psychiques liées à la maternité. Vous vous demandez aussi comment vous allez bien pouvoir faire face aux biberons de nuit et à la charge des journées « doubles », remplies de votre activité professionnelle et des tâches domestiques.

Des sentiments ambivalents

Programmer un bébé signifie dans beaucoup de cas « vouloir arrêter de ne pas le vouloir », et donc interrompre sa contraception. Cette

décision n'est pas une démarche simple car elle oblige chacune à analyser son désir d'enfant. Ce n'est pas un sentiment pur, il est toujours teinté d'ambivalence : « Je veux et je ne veux pas tout à la fois. »
Se rendre compte consciemment que ce désir de vie peut avoir une contrepartie négative n'est pas facile à admettre. Le désir d'enfant traduirait d'une manière naturelle une impulsion sexuelle, dont le but serait de perpétuer sa lignée.

L'enfant idéal pour une mère parfaite

Dans beaucoup de cas, l'enfant à venir est porteur des sentiments de nostalgie qu'éprouve la mère vis-à-vis de sa propre enfance. Elle le charge de réparer les injustices qu'elle a subies ou, au contraire, de les répéter pour mieux les liquider. L'enfant, dans le désir de maternité, peut être souvent le support d'une réparation pour la mère.
Se sentir prête à avoir un enfant, c'est aussi se sentir l'égale de sa propre mère, tout en voulant la surpasser pour devenir une mère vraiment parfaite. Cette tâche est d'autant plus délicate qu'aujourd'hui, en raison de la contraception, on a moins d'enfants, donc moins de possibilités d'atteindre ce but.
La maternité revêt un caractère beaucoup plus important qu'autrefois. Désirer un enfant, c'est aussi désirer, au plus profond de soi, que ce bébé naisse le plus merveilleux possible. C'est projeter ce petit être dans l'avenir, imaginer son devenir, et aussi élaborer un projet parental commun au couple.

Comme papa et maman

- Décider de faire un enfant est l'aboutissement d'une maturation psychique extraordinaire.
- Dès son plus jeune âge, chacun de nous souhaite ressembler à ses parents en devenant parent à son tour, et fonder ainsi une famille analogue ou contraire à la sienne.
- Il semble que les femmes soient prêtes à assumer le rôle de parent avant les hommes, sans doute en raison du désir d'enfant profondément ancré dans la plupart d'entre elles.

Une nouvelle image sociale

Aujourd'hui, la grossesse et l'accouchement ne sont plus redoutés, les progrès de la médecine les ont rendus pratiquement sans danger pour toute femme normalement bien portante.

La péridurale notamment a éloigné le spectre de la douleur de l'enfantement. Elle est pratiquée aujourd'hui pour 1 naissance sur 2. Pour beaucoup de femmes, être enceinte est une expérience enrichissante, elles se sentent épanouies dans leur corps, équilibrées dans leur tête. Elles découvrent avec plaisir que l'activité professionnelle n'est pas leur seul engagement.

La charge de travail des mères est liée au nombre d'enfants dans la famille.

Pourtant, pour un grand nombre d'entre elles, la maternité ne remettra pas en cause leur statut d'acteur social : avoir un ou deux bébés ne les empêchera pas de travailler. Les considérations économiques ont de moins en moins d'importance dans leur choix, car l'essentiel pour elles est d'être autonomes.

ZOOM

Aucune raison de culpabiliser

Si vous avez décidé de devenir une maman active, malgré votre détermination, attendez-vous pourtant à ressentir, du fait de votre manque de disponibilité, un profond sentiment de culpabilité. Il est injustifié sur le plan scientifique.

En effet, toutes les études faites sur le développement et l'équilibre psychique des enfants dont les mères travaillent, qu'ils soient gardés à domicile ou à l'extérieur, montrent que ces enfants n'éprouvent aucune souffrance due à l'absence de leur mère, et n'indiquent aucune différence réelle avec le développement de ceux élevés par leur mère.

Certains spécialistes pensent même que le travail des mères est favorable au développement des bébés. Ainsi Daniel Stern, pédopsychiatre, a observé que les mamans actives, parce qu'elles ont moins de temps à consacrer à leur bébé, portent une attention extrême aux échanges qu'elles ont avec lui.

L'enfant se trouve donc très sollicité sur le plan relationnel à certains moments et à d'autres beaucoup moins. Ces interactions en « dents de scie » le forcent à apprendre à être disponible quand sa maman l'est.

La connaissance dès le plus jeune âge de l'acquiescement et du refus chez l'enfant marquera pour toute la vie ses relations sociales. Il est encore intéressant de constater une autre acquisition précoce : celle du partage des émotions.

Lorsqu'il n'est pas avec sa mère, l'enfant éprouve des sentiments pour d'autres personnes. En ayant sa propre vie affective, il apprendra qu'il peut partager ses joies, ses peines avec d'autres.

Se sentir presque un père

Se faire une place en marge du couple mère-enfant relève parfois de l'exploit, car c'est en fait la mère et elle seule qui décide de l'espace qu'elle laissera au père. La tâche est complexe. Il doit à la fois apprendre à connaître son bébé, rester un mari affectueux et endosser de nouvelles responsabilités. La seule solution pour lui est alors de montrer son désir d'assumer son rôle de père, en ne se laissant pas décourager, entre autres, par les « Tu ne sauras pas faire ». Après tout, une jeune maman est tout autant inexpérimentée que lui la toute première fois qu'elle tient son bébé dans les bras.

Un homme et une femme ne vivent pas de la même manière le désir d'enfant. Souhaiter être père, c'est s'aventurer sur une terre totalement inconnue.

Être acteur de la grossesse

Beaucoup d'hommes se posent la question très pratique de la période à laquelle ils devront concevoir. Dès qu'ils savent qu'ils vont être pères, ils viennent à la première consultation, à la première échographie et sont très présents aux accouchements.

Certains trouvent même très naturellement leur place au moment de la naissance. D'autres se mettent à surprotéger leur épouse. Avant même que le bébé soit né, ils surveillent et couvent leur descendance. Ils deviennent totalement despotiques envers leur épouse, l'empêchant de vivre normalement pendant 9 mois. Ils en arrivent même à l'accuser de négligence vis-à-vis de cet enfant à naître.

Ce sont de véritables « tyrans utérins ». En fait, ils s'identifient au bébé et en profitent pour exprimer des sentiments agressifs archaïques qu'ils entretenaient vis-à-vis de leur propre mère. Ce qui ne prédit en rien d'un père très attentif après la naissance.

Il arrive aussi que le père soit l'unique demandeur d'enfant. Cela se produit lorsqu'une femme a des enfants d'un premier mariage et vient consulter, en raison de difficultés, pour avoir un autre enfant avec son second mari. En réalité, c'est lui qui est demandeur d'une aide médicale pour sa femme et celle-ci souhaite avant tout un enfant pour lui. Ce choix correspond à un nouvel élan de vie où le désir d'enfant trouve naturellement sa place. Dans certaines situations, l'annonce que la médecine ne peut pas les aider provoque chez la femme un vrai soulagement.

S'installer dans son rôle de père

La naissance d'un enfant et les bouleversements qu'elle entraîne, qu'ils soient d'ordre physique ou psychologique, vont être une épreuve pour les deux partenaires du couple. Chacun doit se trouver un nouveau statut. Le père, dans cette affaire, a encore plus de difficultés que la mère. Car c'est elle qui délimitera, en fait, l'espace qu'elle lui laissera dans sa relation avec son enfant : elle décidera de son intégration ou de son exclusion pendant et après sa grossesse.

Le père vit des émotions qui le bouleversent à sa manière. Certains ont des douleurs diffuses, des nausées, des troubles digestifs, voire une propension aux orgelets. D'autres sont irritables ou dépressifs et prennent quelques kilos. Les psychologues parlent d'un mécanisme de conversion ou de « syndrome de la couvade ».

Tous les troubles qui apparaissent au cours des 9 mois de grossesse disparaissent comme par enchantement peu après la naissance du bébé. Dix à quinze pour cent des pères traverseraient ces épreuves.

Un rôle maternant

L'arrivée d'un bébé dans un couple est sans doute le bon moment pour distribuer des tâches qui seront dévolues à l'un et à l'autre. Se poser d'emblée comme un futur père maternant est le plus sûr moyen de conforter son statut. La présence du père auprès de l'enfant est à définir et à organiser au cours de la grossesse.

Le futur papa se fera tout d'abord une place en participant aux soins quotidiens que réclame le bébé. C'est en changeant son bébé, en le faisant manger, en étant présent, qu'il établira les toutes premières relations avec lui.
Tous deux partageront les premières découvertes, les premiers jeux et les premiers câlins. Ce sera l'occasion pour l'enfant de bâtir une relation différente d'avec sa mère, indispensable à son futur équilibre.

Un désir tardif

- Contrairement à la femme, le désir d'enfant chez l'homme est très tardif.
- Toutes petites, les filles jouent avec leurs poupées... et les garçons avec leurs autos. Ce qu'elles font avec leurs poupées est très démonstratif : elles les déshabillent, les rhabillent, leur donnent à manger, leur chantent des chansons, les grondent, etc.
- Certaines fillettes savent donc très tôt qu'elles seront mamans...
- Les petits garçons, eux, ne jouent pas souvent au papa...

Mettre la main à la pâte

Voici les tâches que les pères « préfèrent » généralement : jouer avec leur bébé, le promener à condition que ce ne soit pas au square, et plutôt dans un porte-bébé que dans un landau ; le baigner, et, si leur emploi du temps le leur permet, lui raconter une histoire pour qu'il s'endorme.

Les pères estiment que, puisque ce bébé a été conçu à deux, ils ont le droit et le devoir de s'en occuper eux aussi.

Les pères n'apprécient pas souvent ce qui touche au change et à l'habillement. Ils ne se sentent pas toujours très à l'aise dans le rôle de pères nourriciers, préférant quand même de beaucoup la période des biberons que les premiers essais de repas à la cuillère.

ZOOM

Des papas poules certes… mais qui ne sont pas majoritaires

Les papas « poules » existent, certes, mais comme l'a montré la dernière étude réalisée par le Centre national de recherche scientifique (CNRS) auprès de 1 000 personnes, ils ne représentent pas la majorité.
Cette étude montre en effet que les mères consacrent 2 fois plus de temps à leurs enfants que les pères. Elles assument aussi 80 % des tâches domestiques.
En un peu plus de 10 ans, les hommes consacrent 10 minutes de plus par jour aux tâches familiales. Ils reconnaissent aussi ne pas être prêts à mettre leurs ambitions professionnelles entre parenthèses pour se consacrer aux soins demandés par leur bébé.
Ceux qui choisissent d'avoir recours au congé parental d'éducation ont en réalité parfois des difficultés dans l'exercice de leur métier.

La paternité

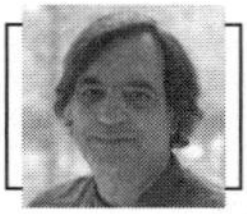

« Les pères ont fait beaucoup de progrès. **Aujourd'hui, être père n'est plus uniquement être géniteur**. Ainsi, dans les divorces pathologiques, les pères veulent être de plus en plus présents dans la vie de leurs enfants malgré la séparation, et peut-être à cause de celle-ci. Il suffit encore de regarder avec quel talent les « pères » élèvent l'enfant de leur compagne, dans le cadre de familles recomposées. »

« Une paternité établie sur le développement tend à supplanter la paternité biologique. »

« Oui, les hommes ont changé.
Mes consultations le prouvent, ils sont présents dans les trois quarts des cas. **Au risque d'être très latin dans mon approche, je pense que la maternité est classique et la paternité moderne.** »

« Les jeunes pères s'occupent de manière parfaitement adéquate de leur bébé.
N'ayant pas appris ces gestes de leur propre père, ils montrent là une supériorité étonnante. »

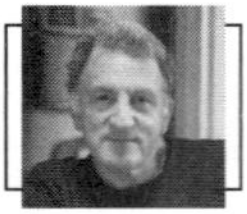

“ Je constate la tendance à moins dissocier la maternité et la paternité, **la mère étant celle qui conçoit et le père celui qui élève**. Depuis ces trente dernières années, on a vu naître une revendication positive de la paternité avec l'instauration de liens charnels, sentimentaux et ludiques envers les nourrissons. ”

“ Les pères s'investissent et accompagnent la maternité comme jamais ils ne l'avaient fait. ”

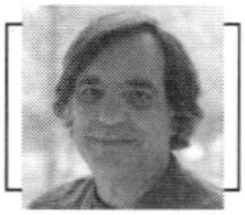

“ **Je crois qu'il est plus difficile pour une femme d'être stérile que pour un homme. Être mère reste le métier rêvé de toutes les petites filles.** Regardez comme elles sont maternantes avec leurs poupées, protectrices avec un cadet, comme elles ont de l'intérêt pour la décoration de leur chambre. Pendant ce temps, les garçons grimpent partout, tirent à l'arc, courent après le chat de la maison. ”

“ L'infertilité féminine provoque une déception profonde, une blessure qui se referme presque toujours mal. ”

“ Les hommes infertiles semblent capables de se consoler plus facilement en élevant les enfants d'un autre. ”

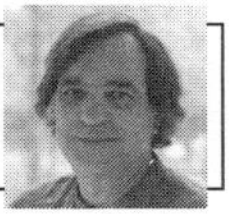

“ **À quand la parité homme-femme dans la maternité ?** Les mouvements comme celui de la condition paternelle en sont les frémissements. Mais avant, je pense que nous devons changer les a priori que nous portons sur le désir ou le non-désir d'enfant, selon qu'il est exprimé par un homme ou par une femme. ”

“ Le courant féministe a aidé les hommes à être plus tolérants. ”

“ Prenons l'exemple d'un homme volontairement stérile, un vieux garçon, et celui d'une femme qui ne veut pas d'enfant. **Vous ne demandez pas d'explication à l'homme,** de même que vous ne lui demandez pas s'il est homosexuel. En revanche, vous cherchez à savoir si l'infertilité d'une femme est le résultat d'un traumatisme : un viol dans l'enfance ou une déception amoureuse plus tard. **Nous avons besoin de savoir les raisons de son choix et nous lui donnons un fondement pathologique.** ”

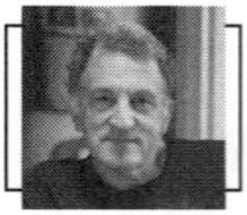

« **Les pères sont pratiquement toujours présents aux consultations d'obstétrique, et cela dès la première.** Il est courant que les couples demandent au médecin de programmer la date d'une échographie en fonction des disponibilités paternelles. J'ai même vu un couple réclamer une deuxième échographie pour que le père, indisponible lors du premier examen, voie son bébé. »

« S'il est vrai que généralement les hommes reprennent plus vite le dessus à l'annonce de l'échec d'une fécondation ou d'une fausse couche de leur compagne, certains vivent très douloureusement ces moments. **Je crois que les hommes expriment maintenant plus facilement et plus ouvertement leurs sentiments.** »

« **Les hommes ne craignent pas de montrer avec quelle intensité ils participent au projet d'enfant.** »

Un aîné... puis un cadet

Avoir des enfants très rapprochés est sans aucun doute encore plus contraignant que mettre au monde des jumeaux. Ces deux enfants sont très dépendants des soins maternels et tout à la fois demandent une attention différente en fonction de leur âge.

Le bon écart entre deux enfants

L'annonce d'un cadet est toujours plus ou moins traumatisante pour l'aîné.

La situation n'est pas forcément confortable pour les bébés. La mère épuisée peut avoir la tentation de les traiter de la même façon, freinant, sans le vouloir, le développement de l'aîné. Mais elle peut aussi, au contraire, pousser l'aîné à grandir trop vite.
Statistiquement, l'écart entre les deux premiers enfants est aujourd'hui de 2 ans et demi. Un écart qui semble le bon. En effet, il laisse à la mère le temps de retrouver son corps et sa féminité, lui permet d'avoir bien fait connaissance avec son aîné tout en n'ayant pratiquement pas perdu la main. Du côté de l'enfant, le meilleur écart d'âge avec un cadet est sans doute d'un minimum de 4 ou 5 ans, lorsqu'il aura acquis une bonne autonomie qui ne le mettra pas en position de concurrence avec un bébé.

La jalousie de l'aîné

Selon l'âge de l'aîné, la jalousie aura un fondement différent. L'enfant de moins de 6 ans a encore besoin de toute l'attention de sa mère et de la sécurité qu'elle lui apporte. L'enfant de plus de 6 ans a surtout besoin d'indépendance et de place.
La jalousie se traduit naturellement par des paroles violentes accompagnées de menaces vis-à-vis du futur bébé mais aussi en votre direction. Des gestes agressifs peuvent y être associés.

> **Plus l'aîné sera impliqué dans ce nouvel événement familial, mieux il acceptera son cadet.**

Toutes ces manifestations permettent à l'enfant d'exprimer ouvertement ce qu'il a sur le cœur. Mais cela ne l'empêche pas d'avoir déjà de l'affection pour son futur cadet. Au contraire, surveillez un enfant qui ne dit rien, qui se met à l'écart. De même, il ne faut pas empêcher un enfant d'exprimer ses sentiments ou ne pas y prêter attention. Cette attitude peut aboutir à un repli sur soi souvent destructeur.

Dans les familles nombreuses, on remarque encore que les enfants s'entendent particulièrement bien entre eux, des affinités se créant entre certains et l'aîné ayant souvent un rôle protecteur vis-à-vis des plus petits. Cette sérénité serait liée à un fort sentiment de sécurité de chaque membre de la famille, chaque enfant se sachant toujours entouré et soutenu. Ces enfants ont très vite la notion de justice et d'équité entre eux.

➘ Vous pouvez associer votre aîné à l'attente du bébé à venir. Vous pouvez lui montrer des bébés dans la rue, l'encourager à toucher votre ventre pour qu'il y sente le bébé bouger.
Vous pouvez aussi lui demander son avis sur le choix du prénom et la couleur de la layette.

ZOOM

Une épreuve difficile pour l'aîné

Le désir du deuxième enfant s'annonce généralement 3 ans après la naissance du premier. Une tradition établie sur un règlement administratif qui dit que l'école maternelle est largement ouverte aux enfants à partir de 3 ans. Dès que la mère peut se libérer et que d'autres peuvent s'occuper de son premier enfant, elle envisage un deuxième. Mais c'est oublier que l'aîné risque paradoxalement de souffrir.

En effet, il est grand maintenant, il est presque autonome et vit au rythme de sa mère. Il ne comprend pas pourquoi son cadet, totalement dépendant, est tant idéalisé par ses parents. Le fait d'aller à l'école risque alors d'être vécu comme un moyen de l'écarter, comme la preuve d'une distance affective.

L'annonce de l'arrivée d'un autre bébé dans la famille est une épreuve extrêmement difficile à vivre pour un aîné. La jalousie est un sentiment naturel et normal qui aide l'enfant à se construire. Pourtant, un enfant jaloux est un enfant malheureux qu'il faut savoir écouter et consoler.
La jalousie qu'éprouve votre enfant ne fait que traduire un sentiment d'angoisse. Il est persuadé que ses parents ne vont plus l'aimer. Faites-lui bien comprendre que l'arrivée d'un bébé ne changera pas votre amour pour lui, qu'une maman et un papa peuvent aimer plusieurs enfants à la fois.

La place du deuxième enfant

Il faut comprendre encore que le deuxième n'a pas forcément une position confortable, celle-ci est toujours menacée. En effet, il risque d'être l'enfant du milieu car un troisième peut apparaître dans la fratrie. Sa vie alors ne sera pas simple, n'étant ni le petit « choyé » ni le plus grand « admiré ».
Le sexe de ce petit troisième enfant est capital pour le deuxième, qui va devoir trouver un nouvel équilibre et imaginer d'autres rapports de force entre frère(s) et sœur(s).

> La lecture de livres permettra à l'aîné d'apprendre comment naissent les bébés et combien ils sont fragiles.

Attendre la fin des turbulences

Tous les spécialistes s'accordent pour conseiller aux parents d'attendre au minimum la fin des « turbulences », qui marquent la seconde année du premier enfant, avant de programmer un deuxième enfant. Les parents auront déjà fort à faire avec le premier pour l'aider à surmonter sa phase d'opposition et à dominer ses colères. L'enfant a alors besoin de toute la disponibilité de ses parents, faute de quoi il peut se sentir angoissé et insatisfait.
Vers 2 ans et demi-3 ans, tous les conflits se sont envolés, il est donc possible d'envisager la naissance d'un autre enfant. L'enfant de 2 ans et demi est globalement indépendant. Il joue seul, mange seul, dort à heures régulières et commence à être propre.

Cet écart d'âge n'hypothèque en rien la complicité future dans la relation fraternelle. Mais si l'aîné est un peu plus âgé, qu'il s'approche des 5 ans, il aura le sentiment que le nouveau bébé lui appartient aussi un peu. Il aimera lui donner à manger, le bercer, participer à ses changes. Comme ses parents, il s'attachera affectueusement à lui et sera fier de ses progrès. Les sollicitations de l'aîné encouragent d'une manière extraordinaire le bébé à grandir.

ZOOM

Mener une deuxième grossesse

Il semble que certaines complications apparaissent lorsque l'écart entre la fin de la première grossesse et la deuxième est de moins de 6 mois.
Les risques les plus couramment rencontrés sont ceux dus à une anémie et à une naissance prématurée.
D'une manière générale, l'accouchement d'un deuxième enfant se passe beaucoup plus vite : 3 heures de moins en moyenne. La dilatation du col de l'utérus est plus rapide et plus facile en raison d'une plus grande souplesse.
L'effacement du col et sa dilatation peuvent même parfois se faire simultanément.
Pour celles qui ont accouché la première fois par césarienne, il est recommandé d'attendre une année pour reprogrammer un bébé.

Le choix du sexe : rêve ou réalité ?

Pouvoir choisir le sexe de son enfant est un vieux rêve de l'humanité. Si aujourd'hui la magie et les incantations à la lune ne sont plus couramment pratiquées, les techniques modernes restent farfelues ou extrêmement contraignantes, et sont incapables de donner une preuve scientifique de leur efficacité.

Un calendrier sélectif

La méthode Selmas (sélection naturelle du sexe) est proposée depuis quelque temps aux parents soucieux de vouloir sélectionner le sexe de leur enfant. Elle repose sur l'idée que régulièrement les ovules modifient leur charge électrique. Ainsi, certains jours, ils «choisiraient» plutôt les spermatozoïdes Y et d'autres jours les spermatozoïdes X, en fonction de leur polarité électrique. Le laboratoire qui diffuse cette méthode vend aux parents un calendrier, personnalisé selon quelques critères, leur indiquant les «jours fille» et les «jours garçon». Bien sûr, rien de tout cela n'est prouvé scientifiquement.

Il semble que ce soient plutôt les femmes, mères d'au moins deux enfants du même sexe, que tente le régime « fille » ou le régime « garçon ».

Un régime alimentaire contraignant

Parmi les méthodes destinées à influencer le sexe du bébé à venir, il y en a une qui consiste à modifier l'alimentation de la femme 2 à 3 mois avant la conception de l'enfant et sous un contrôle médical strict. Il existe un régime « fille » et un régime « garçon ».
Elle met en évidence l'importance des facteurs ioniques dans la détermination du sexe. Elle recommande selon son choix un régime avec ou sans sel.

Cette méthode a été mise au point par le professeur Stolkowski, spécialiste français du métabolisme minéral, après avoir observé une relation entre l'alimentation d'une future maman et le sexe de son enfant.
Ce régime alimentaire, qui enrichit l'alimentation de la future « future maman » en divers minéraux, dans des proportions parfaitement définies, n'est en fait qu'une liste d'aliments défendus.
Le peu de médecins adeptes de cette méthode affichent de bons résultats mais sans preuve scientifique reconnue.

Des méthodes non « fiables »

Certaines méthodes pour concevoir un garçon ou une fille sont également faussement scientifiques. Ainsi en est-il de la préconisation de rapports sexuels à certaines dates du cycle de la femme, méthode qui eut ses heures de gloire dans les années 1960, surtout aux États-Unis, et qui s'appuie sur l'observation de la prédominance d'un sexe sur l'autre suivant la date de la conception.
Pour concevoir un garçon, il est recommandé d'avoir un rapport sexuel dans les 2 à 4 jours qui précèdent l'ovulation, et pour une fille dans les 12 heures qui la précèdent. Cette méthode n'a jamais fait réellement ses preuves.
Une autre méthode repose sur l'étude de données statistiques portant sur les périodes de l'année où naissent en plus grand nombre des bébés filles ou garçons. Elle consiste à donner aux couples le souhaitant un calendrier annuel des moments les plus favorables pour concevoir un enfant du sexe désiré.
Une autre encore agit sur le milieu vaginal. Il s'agit de pratiquer avant le rapport sexuel des douches vaginales qui ont pour but de modifier l'acidité vaginale par l'injection dans le vagin d'une solution à base de bicarbonate de soude. Ce traitement est censé favoriser la conception de garçons.

Un tri scientifique

Dans le cas d'une maladie génétique touchant l'un ou l'autre sexe, il est possible de faire appel à la méthode du tri des spermatozoïdes en les faisant migrer dans un milieu approprié. L'efficacité de ce tri ne dépasse pas 60 %, donc guère mieux que la nature.

Malgré un fort taux de réussite promis, la preuve scientifique de la méthode du tri n'a pas été apportée.

Choisir les « bons » embryons

Une seule méthode est fiable : la sélection d'embryons uniquement sur le critère du sexe, sans qu'aucune maladie n'y soit associée, et dans le cadre d'un diagnostic pré-implantatoire (DPI, v. p. 294-295) avant une fécondation in vitro.

Cette pratique est interdite par la loi française mais autorisée dans un grand nombre de pays.

ZOOM

Une recherche presque éternelle

Depuis la nuit des temps, les hommes ont imaginé quantités de solutions, toutes plus ou moins farfelues, pour influencer le hasard.

- **Dans les textes traditionnels indiens, les garçons sont conçus les nuits paires, et les filles les nuits impaires.**
- **Un garçon se conçoit le jour de Jupiter, le jeudi, ou du soleil, le dimanche.**
- **Les périodes de lune montante sont propices à la conception des garçons, et les périodes de lune descendante à celle des filles.**
- **Il ne naît pas de filles le 31 janvier ni les jours suivants.**
- **Les garçons se conçoivent les mois de printemps ou d'été et plutôt un jour où souffle le vent du nord.**
- **Au moment du rapport sexuel, si la femme est inclinée sur le côté droit, elle aura un garçon, inclinée sur le côté gauche, elle aura une fille.**
- **Selon un adage populaire, la femme qui veut un garçon porte du bleu, si elle veut une fille elle portera du rose.**

• À l'époque d'Hippocrate, les garçons étaient engendrés par le testicule droit, les filles par le gauche. Pour avoir un enfant du sexe souhaité, il suffisait donc de ligaturer le testicule ne devant pas fonctionner.
• Enfin, un couple désirant un garçon doit penser ardemment au sexe masculin pendant l'acte sexuel.
• Les méthodes alimentaires ne datent pas d'hier, les garçons étant conçus par les mangeurs de lièvres et de carottes, les filles par ceux qui dégustent de la fressure de porc et de l'oignon.

Le sexe révélé de plus en plus tôt

› Plusieurs équipes de chercheurs ont mis au point une technique permettant de connaître le sexe du fœtus à partir d'une simple analyse de sang prélevé sur la mère.
› Il s'agit, en fait, de repérer des cellules sanguines du fœtus que l'on trouve dans la circulation sanguine de la mère, malgré le filtre du placenta (v. p. 336).
› L'étude porte alors sur l'ADN de ces quelques traces de sang fœtal. Les premières recherches ont été menées auprès de mères dont la grossesse datait de 9 à 11 semaines.
› Cette méthode est encore en cours de validation et réservée à des situations où il existe des risques génétiques liés au sexe de l'enfant.

Établir votre couple

Le projet d'enfant vous entraîne parfois, vous et votre partenaire, à souhaiter vous lier par un statut juridique.

Vous avez le choix entre trois solutions : le mariage, le concubinage et le pacs. Le mariage est le lien le plus fort puisque les époux se doivent mutuellement fidélité, secours et assistance. Il oblige à une communauté de vie et à une contribution financière de chacun à toutes les dépenses du foyer.

Le concubinage

Si vous souhaitez faire établir un certificat de concubinage, sachez que celui-ci n'a qu'une valeur administrative et peu de valeur juridique. Il est utile pour obtenir certains droits qui sont donnés automatiquement aux couples mariés.

Aujourd'hui, pratiquement 1 enfant sur 2 naît hors mariage.

Le certificat de concubinage permet, par exemple, d'obtenir le statut d'ayant droit à l'égard de la Sécurité sociale et des Caisses d'allocations familiales, et aussi de bénéficier des techniques de procréation médicalement assistée. En revanche, les concubins ne se doivent ni assistance, ni secours, ni fidélité, et peuvent reprendre leur liberté quand bon leur semble.

Le pacs

Le pacs (pacte civil de solidarité) apporte un peu plus de garantie juridique. Il est accessible à deux personnes quel que soit leur sexe, mais il est interdit entre frères et sœurs et entre parents et enfants. L'acte se fait à la mairie par une simple déclaration, et ne nécessite pas la présence d'un officier d'état civil.

Les partenaires s'apportent aide mutuelle et matérielle, et contribuent selon leurs possibilités respectives aux besoins de la vie courante. Les contractants sont solidaires de leurs dettes et établissent une déclaration commune.

Le régime matrimonial est celui de la communauté réduite aux acquêts. Le pacs, tout comme le concubinage, est interrompu par le décès ou par la volonté de l'un des partenaires.

ZOOM

Établir un pacs

En 2006, plus de 77 000 couples ont choisi ce type d'union et, pour 93 % d'entre eux, ils unissent un homme et une femme. Pour se pacser, il suffit de rédiger et de signer une convention déclarant l'intention de vivre en communauté, et fixant, si besoin est, les modalités de vie commune. Cette convention se dépose au greffe du tribunal de grande instance, accompagnée, pour chacun des membres du couple, d'une pièce d'identité, de son acte de naissance et d'une attestation sur l'honneur affirmant que légalement rien ne s'oppose à cette union. Celle-ci sera mentionnée sur le registre du tribunal d'instance du lieu de naissance des deux partenaires du pacs. Le pacs ne peut pas être rompu dans les 12 mois qui suivent son enregistrement. En cas de décès ou de séparation, il garantit à chacun le droit de conserver le logement commun. Il ouvre des droits sociaux identiques à ceux du mariage.

En revanche, en cas de décès d'un des partenaires, la succession est moins avantageuse que pour les couples mariés. Il existe une convention-type rédigée par des juristes qu'il est recommandé d'utiliser car la loi régissant le pacs est assez floue sur le plan juridique.

Pour certains sociologues, le pacs serait une forme de la vie conjugale moderne : la relation est moins contraignante que pour le mariage, tout en préservant un besoin d'engagement et de sécurité.

Il permet une séparation facile et peut tout à fait se prolonger par un mariage pour les couples qui veulent définitivement s'engager dans une vie à deux.

Enfant légitime ou naturel

Un enfant conçu par un couple marié est automatiquement considéré comme « légitime » par l'état civil et porte le nom de son père, voire les deux, dans l'ordre choisi par les parents. Celui-ci doit être le même pour tous les enfants du couple. Un enfant né d'un couple non marié a le statut d'enfant « naturel ».

Le lien de filiation entre l'enfant et ses parents est alors établi par un acte personnel et volontaire de chacun : la reconnaissance, qui peut être faite par le père ou la mère ou par les deux parents. Elle peut être simultanée ou successive. L'enfant naturel prend le nom de celui ou de celle qui l'a reconnu le premier, il porte le nom du père si les deux parents ont fait la démarche conjointement devant l'officier de l'état civil.

La filiation

- La filiation est le lien juridique qui unit un enfant à son père et à sa mère.
- Quand un enfant est reconnu par ses deux parents, sa filiation est évidente.
- Un enfant naturel peut être reconnu par son père en s'adressant au juge des tutelles ou par l'établissement d'un acte notarié.

Sa reconnaissance par sa mère est automatique dès l'établissement de l'acte de naissance et ne demande aucune démarche. Père et mère peuvent faire cette reconnaissance avant la naissance, séparément ou conjointement, sur présentation d'un certificat de grossesse. Cette déclaration devra être confirmée à la naissance.

En cas de difficultés conjugales, la mère a toujours la possibilité de cacher au père le lieu de son accouchement, ou accoucher secrètement et ainsi l'empêcher de reconnaître officiellement l'enfant, lui enlevant toute autorité sur celui-ci. Enfant naturel et enfant légitime ont les mêmes droits en matière de prestations familiales.

ZOOM

L'autorité parentale

Elle représente l'ensemble des droits et des devoirs attribués au père et à la mère pour protéger l'enfant mineur et assurer son éducation. Elle recouvre les droits et les devoirs de garde, de surveillance, d'éducation et, s'il y a lieu, de gestion de ses biens.

En cas de mariage, l'autorité parentale est exercée conjointement par les deux parents. L'un et l'autre ont les mêmes droits et les mêmes devoirs à l'égard de l'enfant et chacun d'eux est réputé agir avec l'accord de l'autre. Seul le juge des tutelles peut priver un des parents de son autorité parentale s'il considère que ce parent n'agit pas dans l'intérêt de l'enfant.

En cas de divorce, l'autorité parentale peut continuer à s'exercer en commun ou être attribuée à l'un des deux. Celui qui se voit retirer cette autorité conserve le droit de surveiller l'entretien et l'éducation de ses enfants.

En cas de concubinage et de pacs, l'autorité parentale est exercée en commun par les deux parents s'ils vivaient ensemble au moment de la reconnaissance et à condition qu'ils aient reconnu l'enfant avant qu'il ait atteint l'âge de 1 an.

En cas de séparation, les règles sont les mêmes que celles s'appliquant pour le divorce.

Un seul parent

- L'autorité parentale est exercée par un seul des parents lorsque celui-ci a reconnu seul l'enfant.
- Compte tenu des règles de reconnaissance, ce ne peut être que la mère.
- Pour qu'un père fasse reconnaître sa filiation, il faut qu'il prouve qu'il vivait maritalement avec la mère de l'enfant au moment de la conception soit, selon la loi, entre le 300e jour et le 180e jour avant sa naissance.

Vouloir un bébé seule

Aujourd'hui, la contraception et l'interruption volontaire de grossesse permettent à la plupart des mères célibataires de faire ce choix. On est loin de l'étiquette réprobatrice de « fille-mère » qui leur était appliquée autrefois, et ces femmes qui vivent leur maternité en solitaires sont plutôt bien dans leur peau. Quand elles expriment ce désir maternel, elles disent qu'il repose essentiellement sur le besoin de se prolonger, sur la volonté de ne pas baser leur vie uniquement sur la réussite sociale et professionnelle. C'est aussi le souhait de ne pas vivre seules toute leur vie.

Un choix de femme mûre

Les mères célibataires volontaires sont aujourd'hui des femmes de plus de 30 ans, dans une situation financière relativement confortable. Mais dans la vie de ces futures mamans, comme dans celle de toutes les autres mamans, il y a des hauts et des bas.
L'image idéalisée du couple attendant et accueillant son enfant reste encore profondément ancrée dans les représentations de notre société et dans les mentalités. Or, le désir d'enfant chez une femme seule, parfaitement maîtrisé et assumé au vu de tous, n'est jamais aussi évident dès lors que l'on s'attache aux raisons inconscientes.

Des raisons de diverses natures

Comme dans tout désir d'enfant se mêlent l'image que l'on a de sa féminité, la compensation de certaines frustrations affectives familiales, le besoin de s'identifier à sa propre mère ou, tout au contraire, celui de prouver que l'on sera capable de faire mieux. Dans ce cas précis, les psychanalystes assimilent le désir d'enfant à un processus de réparation.

De plus, la solitude de cette future maman est presque toujours le résultat de difficultés affectives dans une relation amoureuse. Pour certaines mères célibataires, le moment naturel d'introspection qu'entraîne la grossesse devient alors l'occasion de prendre conscience d'une partie cachée d'elle-même, profondément enfouie.
Cependant, toutes les études montrent que les mères célibataires volontaires, dans leur grande majorité, vivent bien leur grossesse et que l'absence d'un père à l'accouchement est largement compensée par la présence d'une personne amie et de l'équipe soignante disponible.

Rompre avec la solitude

- Dans certaines maternités, les sages-femmes en charge de la préparation à la naissance essaient de mettre en relation les futures mamans célibataires entre elles afin de rompre le sentiment de solitude que peuvent éprouver certaines, notamment au moment de l'arrêt de travail où la convivialité entre collègues de bureau ou d'usine fait alors cruellement défaut.
- De même, il semble que l'après-maternité soit un passage plus délicat que pour les autres mères.
- Les mères célibataires souffriraient un peu plus longuement et intensément du « baby-blues ».
- Il est souhaitable qu'elles trouvent réconfort moral et aide matérielle auprès de leur famille et de leurs amis.

Remplacer le père absent

Décider de mener une grossesse seule demande une certaine force de caractère, mais ne pas donner de père à un enfant n'est toutefois pas sans risque.
Aujourd'hui, les histoires des couples sont peut-être plus compliquées qu'autrefois. Bien des mères célibataires ont dû affronter la déception de la dérobade d'un homme qu'elles aimaient, fuyant dès l'annonce de leur maternité, et se révélant en réalité incapable d'assumer une paternité.

18 % des enfants naturels ne sont jamais reconnus par leur père, un chiffre qui n'a pas varié depuis 20 ans et que l'on peut interpréter comme le refus d'être père.

Ces hommes se sentent piégés, engagés dans une vie qu'ils n'ont pas choisie et disparaissent du jour au lendemain, induisant une monoparentalité imposée et douloureuse. Reste à la mère la lourde tâche de remplacer ce père absent.

Dans le cas d'une séparation ou d'un divorce, qui est une douleur pour l'enfant, il existe un père qu'il pourra rencontrer, et il vivra plus ou moins à ses côtés. Classiquement, les « psys » affirment que pour qu'une mère et un enfant aient une relation normale il faut que dans le couple s'insère une troisième personne : c'est le rôle normalement dévolu au père.

Pour la mère célibataire et son enfant, il sera donc souhaitable de trouver un substitut du père. Un parent ou un ami peut parfaitement jouer ce rôle, à condition qu'il soit régulièrement présent auprès de l'enfant et que ce soit une personne stable.

ZOOM

Une relation mère-enfant parfois trop étouffante

Le risque majeur dans cette situation est que la mère soit trop possessive et surprotectrice. L'enfant devient pour elle une forme de compensation et pallie son manque d'amour. Il recevra donc toute son affection ; en retour, elle s'attendra à recevoir également beaucoup... et peut-être trop.

Ces mères risquent encore de voir en lui un moyen de recommencer leur vie. Tout cela concourt parfois à la naissance d'une relation trop étouffante. Elle confond alors la compagnie d'un enfant avec celle d'un adulte autonome et responsable. Seul remède : le couple mère-enfant doit absolument s'ouvrir sur l'extérieur, vivre des séparations et des expériences différentes, pour que chacun d'eux trouve son propre statut.

C'est en restant une femme à part entière qu'elle pourra avoir une relation mère-enfant non traumatisante, notamment lorsque son bébé de 5 ans traversera la période dite œdipienne.

Enfin, elle doit être consciente qu'un jour son enfant lui posera la question de ses origines et pourra peut-être souffrir de ne pas avoir de père « reconnu ». C'est souvent à l'adolescence que ces difficultés surviennent si l'absence de père n'a pas été clairement discutée.

Parallèlement, si la future maman a une image négative du père génétique de cet enfant, elle doit veiller à ne pas la transmettre à l'enfant. Elle placerait ce dernier dans une situation de rejet, préjudiciable à son développement et à leurs relations.

➘ La loi française ne permet pas à une femme célibataire d'avoir recours aux méthodes d'aide à la procréation, et notamment au don de sperme. Cela n'est pas le cas dans d'autres pays.

Bâtir une autre relation

Même si vous et votre conjoint désirez intensément un bébé, son arrivée va rompre, surtout si c'est le premier, l'équilibre que vous aviez établi ensemble. Les psychologues et les sociologues se sont aperçus que ce sont les jeunes couples qui ont le plus de mal à créer d'autres relations.

Le temps de la grossesse

Les relations affectives dans un couple sont toujours transformées par l'arrivée d'un bébé. Mieux vaut s'y préparer.

C'est le moment idéal pour y réfléchir. Vous, vous allez vous investir entièrement dans votre rôle de mère. Dans votre « folie maternelle » comme l'appelle le célèbre pédopsychiatre Winnicott, vous risquez de tout négliger, vous-même comme votre conjoint.
Votre conjoint, de son côté, peut vivre pendant 9 mois des moments difficiles qui vont se prolonger jusqu'à la naissance. Même s'il est très proche de vous, il peut se sentir exclu, en marge du nouveau couple mère-enfant en train de se former.
À cette situation s'ajoute de part et d'autre un certain stress. Pour vous, il est indispensable (car vous en portez l'entière responsabilité) de mener à bien votre grossesse et d'offrir à votre conjoint une belle paternité. Quant à lui, il pense à l'avenir.
Bien que l'attitude par rapport à l'argent ait beaucoup évolué dans les couples, c'est encore le père qui s'investit dans la responsabilité de faire vivre cette nouvelle famille. L'enfant à venir devient aussi pour lui source de quantité de projets.

Vers la vie de famille

Au cours de la grossesse, les relations sexuelles entre époux sont souvent différentes, les rencontres moins fréquentes, voire même

parfois totalement absentes. Ces perturbations peuvent créer des tensions, des frustrations dont il vaut mieux parler plutôt que de les garder secrètes.
Les rancunes non exprimées font fréquemment le lit de graves conflits. L'arrivée d'un enfant dans un couple ne doit pas perturber l'équilibre qui en fait sa force. Il est important que les futurs parents aient aussi des projets autres que parentaux.
C'est maintenant, alors que vous et votre conjoint n'êtes pas encore accaparés par les bouleversements qu'entraînera la naissance de votre bébé, que vous pouvez réfléchir aux espaces que vous consacrerez à votre couple.
Sorties, week-ends en amoureux ne sont pas à mettre au compte d'une mauvaise relation parents-enfant. Bien au contraire, ils sont nécessaires pour entretenir une relation affective profonde et durable. Tout ne devra pas être sacrifié à la fonction parentale.

ZOOM

Programmer raisonnablement

Maintenant que vous avez programmé un bébé, vos relations sexuelles vont légèrement changer : votre plaisir sera renforcé par l'idée de faire un enfant. Certains couples choisissent alors une date particulière.
En France, on a constaté, par exemple, un accroissement de 8 % environ des naissances programmées en l'honneur de l'an 2000, certains futurs parents calculant pour que la naissance intervienne le plus près possible du 1er janvier.
D'autres, férus d'astrologie et de numérologie, veulent procréer à des moments précis de l'année.
Enfin, il n'est pas rare que des couples choisissent le lieu de leur rencontre, tout simplement pour inscrire ce souvenir dans leur histoire familiale.
Attention ! vouloir cumuler un lieu extraordinaire et une date très précise établit une grossesse sur des données aléatoires.
Ceux et celles qui resteront spontanés et feront l'amour lorsqu'ils en ont envie ont une forte probabilité de réussite (21 % environ).

Quand l'inconscient s'en mêle

- Pour les futurs parents, les 9 mois de grossesse vont être aussi l'occasion de plonger, consciemment ou non, dans leur passé respectif.
- Pour se construire un rôle de père ou de mère, il faut des modèles. Ceux de ses propres parents sont bien sûr les tout premiers.
- C'est alors parfois l'occasion de raviver d'anciennes rancunes, de vieilles jalousies.
- On constate souvent que les frustrations ou les carences affectives ressenties dans l'enfance choisissent ce moment pour resurgir.

Une sexualité différente

Au fur et à mesure que la grossesse évolue, la plupart des couples sont amenés à modifier leurs habitudes amoureuses. Le ventre proéminent de la femme, les seins parfois douloureusement sensibles rendent la position dite du « missionnaire » peu confortable, sauf si l'homme porte le poids de son corps sur ses avant-bras.

Beaucoup de couples adoptent la position allongée sur le côté, la femme appuyant son dos sur l'homme. Certaines femmes préfèrent la position à genoux.

Vers le 7e mois de grossesse, la future maman peut souffrir de brûlures d'estomac dès qu'elle se couche sur le dos, elle choisira alors une position assise ou semi-assise, sa tête et ses épaules étant soutenues par des coussins.

Au fil des mois, elle peut éprouver une certaine difficulté à accepter sa nouvelle image corporelle. Elle se sent laide et se voit beaucoup plus grosse qu'elle ne l'est en réalité. Elle imagine alors que son partenaire ne lui trouve plus aucune séduction. Elle ne se sent plus capable d'éprouver du plaisir et d'en donner.

Le regard de l'autre

Bien sûr, le regard que porte l'homme sur le corps transformé de sa femme entraîne des modifications dans le comportement sexuel du couple. Pour les uns, rien n'est plus beau que le corps féminin

magnifié par la maternité ; pour d'autres, c'est le contraire. Ils ne supportent pas de voir le corps de leur épouse s'arrondir, se déformer... leur désir en souffre.
Enfin, pour certains couples, la crainte infondée de rompre la poche des eaux ou de déclencher un accouchement prématuré provoque une véritable inhibition.

➘ La modification de votre organisme, au cours des 9 mois de grossesse, va entraîner une adaptation de vos rapports sexuels. Elle ne sera nécessaire qu'à partir du 6e mois. Mais, quelle que soit la façon de faire l'amour, votre enfant ne craint rien car il est parfaitement protégé par le liquide amniotique.

Question de fréquence

- Dans certains pays, la sexualité est taboue et entrave le bon développement de l'enfant ; dans d'autres, telle une plante, le bébé pour bien pousser doit être souvent arrosé du sperme paternel.
- Dans les régions du globe ayant perdu leurs traditions ancestrales, les sexologues nous révèlent que seulement 10 % des couples conservent alors une sexualité normale ; 50 % des couples cessent progressivement leurs relations et 40 % ont des rapports beaucoup plus épisodiques.
- Selon les habitudes des uns et des autres, ces modifications dans le comportement sexuel du couple annoncent des bouleversements dans les relations du couple après la naissance de l'enfant.

Bannir l'automédication

La programmation d'une grossesse exige que vous preniez quelques précautions dans la manière de vous soigner. En effet, certains médicaments et certaines vaccinations sont alors contre-indiqués. Pensez à parler de votre projet à votre médecin avant toute prescription.

Une pratique dangereuse

Si vous êtes traitée de manière médicamenteuse pour l'acné, il faut impérativement parler de votre projet d'enfant au médecin qui vous suit.

Mais le plus grand danger est celui de l'automédication : 70 % des médicaments achetés, dont la répartition se situe entre quatre et onze spécialités, sont absorbés sans avis médical au cours de la grossesse, et 50 % des futures mamans consomment un médicament ou plus dans les premiers mois de grossesse.

Il faut savoir qu'un médicament qui est efficace sur la mère peut être redoutable pour l'enfant, voire même dangereux pour tous les deux. Comment expliquer un tel processus ? L'effet d'un médicament sur votre organisme est lié aux protéines plasmatiques et tissulaires. Or, en raison des modifications physiologiques qui se créent en vous, leur taux change, provoquant ainsi une action différente.

La grossesse aurait tendance à augmenter l'efficacité de certains produits. En revanche, en fin de grossesse, le pouvoir curatif d'un médicament peut être atténué sous l'effet de l'augmentation du débit sanguin rénal (de 50 % plus important) qui favorise son élimination.

Le rôle du placenta

En ce qui concerne l'enfant, le mécanisme d'absorption du médicament est lié au rôle du placenta. Si le médicament (pris à bon escient) n'est pas réellement dangereux pour la mère, il peut l'être dans

certains cas pour le fœtus. En effet, le placenta laisse passer la plupart des molécules médicamenteuses.
C'est d'autant plus vrai en fin de grossesse lorsqu'il devient un peu plus mince. Le produit toxique se trouvant dans le sang fœtal atteint très rapidement le système nerveux central en raison du système circulatoire très particulier de l'embryon.
De plus, ce dernier n'a pas encore le pouvoir d'éliminer les toxiques : les enzymes qui chez l'adulte dégradent, métabolisent et éliminent le médicament, ne sont pas encore assez nombreuses ni assez efficaces pour assurer cette fonction.

Indications

- « Contre-indiqué formellement » signifie que l'effet tératogène du médicament a été démontré.
- « Contre-indiqué » signifie qu'il s'agit d'une spécialité ancienne dont la non-toxicité est simplement supposée.
- « Déconseillé chez la femme enceinte » indique que le produit est trop récent pour que l'on soit sûr de sa non-innocuité.

Les médicaments à craindre

• Les antibiotiques : particulièrement les tétracyclines, qui provoquent chez le bébé une coloration anormale des dents.

• Certains anxiolytiques, tranquillisants, antidépresseurs et neuroleptiques.

• Les vaccins (parmi les vaccins obligatoires) : sont totalement contre-indiqués les vaccins contre la variole, la rubéole, la coqueluche et la poliomyélite, ainsi que les injections antidiphtérique et antirabique.

• Parmi les médicaments les plus connus pour leurs méfaits, il faut citer la Thalidomide®, qui a provoqué des malformations des membres, le Distilbène®, responsable d'anomalies génitales chez les petites filles, et le Soriatane®, responsable de malformations fœtales. Il faut aussi faire particulièrement attention au bromure de calcium du Calcibronat® et du Neurocalcium®.

• L'aspirine, aux doses habituelles, au cours des 2e et 3e trimestres : on connaît son effet sur la coagulation sanguine. Elle peut atteindre le fœtus, entraînant des anomalies de coagulation chez l'enfant. Elle peut encore provoquer chez la mère une hémorragie au moment de l'accouchement. En revanche, elle peut être parfois recommandée à de très faibles doses pour prévenir certaines complications in utero.

ZOOM

Se soigner autrement

• L'homéopathie est une médecine individuelle. Le médecin homéopathe, après consultation, prescrit les granules adaptés aux besoins de chacune de ses patientes. Si vous consultez un médecin homéopathe, il vous demandera tout d'abord de décrire très précisément vos symptômes et les rapprochera de ceux provoqués par certaines substances minérales, végétales ou animales. Cette substance diluée à dose infinitésimale sera la base de votre traitement.
• L'acupuncture : son principe de fonctionnement est la circulation de l'énergie dans le corps, souvent mise à l'épreuve au cours de la grossesse. L'acupuncture vise à soigner notamment les troubles fonctionnels tels que les nausées, les vomissements, les insomnies, l'anxiété, la nervosité, la constipation et les hémorroïdes. Elle traite aussi très bien des douleurs comme les céphalées.
• La phytothérapie est de la responsabilité d'un médecin spécialiste (les plantes peuvent avoir des principes actifs aussi violents que ceux des produits chimiques). Elle traite les troubles fonctionnels et s'utilise en tisanes, en huiles essentielles sous forme d'hydrolats ou de gélules.
• L'ostéopathie : diverses manipulations soignent l'origine du trouble. Elles sont parfaites pour les problèmes articulaires, circulatoires et pour les vertèbres, mais semblent donner aussi de bons résultats sur les troubles digestifs.

La fragilité de l'embryon

On estime que 4 à 5 % des malformations constatées à la naissance ou dans les deux premières années de croissance de l'enfant sont dues à l'absorption de médicaments ou de toxiques. La toxicité des médicaments est liée à la durée du traitement et à sa périodicité au cours de la grossesse.

Avant l'implantation de l'œuf dans la paroi utérine, il semble que les risques de malformation soient faibles. L'œuf est alors éliminé au cours d'une fausse couche. En revanche, toute différente est la période embryonnaire des trois premiers mois, car c'est à ce moment-là que se forment de nombreux organes. Leur développement risque d'être perturbé. Bien que réel, le risque est variable, il dépend de l'étape précise du développement fœtal au moment de la prescription, et de facteurs génétiques qui modifient la sensibilité de l'embryon.
Sachez enfin que certains médicaments peuvent aider à préparer la grossesse ; c'est le cas par exemple de l'aspirine, qui, prescrite à petites doses, prévient les fausses couches.

L'homéopathie

- L'homéopathie est une médecine de terrain qui a pour objectif de renforcer les défenses naturelles de l'organisme.
- Jamais toxique, ni pour la mère ni pour le futur bébé, elle n'a aucun effet secondaire et ne provoque pas d'accoutumance.
- Homéopathie et allopathie peuvent aussi faire bon ménage à condition de ne pas confondre leur terrain d'action et leurs vertus.

Les dangers du tabac

Que vous soyez une « petite » ou une « grosse » fumeuse, vous n'avez pas vraiment le choix, vous allez devoir vous arrêter de fumer. Et si possible totalement. La nocivité du tabac sur le développement du futur bébé n'est plus à démontrer et l'on découvre depuis peu son effet sur la fertilité des couples. En effet, on a constaté que les femmes qui fument ont plus souvent que les autres des règles irrégulières et des saignements anormaux : le tabac modifie l'équilibre hormonal de la femme.

Vous êtes sans doute à un moment de votre vie où l'effort que va demander ce sevrage est plus facile à faire puisque vous souhaitez concevoir rapidement un enfant et lui donner toutes les chances d'être le plus beau des bébés.

Des effets néfastes

Redoutable, tel est le qualificatif à appliquer à l'effet du tabac pendant la grossesse, telle pourrait être la conclusion de l'étude faite par le professeur Delacroix à Lille. Les substances contenues dans le tabac et agissant sur la mère perturbent la vie in utero de l'enfant. D'après lui, le tabac serait responsable d'environ un tiers des retards de poids et de taille et serait associé parfois à un retard du développement psychomoteur.

Sachez que pour la médecine toute personne qui fume plus de 10 cigarettes par jour est considérée comme « tabagique ».

Le tabac pourrait encore entraîner des accidents au cours de la grossesse, tels que des hémorragies et des décollements placentaires, mais les avis des médecins sont partagés. Quel est le facteur responsable ? Le tabac, le degré d'intoxication de la mère, ou sa physiologie ?

Ainsi, une enquête menée sur 6 989 femmes par le professeur D. Schwartz de l'Institut national de la santé et de la recherche médicale (Inserm) a démontré l'incidence du tabac dans les naissances à terme d'enfants hypotrophiques (pesant moins de 2 500 g) : 8 % d'enfants de petit poids pour les non-fumeuses, 11 % pour des fumeuses qui n'inhalent pas la fumée et 16 % pour des fumeuses inhalant la fumée. Cette même enquête a révélé une plus grande mortalité in utero chez celles qui fumaient en inhalant la fumée (3,3 %) que chez les non-fumeuses (0,9 %) ou fumeuses n'inhalant pas la fumée (1,3 %). Une autre étude, menée à Nancy sur 5 000 grossesses, a montré que le taux de prématurité passait de 5,1 % chez les non-fumeuses à 13,2 % lorsque les mères fumaient 20 cigarettes par jour.

ZOOM

Des conséquences parfois graves sur le fœtus

On a pu constater que la nicotine, après avoir traversé la barrière placentaire, atteint la circulation sanguine du fœtus et se dirige plus particulièrement vers le cerveau, les glandes surrénales, le cœur et l'estomac.

Des analyses du liquide amniotique et du placenta montrent des taux plus élevés de nicotine que dans le sang maternel. Il en est de même pour l'oxyde de carbone. Les taux de carboxyhémoglobine sont de 10 à 15 % supérieurs chez le fœtus que chez la mère.

Une étude anglaise menée sur 14 200 femmes enceintes, dont 21 % étaient fumeuses, montre les effets néfastes du tabagisme sur le déroulement même de la grossesse.

Elle observe que, surtout au cours du 2e trimestre, le risque d'infection urinaire est double chez les fumeuses par rapport aux non-fumeuses et que les saignements et les candidoses sont également plus fréquents.

Mais surtout, l'étude conforte l'hypothèse selon laquelle les enfants nés de mères fumeuses peuvent subir des altérations des taux d'hormones sexuelles retentissant sur leur propre descendance (même en l'absence de tabagisme dans la deuxième génération).

Nicotine et oxyde de carbone

La nicotine, qui est l'alcaloïde essentiel du tabac, est une substance qui agit avec force sur l'organisme. Elle a la propriété de contracter les vaisseaux sanguins, d'augmenter momentanément la pression artérielle et d'accélérer la fréquence cardiaque. L'oxyde de carbone, ensuite, diminue l'oxygénation du sang, abaissant les performances physiques et augmentant les risques de durcissement de la paroi des artères (artériosclérose).

Chez une grande fumeuse, les artères du placenta (qui amènent l'oxygène et les aliments au fœtus) sont plus ou moins bouchées, scléreuses, et dans tous les cas on a constaté une diminution de leur diamètre, ce qui empêche les artères de remplir correctement leur fonction. Il arrive donc moins d'aliments constructeurs au fœtus.

Le tabagisme passif

Alors qu'elles sont protégées du tabagisme passif sur leur lieu de travail et dans les espaces publics par la loi, certaines futures mamans subissent les inconvénients du tabac à domicile : il suffit qu'elles partagent leur vie avec un fumeur. Elles absorbent alors les mêmes substances nocives que leur conjoint et, pire, à des doses supérieures.

- La fumée expirée peut contenir jusqu'à 3 fois plus de goudron, 5 fois plus de monoxyde de carbone, et jusqu'à 6 fois plus de nicotine que la fumée inhalée.
- Bien des futurs papas fumeurs ignorent les dangers auxquels ils exposent leur compagne et leur futur bébé. Lorsqu'ils projettent de fonder une famille, ils devraient eux aussi faire l'effort de s'arrêter de fumer.

ZOOM

Bannir toute intoxication

Les futures mamans doivent savoir que fumer met le fœtus en danger. La nicotine a notamment des effets sur la croissance du fœtus et encrasse le placenta. Mais attention, si l'arrêt spontané de la cigarette vous rend nerveuse, boulimique, insomniaque ou tout simplement impossible à vivre, il est préférable que vous consultiez un tabacologue. Celui-ci vous prescrira un traitement substitutif sous contrôle médical.
Sachez qu'il existe des consultations antitabagiques dans de nombreuses maternités.
De la même manière, toutes les drogue doivent être arrêtées, même celles qui ont la réputation d'être douces. Surtout, des substances telles que le crack ou le LSD doivent être bannies, car elles sont à l'origine de fausses couches ou de malformations fœtales.
Dans l'ensemble, toutes ces « intoxications » peuvent avoir des conséquences sur la croissance de l'enfant qui naît prématurément et de petite taille.
Il est possible de mesurer simplement au cours d'une consultation la présence, dans le liquide amniotique, d'oxyde de carbone néfaste pour le bébé.

À SAVOIR

Il existe une quantité de moyens pour vous aider à arrêter de fumer, que vous pouvez choisir selon vos projets.

Vous n'envisagez pas d'être enceinte dans les 3 mois qui suivent

Si vous décidez de vous aider de produits à base de nicotine, commencez 3 mois avant la conception de votre bébé. Patch, gommes à mâcher, comprimés à sucer sont aujourd'hui vendus librement en pharmacie. Ces produits ont pour fonction de pallier l'état de manque ressenti par votre organisme. En revanche, il vous faudra changer seule vos habitudes gestuelles et sociales.

Certains hôpitaux organisent des groupes de paroles, permettant aux fumeurs de démonter les mécanismes de la dépendance physique et psychique.

Vous souhaitez être enceinte le plus vite possible

• Les produits de substitution. Dès que vous êtes enceinte, consultez un tabacologue qui vous prescrira un produit de substitution adapté. Il en existe qui sont recommandés aux futures mamans. Ils exposent l'organisme à moins de nicotine. Ce sont des produits qui se respirent la nuit ou des pastilles à sucer, allégées en nicotine.

• **L'homéopathie.** Le traitement adapté à votre situation de fumeur et à votre « terrain » devra être prescrit par un médecin homéopathe. Il est efficace en 3 mois.

• **L'acupuncture et l'auriculothérapie.** Le médecin pose quelques aiguilles en des points précis. Il faut compter 2 à 5 séances, espacées d'une semaine.

• **La mésothérapie.** Le traitement consiste en de micro-injections d'un mélange de médicaments aux points d'acupuncture.

Les produits chimiques : une toxicité sournoise

> **L'étiquetage des produits doit préciser leur nocivité pour les futures mamans.**

Au cours de votre grossesse, il vous faudra aussi faire attention à certains produits chimiques. Ainsi, depuis 15 ans, toutes les recherches faites sur les éthers de glycol confirment leur toxicité. Ces solvants, très utilisés dans les produits d'entretien, ont des effets nocifs sur les systèmes à division cellulaire rapide tels que le sperme, le sang et l'embryon. Ils seraient donc à l'origine de certaines malformations fœtales et de certaines stérilités masculines.

Sont particulièrement dangereux les éthers type éthylène et les propylène. Ces solvants devraient être rapidement supprimés des produits qui en contiennent.

➘ En attendant, il vous est conseillé, si vous désirez un enfant, de lire attentivement les étiquettes des peintures, vernis, colles, vitrificateurs et de nombreux nettoyants comme certains produits pour laver les vitres ou les décapants pour four, ainsi que les détachants et les produits pour lave-vaisselle.

Dans votre activité professionnelle

Si votre métier vous oblige à la manipulation de produits chimiques, il est important que vous en parliez dans le détail avec votre médecin. Il en est ainsi pour toutes les femmes qui manipulent les révélateurs photo, les nettoyants utilisés en imprimerie et en sérigraphie, ou qui travaillent dans des usines de semi-conducteurs.

Heureusement, depuis quelques années, des règles limitent l'utilisation des produits dangereux au strict nécessaire dans l'industrie et avec un maximum de précautions. Les femmes enceintes, celles qui ont l'intention de l'être rapidement et celles qui allaitent doivent être impérativement soustraites à leur exposition et un changement de poste doit leur être proposé.

Surveillez votre environnement

Une étude de l'Inserm, menée auprès d'un certain nombre de personnes exposées professionnellement, a mis en évidence une diminution du nombre de leurs globules blancs.

On a pu ainsi constater un accroissement des anémies et des infertilités masculines.

Les femmes souffriraient, quant à elles, d'anomalies de la durée et de la régularité de leurs cycles menstruels, et seraient exposées à un plus grand risque d'avortement spontané. Les malformations fœtales n'ont pas pu être mises en évidence en raison du trop petit nombre de personnes concernées.

ZOOM

L'eau du robinet

Normalement, l'eau fournie par les villes est soumise à des règles strictes, elle n'est livrée aux consommateurs qu'après avoir subi toute une série de transformations. Seuls des « accidents » peuvent la polluer.

Les principales pollutions sont dues aux engrais chimiques utilisés en grande quantité, aux déchets industriels non stockés selon les règles, aux nitrates, conséquence de l'élevage intensif. Régulièrement, à la ville comme à la campagne, les autorités donnent l'alerte à la pollution et, dans certaines régions, les services sanitaires recommandent aux habitants de ne pas boire l'eau du robinet.

Dans la majorité des cas, ce sont les nitrates qui sont mis en cause. Si les nitrates en eux-mêmes ne sont pas particulièrement dangereux pour votre santé, les nitrites, eux, le sont. Ils agissent sur les globules rouges des organismes fragiles.

La teneur en nitrates ne doit pas dépasser 25 mg/l pour une femme enceinte alors que la réglementation autorise le double.

Pour l'épidémiologiste Lucien Privet, trop de malformations embryonnaires n'ont pas de cause déclarée — 1 sur 2 — et doivent sans doute s'expliquer par des conditions environnementales liées à l'activité professionnelle des mères. Il estime encore que la législation qui permet aux futures mamans de changer de poste en cas de danger « professionnel » est totalement insuffisante puisque la plupart des malformations fœtales se produisent dans la période embryonnaire, soit dans les tout premiers mois de la grossesse alors que la femme sait à peine qu'elle est enceinte et qu'elle n'est pas tenue à ce moment-là d'en avertir son employeur. Pour lui, il faut interdire tous les produits contenant des éthers de glycol. D'autres produits moins dangereux peuvent les remplacer.

Buvez plutôt de l'eau minérale

- Par mesure de précaution, mieux vaut sans doute que vous preniez dès maintenant l'habitude de boire de l'eau minérale, surtout si vous vivez dans une maison ou un immeuble ancien dont les canalisations d'eau sont en plomb.
- Elles peuvent donner à l'eau une teneur en plomb nocive pour l'organisme.

ZOOM

La dioxine

Ce produit chimique n'existe pas à l'état naturel, il est le résultat de certaines réactions chimiques ou de la combustion de certains produits. Les dioxines peuvent s'échapper accidentellement dans l'atmosphère comme lors de la catastrophe de Seveso en Italie il y a quelques années.

Elles peuvent encore contaminer le lait des vaches mises en pâture à proximité d'usines sidérurgiques, métallurgiques ou d'incinérateurs de déchets ménagers.

Heureusement, depuis plus de 15 ans, les taux de dioxine dans l'atmosphère sont contrôlés en France, ce qui conduit à fermer ou à transformer les sites les plus polluants. Les intoxications à la dioxine sont maintenant le résultat d'accidents ou de manœuvres frauduleuses.

Les dioxines ingérées ou inhalées par une future maman peuvent être à l'origine d'anomalies génétiques chez le futur bébé.

À SAVOIR

- L'eau du robinet ne doit pas être stockée plus de 24 heures au réfrigérateur, ni plus de 3 ou 4 heures sur la table.
- Une bouteille d'eau minérale ouverte ne se conserve pas plus de 3 jours au réfrigérateur et, si l'on a bu à la bouteille, pas plus de 24 heures.
- Pour éviter le développement de salmonelles, colibacilles, staphylocoques et autres bactéries dans votre réfrigérateur, nettoyez-le régulièrement. Deux fois par mois, il doit être lavé et désinfecté à l'eau de Javel, puis rincé abondamment.
- La conservation des aliments a ses règles. Dans la partie la plus froide, vous placerez les viandes crues – elles se gardent 3 jours environ –, les viandes hachées – pas plus de 12 heures –, les viandes cuites et les poissons – 2 à 3 jours –, et les conserves ouvertes dans le même délai. Vous rangerez dans la partie intermédiaire les légumes et les fruits cuits, les pâtisseries pour un séjour de 2 jours au maximum. Enfin, les fruits et les fromages se gardent plus ou moins longtemps selon les produits dans la partie inférieure.

Les nitrites sont le résultat de la transformation des nitrates par les bactéries, qui sont redoutables.

- Une soupe de légumes, notamment la soupe de carottes, et le lait en poudre reconstitué ne doivent pas être laissés à température ambiante au risque de transformer rapidement les nitrates de l'eau en nitrites pathogènes. La transformation de nitrates en nitrites s'effectue par exemple dans une préparation culinaire qui reste à température ambiante, ou après ingestion d'eau sous l'effet des bactéries naturelles de l'intestin.

Des parents de sang différent

> **Aujourd'hui, toutes les techniques préventives sont bien maîtrisées, il suffit d'avertir les équipes médicales de votre particularité.**

Si vous et votre conjoint n'êtes pas du même groupe sanguin, et surtout du même Rhésus, vous devrez en avertir votre médecin. En effet, le futur bébé peut hériter d'un facteur Rhésus contraire à celui négatif de sa mère. Dans ce cas, il est alors impératif que le sang de la mère ne se mêle jamais au sang fœtal. Cela ne se produit pas obligatoirement mais le risque est grand car il suffit malheureusement d'un passage de 0,1 ml de sang fœtal Rhésus positif vers le sang maternel de Rhésus négatif pour que la mère se mette à fabriquer des anticorps et s'immunise. En voici le fonctionnement.

Un message identifié comme étranger

Quelques gouttes du sang du fœtus de Rhésus positif passent par la barrière placentaire et atteignent l'organisme de la mère de Rhésus négatif. Celui-ci réagit « normalement ». Il analyse le message comme inconnu et étranger et développe des anticorps comme il le fait pour combattre, par exemple, les microbes ou tout autre intrus. Ces anticorps repassent la barrière placentaire et vont attaquer, chez l'enfant, les globules rouges porteurs de Rhésus positif et provoquer leur destruction.

Le fœtus souffre alors d'anémie plus ou moins grave selon l'immunisation de la mère. Cette immunisation deviendra redoutable si, lors d'une seconde grossesse, l'enfant à naître est lui aussi de Rhésus positif. En effet, les anticorps « anti-Rhésus » restent présents pour toujours dans le sang maternel. Ils seront de plus en plus actifs au fil des grossesses. La gravité du phénomène apparaît donc à partir de la deuxième grossesse.

ZOOM

L'incompatibilité des groupes sanguins

Lorsque la mère est de groupe sanguin O, elle possède naturellement des anticorps anti-A et anti-B. Ceux-ci peuvent passer la barrière placentaire et provoquer une anémie et un ictère chez un bébé de groupe A ou B.
Ces incompatibilités ne gênent pas le bon développement du fœtus et le déroulement normal de la grossesse. En revanche, l'enfant devra être mis sous surveillance dès sa naissance.
La détermination du groupe sanguin ainsi que celles du groupe Rhésus complet et du groupe Kell, si elles n'ont pas été faites auparavant, sont obligatoires. Les futures mamans de facteur Rhésus négatif doivent se soumettre tous les mois et jusqu'à l'accouchement à des examens sanguins.
Pour 85 % des futures mamans de Rhésus positif, la recherche d'agglutinines irrégulières aux 2e et 3e examens prénatals est aussi obligatoire.

Des gammaglobulines anti D

- Une femme de Rhésus négatif doit être particulièrement surveillée tous les mois, à partir du 6e mois de grossesse.
- Ainsi, si au cours de la grossesse survient un saignement même minime, un traumatisme abdominal, ou si une amniocentèse est pratiquée, il est indispensable de lui injecter des gammaglobulines anti-D. Certains médecins préconisent même une vaccination systématique en fin de grossesse.
- On procédera de même en cas de fausse couche ou d'IVG.

Les manifestations postnatales

Lors de la naissance d'un enfant de Rhésus incompatible avec celui de sa mère, on constate l'apparition d'un ictère dû à un pigment, la bilirubine, lui-même formé à partir des globules rouges détruits.
Si le taux de bilirubine est élevé, il peut être à l'origine de graves séquelles cérébrales. Il est donc indispensable qu'une future maman de Rhésus négatif soit étroitement surveillée dès le début de sa grossesse. Chaque mois, on vérifie que son sang ne contient pas d'anticorps maternels, les agglutinines irrégulières. La montée de leur taux

signifie que l'organisme de la mère réagit à une agression, concrètement au fœtus. Si tel est le cas, on peut être amené à rechercher la trace de bilirubine dans le liquide amniotique.

Suivant les risques encourus par le fœtus, la date prévue de l'accouchement, la tolérance du fœtus, le médecin décide d'une naissance prématurée ou d'une transfusion in utero de sang O de Rhésus négatif en petite quantité.

À la naissance, l'enfant peut subir une ou plusieurs exsanguino-transfusions avec du sang de Rhésus négatif. Il existe heureusement un traitement préventif pour les futures mamans non immunisées. Il consiste à injecter à la mère des gammaglobulines anti-D dans les 72 heures qui suivent l'accouchement. C'est ce qu'on appelle la vaccination anti-Rhésus +.

Le dépistage du sida

- Il n'est pas obligatoire dans les tests prénatals et prénuptiaux. Il est simplement proposé, mais 99 % des futures mamans l'acceptent.
- C'est pour plus de la moitié des femmes séropositives la première information sur leur maladie.
- Plus de 50 % d'entre elles décident alors de ne pas poursuivre leur grossesse. Car la mère peut transmettre le virus à son bébé par l'intermédiaire des échanges fœto-maternels.
- Heureusement, la contamination ne se produit pas obligatoirement et certaines précautions au moment de l'accouchement sont indispensables.
- Un traitement à base d'AZT dès le début du deuxième trimestre de la grossesse évite la transmission du virus lors de l'accouchement et dans les 6 premières semaines de vie de l'enfant.
- Ce protocole a fait chuter le taux d'enfants contaminés par leur mère de moitié.

ZOOM

Grossesse et sida : à quel moment de la grossesse y a-t-il contamination ?

Vouloir un enfant alors que l'on se sait porteuse du virus du sida est une lourde responsabilité. En effet, la mère peut transmettre ce virus à son bébé par l'intermédiaire des échanges fœto-maternels.

Quand, comment et pourquoi le virus passe-t-il de la mère à l'enfant ? Cela reste encore assez mystérieux. En effet, tous les enfants de mères contaminées ne développent pas la maladie, bien au contraire.

Aujourd'hui, grâce aux multithérapies et à des soins pratiqués au moment de l'accouchement, moins de 3 % des enfants de mères séropositives sont touchés.

Certaines cultures cellulaires faites à partir de prélèvements sur des fœtus de 12 à 15 semaines montrent déjà la présence de l'ADN viral. Mais d'autres recherches tendent à conclure que la contamination se fait le plus souvent de manière tardive, dans les derniers mois de la grossesse, voire peut-être uniquement au moment de l'accouchement.

Ce qui conduit à proposer aux futures mamans séropositives d'accoucher volontairement avant terme et plutôt par césarienne.

Le risque de contamination est essentiellement, semble-t-il, lié au stade de la maladie de la mère et au taux de réplication du virus (60 % de risque de transmission pour les mères très atteintes, 25 % pour d'autres moins atteintes).

Le risque est encore fonction du virus lui-même. Contrairement au VIH1, le VIH2 ne serait pratiquement jamais transmis.

Évitez les régimes

De plus en plus, l'alimentation joue un rôle important dans la fertilité féminine. Des difficultés peuvent en effet survenir, liées au poids et à la répartition corporelle des masses graisseuses. En fait, les médecins constatent que les femmes concernées ont souvent l'obsession des régimes. Elles ont des conduites alimentaires sélectives, abusives ou restrictives. Si les femmes constitutionnellement maigres ont des cycles réguliers, c'est parce qu'elles mangent régulièrement. En revanche, il existe des femmes de poids normal avec des cycles perturbés en raison d'un régime, même si ce régime ne les fait pas descendre en dessous de leur poids idéal.

Mangez suffisamment

Il semble bien que la fertilité ne soit pas liée au poids, mais à l'influence des apports alimentaires, notamment s'ils sont insuffisants. Même si l'organisme s'adapte aux régimes, même s'il réduit ses propres dépenses de fonctionnement et même si le corps maigrit peu, le déséquilibre de la balance énergétique peut occasionner des troubles de l'ovulation et de la fertilité.

Pour mettre de votre côté toutes les chances d'avoir un enfant, conservez ou rétablissez un équilibre alimentaire et pondéral.

Pour permettre à la fonction de reproduction d'être bien assurée, il faut qu'il y ait accord entre les apports alimentaires et les réserves de l'organisme d'une part, et de l'autre les dépenses énergétiques.
Le plus important est de ne pas créer de situation déficitaire sur le plan énergétique. Ainsi, une femme déjà maigre, qui s'oblige à un régime prolongé, prend le risque de perturber ses cycles.

Chez une femme de poids normal, des restrictions sévères et un amaigrissement rapide vont conjuguer leurs effets et, là encore, malmener la fonction ovarienne.

Mais il peut suffire parfois d'une restriction calorique modérée. Ainsi, chez une femme hyperactive, un régime moyennement restrictif pourra très bien entraîner un déficit énergétique, cause d'infertilité.

Il semble donc indispensable d'agir, dans tous les cas, sur les comportements alimentaires avant même d'envisager un traitement médical plus sophistiqué.

Des régimes aux effets différents

On a remarqué qu'il existait certaines différences entre les régimes. Pour une même perte de poids, par exemple, les régimes végétariens perturbent davantage le cycle que les régimes non végétariens. Toutefois, de nombreuses expérimentations montrent que plus que le manque de tel ou tel nutriment (hormis sans doute les graisses), c'est l'apport calorique total qui perturbe la fertilité.

Plus une femme est forte au début de sa grossesse, plus ses grossesses sont nombreuses, et plus elle risque de prendre du poids et de le garder.

Chez les femmes obèses, dont les cycles sont irréguliers ou absents, la perte de poids peut influencer favorablement la fertilité en restaurant la régularité des cycles. On sait aujourd'hui que dans l'obésité la répartition de la graisse joue un rôle important.

Une répartition « gynoïde » autour des fesses et des cuisses entraîne moins de risques, tant sur le plan métabolique que sur celui de la fonction reproductrice, qu'une répartition « androïde » intéressant l'abdomen et le haut du corps.

Régime et fonction ovarienne

- La fonction ovarienne est très sensible à une réduction, même modérée, des apports caloriques, et notamment des apports en graisses.
- En cas d'anomalies de l'ovulation et/ou de la fertilité, le médecin doit s'inquiéter de conduites alimentaires sélectives, abusives ou compulsives.

Préparez votre organisme

Votre organisme de future maman va devoir assurer le développement de votre futur enfant, mais si possible pas à votre détriment. Ainsi, il est préférable que votre enfant ne puise pas le calcium dont il a besoin pour l'élaboration de son squelette sur vos réserves.

Votre régime « préparatoire » consistera à manger « un peu de tout » en veillant tout particulièrement aux apports en fer, en folates, en calcium et en vitamine D.

Outre une alimentation équilibrée, vous pouvez changer vos habitudes en ajoutant à votre petit déjeuner, et à vos deux repas, une collation en milieu d'après-midi.

➘ Ce goûter composé d'un produit laitier, d'un fruit, de quelques biscuits secs, le tout accompagné d'une boisson, vous permettra de faire face à vos futurs besoins accrus en calcium, en vitamines et en énergie.

ZOOM

Pour votre futur enfant aussi

De plus en plus d'études scientifiques montrent l'importance d'une bonne santé nutritionnelle de la future mère avant la conception de son enfant et dans les toutes premières semaines de sa grossesse.

On sait en particulier aujourd'hui que le taux maternel en folates a un impact majeur sur le développement précoce de l'embryon, au cours des quatre premières semaines de gestation.

À cette période de leur grossesse, beaucoup de femmes ignorent encore qu'elles sont enceintes. Il faut donc qu'elles se préoccupent auparavant de leur alimentation, qui doit être variée, équilibrée et suffisamment riche en folates (que l'on trouve dans les légumes verts, les salades, les céréales complètes, les lentilles, les œufs, les fromages type camembert ou bleu).

À SAVOIR

Le poids d'une grossesse

Différentes études permettent de mesurer l'impact d'une grossesse sur le poids. On estime qu'un peu plus de 40 % des femmes affichent une différence de 9 kg entre le début de leur grossesse et 6 mois après ; 50 % des femmes ne notent pas plus de 4 kg de surplus pondéral ; 8 % ont en revanche une perte de poids de 8 kg en moyenne après leur grossesse, amaigrissement relativement durable. Ces chiffres sont identiques qu'il s'agisse d'une première maternité ou de plusieurs.

Il semble indispensable d'engager une grossesse lorsque l'on est à son bon poids, voire légèrement en dessous.

Traiter les troubles du comportement alimentaire

On estime qu'une jeune fille sur 200 est anorexique à l'âge du collège ou du lycée, et que 4 % de la population scolaire féminine est boulimique.

Ces troubles du comportement alimentaire perdurent bien souvent à l'âge adulte et viennent toujours amplifier par la suite des problèmes de conception.

Le traitement de l'anorexie consiste à réapprendre un certain plaisir à manger, associé à un soutien psychologique qui amène la jeune femme à modifier l'image qu'elle a de son corps. Ce traitement mêle méthode de relaxation, régime sympathique et gourmand ainsi qu'une diminution maximale des contraintes de la vie quotidienne. Si cela ne suffit pas, l'utilisation de stimulants de l'ovulation est pour la très grande majorité des cas garante d'un retour à la normale.

Le cas exemplaire des sportives

Les sportives de compétition, soumises à un régime alimentaire sélectif, avec notamment une réduction des corps gras, souffrent très fréquemment d'anomalies du cycle. Les changements de l'apport alimentaire modifient l'activité de l'hypothalamus et de l'hypophyse, donc aussi celle des ovaires.

Être parents de plus en plus tard

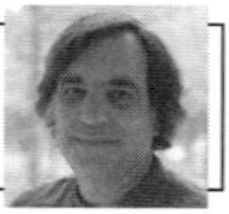

“ Si les couples sont parents de plus en plus tard, les enfants sont « enfants » plus longtemps et les adolescents «adolescents» presque jusqu'à 30 ans ! Les parents d'aujourd'hui sont tellement généreux et compréhensifs qu'il est impossible de les quitter. **Le désir des jeunes gens de rester le plus longtemps possible dans leur famille interdit l'idée d'avoir un enfant**. En effet, pour cela, il faut être autonome. ”

“ L'amour qui unit à ses parents est un amour ancien, l'amour que l'on porte à ses enfants est en devenir. Devenir père ou mère, c'est poser aussi l'hypothèse de sa propre mort. ”

“ Pourquoi deviendraient-ils parents puisqu'ils préfèrent être des enfants prolongés ? La scolarité leur offre d'ailleurs un merveilleux alibi. **Avoir un enfant, c'est rompre définitivement avec ses propres parents**. La parentalité témoigne d'une certaine infidélité vis-à-vis de ses parents. ”

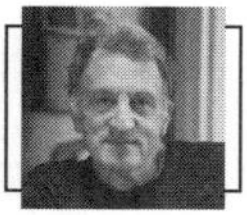

“ Si les jeunes adultes restent psychologiquement le plus longtemps possible des enfants, ils gardent aussi dans le même temps un corps d'adolescent. **Depuis quelques années, les limites du vieillissement sont repoussées.** ”

“ Les femmes de 40 ans gardent la silhouette, la peau, les cheveux d'une jeune femme, il n'y a que leurs ovaires qui ont leur âge. Elles ont donc le sentiment d'être en âge de pouvoir être mères. ”

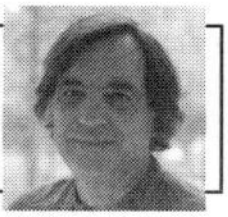

“ **Autrefois, la vie des femmes était rythmée par les cycles biologiques** : elles étaient femmes entre la puberté et la ménopause. **Le phénomène de la femme de 40 ans est en fait très actuel**. Elle programme un enfant à cet âge parce qu'elle sait que c'est biologiquement le dernier moment où elle peut faire l'expérience de la maternité. ”

“ La question qu'une femme se pose aujourd'hui est jusqu'à quel âge est-elle capable d'avoir un enfant ? ”

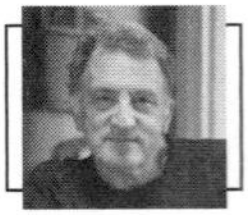

“ Il ne faut pas nier que le désir d'enfant tardif pose un vrai problème physiologique. **Les ovocytes d'une femme de 40 ans n'ont pas la même qualité que ceux d'une femme qui a 10 ans de moins. L'implantation de l'embryon est aussi plus difficile** : il s'implante dans 25 % des cas dans l'utérus d'une femme de 30 ans et dans 3,4 % des cas dans celui d'une femme âgée de 40 ans. **C'est une réalité qu'aucune molécule chimique ne pourra modifier avant longtemps.** ”

“ Le don d'ovocyte offre toutes les chances aux femmes de 45 ans de devenir mères. ”

“ Par contre, il est vrai que **le don d'ovocyte a repoussé les limites du possible** et que cette technique d'assistance à la procréation devient de plus en plus fréquente, chez nous, et encore plus partout dans le monde. ”

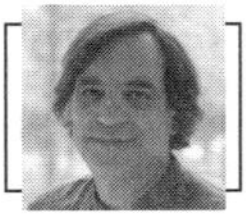

“ Le temps de la fécondité devenant de plus en plus court, **ce sont les familles recomposées qui constituent aujourd'hui les familles nombreuses**. Les femmes protègent ainsi leur corps des multiples maternités, et les hommes deviennent chefs de familles en pratiquant le rapt des enfants d'un autre. **La société actuelle retrouve des fondements antiques avec des modalités totalement nouvelles.** ”

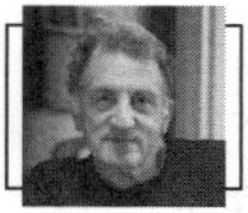

« Autrefois, les femmes qui avaient un enfant après 40 ans étaient déjà mères, souvent de beaucoup d'enfants. Cette ultime grossesse était la suite normale d'une grande fertilité. La situation des femmes d'aujourd'hui est totalement différente. **Certaines femmes de 40 ans n'ont pas eu d'enfant et craignent de ne pas réussir à être mères.** »

« **Elles éprouvent une véritable urgence à concrétiser leur souhait et elles ont raison. En effet, elles auront davantage de difficulté à être enceintes spontanément à 42 ans plutôt qu'à 38 ans.** »

« D'autres femmes de cet âge désirent un second enfant alors qu'elles en ont eu un premier à 30 ans. **Elles n'ont pas vu passer les 10 ans qui séparent cette première maternité du désir de la seconde.** Elles se sont séparées de leurs conjoints, ont mis du temps à retrouver une âme sœur, ou encore elles ont bâti une carrière professionnelle. En fait, **le temps pour fonder une famille de deux enfants s'est considérablement raccourci**. »

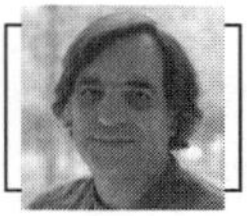

« Dans le souhait de devenir mère de plus en plus tard, on peut voir aussi un désir de parité homme-femme. »

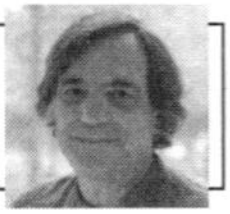

« Au nom de l'égalité des sexes, les femmes revendiquent la capacité à avoir des enfants tard puisque les hommes peuvent procréer très longtemps. »

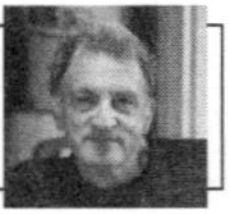

« La médecine est parfaitement capable de répondre au désir tardif des femmes. Nous savons bien soigner une éventuelle hypertension, ce n'est donc pas dramatique que ces futures mamans accouchent par césarienne un peu plus fréquemment que les autres. En fait, **celles-ci comprennent parfaitement les enjeux de leur grossesse, elles sont davantage à l'écoute de conseils, plus conciliantes face aux contraintes.** »

« Il n'y a aucune raison de condamner le désir tardif des femmes, autour de la quarantaine. »

« Je pense qu'une grossesse à la quarantaine, même si elle entraîne quelques petites misères, se passe bien si la future maman est suivie et accompagnée. **À 40 ans, une femme a une maturité intellectuelle solide et la médecine une capacité médicale suffisante** pour qu'elle puisse donner naissance à un beau bébé. Bien sûr, je ne parle pas des femmes âgées de plus de 50 ans. Pour elles, il y a de vrais risques de complications parce que leur corps n'est plus prêt à accueillir un enfant. »

3

Des projets parfois difficiles à réaliser

Toutes les femmes sont impatientes de regarder leur ventre s'arrondir. Puis le temps passe…

Malgré l'amour qui unit leur couple, en dépit de leurs efforts pour concrétiser leur projet d'enfant, certaines femmes ne constatent aucune transformation de leur corps. La déception est grande, parfois profonde et culpabilisante.

Bien des raisons peuvent être à l'origine d'une infertilité. Le couple s'interroge. Est-ce moi ? Est-ce toi ? Est-ce nous deux ?

Seule la médecine peut répondre grâce à toute une série d'examens, parfois simples, parfois compliqués, voire douloureux.

Mais, au bout, il y a toujours l'espoir… même celui d'être un jour enceinte alors que les médecins avaient fini par conseiller de porter toute son énergie vers l'adoption.

La reproduction est encore chargée de bien des mystères…

Accepter une vie sans enfant

L'impossibilité de mettre un enfant au monde pose souvent aux femmes infertiles la question de leur statut féminin, familial et social.

Une femme ressent toujours comme une blessure profonde le fait de ne pas être en mesure de donner à son conjoint une descendance, de ne pas pouvoir concrétiser la réussite de son couple par un enfant, de se dire que ses rêves de petite fille, lorsqu'elle était maman de ses poupées, ne se réaliseront pas.

Bien sûr, les traitements des stérilités, qui ont fait des progrès considérables, les différentes méthodes de procréation médicalement assistée, qui permettent aujourd'hui à un certain nombre de femmes de ne pas perdre tout espoir de maternité, aident à ne plus vivre son infertilité comme un destin irrémédiable.

Pourquoi moi ?

Pourtant, toutes les femmes vivent l'annonce du diagnostic d'infertilité comme une immense injustice : pourquoi moi et pas ma sœur ? ma meilleure amie ? Se sentant lésées, elles se laissent emporter par la jalousie. Les images de femmes enceintes, les bébés souriants des pages de magazines viennent en permanence raviver la blessure.

Une dépression plus ou moins aiguë

La souffrance est souvent telle que la vie quotidienne n'a plus d'intérêt, ni le travail, ni les relations sociales, ni les loisirs et même parfois la sexualité. La femme éprouve une profonde « dé-estime » d'elle-même, elle hait ce corps qui n'est pas capable de satisfaire son désir, son besoin fondamental de s'investir dans un autre et de se prolonger dans le temps.

Une impression de vide l'envahit que la compassion de son entourage ne réussit pas à combler. Cette douleur ne peut être soulagée ni par la famille ni par les amis.

À cette déception s'ajoute souvent la crainte de voir le conjoint qui peut, lui, fonder une famille, s'éloigner et choisir une femme féconde pour satisfaire sa vie affective. Lassitude, pleurs, parfois dépression peuvent s'ensuivre. Des manifestations d'autant plus fréquentes que le diagnostic arrive après de longs mois de rapports sexuels programmés, d'attentes angoissées de la non-apparition des règles et de déceptions sans cesse renouvelées.

Se sentir coupable

L'origine de l'infertilité a une grande incidence sur l'ampleur des réactions. Ce n'est pas la même chose d'être infertile pour un problème physique identifié, qui peut souvent être réparé, que pour une cause inexpliquée ou psychologique.

Ce diagnostic entraîne un énorme sentiment de culpabilité. C'est donc le moi intime et profond qui refuse l'enfant. Les pourquoi se bousculent alors dans la tête, de jour comme de nuit, et deviennent une véritable obsession.

Il semble qu'autrefois le non-désir d'enfant était mieux accepté. Dans toutes les familles ou presque, il y avait un vieux garçon ou une vieille fille dont on respectait le choix.

Même les infertilités d'origine organique apportent leur lot de questions. La plus fréquente est souvent liée à l'âge : pourquoi avoir attendu pour faire cet enfant maintenant alors que, quelques années plus tôt, les chances de procréer étaient bien supérieures ? Bien sûr, tous les incidents et les accidents gynécologiques sont remémorés avec comme angle la faute.

Le roman familial s'emballe

Bon nombre de ces femmes ont l'impression qu'elles restent à l'état d'enfant en n'en ayant pas elles-mêmes. Le lien avec leurs parents peut

leur paraître étouffant. Certains conflits et angoisses infantiles peuvent être ravivés, notamment les conflits œdipiens.
La femme a tendance à réécrire son « roman familial » : des paroles de sa mère, dites il y a bien des années, résonnent alors souvent comme un interdit ou une prémonition. La recherche d'un sens la conduit à élaborer des scénarios où culpabilité et fatalisme tiennent les premiers rôles.
L'aide d'un psychothérapeute peut s'avérer nécessaire. Des questions fondamentales comme celles touchant aux raisons profondes de son désir d'enfant seront abordées. Souvent, on voit alors surgir le sentiment d'une obligation de réciprocité : les générations précédentes ont beaucoup donné, il est donc indispensable de donner à son tour : le poids de la dette est parfois démesuré.

ZOOM

Le cas douloureux du Distilbène®

Les infertilités dues au Distilbène® sont aujourd'hui avérées (utérus atrophié en forme de « T », anomalies des trompes). La moitié des femmes seulement qui ont été exposées in utero réussissent à mener une grossesse naturelle ou avec l'aide de la médecine procréatrice. Ce type d'infertilité n'est pas sans poser de profonds problèmes affectifs et relationnels entre les générations.
Selon les chercheurs, plus de 80 % des jeunes femmes ont une relation perturbée avec leur mère, dans un tiers des cas gravement. Un nombre très limité va jusqu'à la rupture. Les mères se sentent souvent coupables puisque c'est un des rares cas où mère et fille viennent ensemble consulter le médecin spécialiste et lui confier leur détresse.
Les femmes qui ont pris ce médicament avaient alors une difficulté à procréer et ont transmis, pour d'autres raisons, cette difficulté à leurs filles. Mais leur responsabilité n'est pas vraiment engagée. Elle est ailleurs : il a fallu beaucoup de temps pour que ce médicament soit interdit par les organismes de tutelle et par l'industrie pharmaceutique alors que l'effet délétère de ce produit commençait à être connu.

Préserver la relation mère-fille

- Un bon tiers des jeunes femmes qui souffrent d'une stérilité due au Distilbène® sont averties par leur mère des risques qu'elles encourent, un autre tiers est informé par les médias et le reste l'apprend en consultant un médecin.
- Toutes les jeunes femmes sont profondément choquées par cette nouvelle, mais il semble que la relation mère–fille soit largement préservée lorsque la mère informe directement sa fille.
- Il est préférable ensuite qu'un médecin intervienne rapidement pour donner une information médicale précise et surtout pour rassurer en donnant les solutions possibles.

Un médecin confident

Toute femme porte en elle le désir de faire un enfant sans l'aide de la médecine et ce n'est jamais facile pour elle de pousser la porte d'un spécialiste. C'est à lui qu'il incombe de déterminer, compte tenu des antécédents et de l'âge de la femme qui vient le voir, le traitement qui lui sera le mieux adapté. Les traitements sont souvent éprouvants et leur taux de réussite variable. L'âge de la patiente a beaucoup d'importance : la grossesse est plus facile à obtenir chez une femme de 25 ans que chez celle de 40 ans.

Aujourd'hui, les progrès de la médecine révèlent chez nombre de femmes une fécondité potentielle, même si elle n'aboutit pas à une grossesse achevée. L'infertilité n'est pas vécue avec la même culpabilité lorsque la science elle-même s'est montrée impuissante. À l'inverse, il arrive que les paroles d'un médecin blessent une femme dans son corps, des expressions comme « une mauvaise ovulation », « une glaire hostile » lui donnent alors le sentiment d'une anormalité, d'un handicap et sont sources supplémentaires d'angoisse.

Une virilité mise en doute

L'annonce d'une infertilité est souvent moins bien supportée par les hommes que par les femmes. Très souvent vécue comme une malchance et une fatalité, elle a presque toujours une influence sur l'image gratifiante que chaque homme a de soi. Elle provoque un profond sentiment d'infériorité.

Une crise identitaire

En effet, la sexualité masculine est ainsi faite que l'infertilité bouscule l'identité sexuelle, engendrant parfois une vraie crise identitaire : un homme qui ne peut faire des enfants n'est sans doute pas un homme, sa virilité est mise en doute. Lui qui identifie sa masculinité à son sexe et à son sperme tolère difficilement le discours médical : son sperme est pauvre ou insuffisant, ses spermatozoïdes sont paresseux ou malformés.

L'infertilité va être vécue différemment selon les individus, en fonction de leur histoire personnelle mais aussi de leur appartenance culturelle.

Selon sa personnalité, l'homme choisit deux types de réactions pour se donner l'illusion d'« oublier » : il plonge dans un désespoir dépressif, inhibant toute activité ou, à l'opposé, il se lance dans un véritable activisme tant professionnel que sportif.

Une image sociale perturbée

Un homme qui vit dans un milieu où puissance et virilité se mesurent au nombre d'enfants qu'il donne à son épouse vivra bien sûr très mal son infertilité. Pour supporter la pression sociale, il devra mettre en place un certain nombre de subterfuges.

Le diagnostic d'infertilité a presque toujours des répercussions sur le couple et sur son équilibre psychique et sexuel. Le sentiment le plus partagé entre les hommes est celui de la culpabilité envers leur conjointe. De son côté, la femme adopte une attitude surprotectrice, elle considère son mari comme malade.

Dans d'autres cas, le couple connaît des conflits, la femme fertile étant tiraillée entre son désir d'enfant, la culpabilité qu'elle éprouve à tenir intensément à ce projet, et l'évidence de ne pouvoir le réaliser avec celui qu'elle a choisi pour fonder une famille. Les vraies difficultés naissent le plus souvent avec le temps et c'est parfois assez longtemps après l'annonce d'une infertilité que le couple se sépare. Mais il arrive aussi qu'il décide d'affronter cette fatalité, choisissant de vivre sans enfant ou de fonder une famille avec le concours d'un donneur. Pour l'homme, ce sera alors une autre aventure.
Certains hommes ne supportent pas l'idée d'être remplacés, se considérant pratiquement comme des pères illégitimes.
Ils préfèrent convaincre leur épouse d'adopter. La majorité des hommes entrent alors facilement dans leur rôle de père, pleinement comblés par leur tâche éducative.

ZOOM

Le couple résiste mal

Les infertilités dues à des troubles sexuels portent les difficultés dans le couple à leur paroxysme. L'homme bien sûr en souffre mais la femme a aussi sa part de souffrance. Généralement, dans les premiers mois où le trouble sexuel se manifeste, la femme excuse son conjoint et explique ce symptôme par le stress ou la fatigue. En réalité, elle ne perçoit pas très souvent les sentiments d'inquiétude, voire d'angoisse, qui agitent son conjoint.

> Les scènes de reproches sont de plus en plus nombreuses et violentes, il est alors temps de consulter.

Devant la persistance du trouble, l'attitude de la femme évolue soit vers une meilleure compréhension, voire une aide, ou au contraire dans le sens d'une incompréhension, et les relations du couple se dégradent alors.
Cette évolution dépend étroitement du climat psychoaffectif qui lie le couple, de l'état de satisfaction ou d'insatisfaction de la sexualité conjugale antérieure et de l'état psychologique de la femme. Il n'est pas rare qu'elle se croie en partie responsable du trouble sexuel de son conjoint. Ces sentiments la conduisent à se replier sur elle-même, une attitude que choisit aussi l'homme.

Il est évident que leurs relations deviennent de plus en plus distantes et que la solution de leur problème apparaît de plus en plus délicate. En général, au bout d'un certain temps, les frustrations répétées finissent par provoquer des comportements agressifs, le couple se déchire et tous deux se renvoient leur culpabilité réciproque.
On peut comparer cette situation à celle d'un couple qui se sépare après le décès d'un enfant, consécutif à un accident ou à une longue maladie. Peu de couples résistent à cette épreuve.

Les conséquences d'un traitement sur la sexualité

Le traitement de l'infertilité a aussi des conséquences sur la sexualité. Les premières difficultés pour certains hommes vont apparaître dès la programmation d'un spermogramme. La masturbation exigée pour recueillir le sperme est parfois un acte difficile, surtout pour ceux qui ont eu une éducation sexuelle répressive.
La sexualité de l'homme et du couple risque encore d'être perturbée par les contraintes de rapports sexuels programmés et «obligatoires». En effet, le couple va vivre sa sexualité en fonction de la courbe des températures, indicatrice du temps de l'ovulation mais pas forcément stimulante pour le désir amoureux.
Ce manque certain de spontanéité provoque souvent, tant chez l'homme que chez la femme, une inhibition du désir sexuel, la femme ayant l'avantage sur l'homme de pouvoir mieux dépasser cette inhibition par le désir qu'elle a de porter un enfant. En fait, cela amène le couple à avoir de plus en plus de rapports sexuels alors que chacun des partenaires en a de moins en moins envie.
L'homme supporte mal cette extrême nécessité d'avoir un rapport à « tout prix » alors que sa compagne ne le désire pas forcément.
Dans ces conditions, faire l'amour pour mettre au monde un enfant symbole de leur bonne entente devient un peu compliqué. Pour les deux partenaires, la quête obsédante de l'enfant éteint bien souvent la flamme amoureuse (v. p. 253).

Se sentir coupable

- L'homme n'est généralement pas enthousiasmé par les recherches sur les causes de cette infertilité et, lorsqu'elle lui est attribuée, il culpabilise et déprime.
- Pour beaucoup, infertilité et impuissance ne font qu'un.
- L'enfant adopté répare rapidement chez l'homme la blessure narcissique causée par l'infertilité.

Infertilité : une cause génétique

La recherche d'une cause génétique d'une infertilité n'est programmée par le médecin que dans des cas précis. L'examen clinique ou l'interrogatoire des deux membres du couple sur leurs antécédants familiaux laissent supposer au médecin que l'infertilité pourrait avoir une origine génétique. Cette exploration génétique s'impose aussi souvent devant une stérilité qui n'a pu être expliquée par les différents examens cliniques et endocriniens. Les maladies génétiques ayant des manifestations cliniques très diverses, aucun signe, même s'il n'a aucun rapport avec l'appareil génital, ne doit être négligé.

Les maladies chromosomiques

De nombreuses maladies d'origine génétique ont des répercussions sur la fonction reproductrice. L'infertilité peut être secondaire, l'altération de la spermatogenèse est alors liée à une anomalie chromosomique ou génique. C'est ainsi qu'il existe une association entre la mucoviscidose et l'anomalie des canaux éjaculateurs. Cette anomalie nécessite la recherche d'une altération génétique pouvant entraîner la mucoviscidose.

En cas de fausses couches répétées, et si aucune malformation utérine n'a pu être diagnostiquée, le médecin peut supposer qu'elles sont le résultat d'œufs anormaux.

Les mécanismes génétiques sont très complexes et les anomalies peuvent porter sur différents points du matériel génétique de tout l'individu. Il peut s'agir d'anomalies du nombre des chromosomes et de la structure des chromosomes. On observe aussi des anomalies génétiques entraînant une ambiguïté sexuelle : l'aspect morphologique est celui d'une femme mais son caryotype est masculin. L'inverse est aussi possible : une morphologie masculine mais un caryotype anormal du chromosome sexuel, par exemple un X de plus donnant XXY.

ZOOM

Les lois de Mendel

La plupart des maladies génétiques sont transmises selon les lois de Mendel : si l'un des membres du couple est atteint, l'enfant qu'il va concevoir aura 25 % de chances d'être indemne, 25 % de risques d'être atteint et 50 % de possibilités d'être porteur de l'anomalie sans qu'elle se manifeste forcément.
Mais l'hérédité, c'est aussi la transmission d'anomalies dues à des modifications de chromosomes ou de gènes qui sont apparues à un moment de l'histoire familiale, en raison d'une mutation génétique dont la cause est rarement connue. L'anomalie ne s'exprimera pas forcément dès la première conception et pourra même sauter des générations.

> L'analyse de l'arbre généalogique de la famille orientera la recherche soit vers la femme, soit vers l'homme. Si besoin est, le couple prendra rendez-vous auprès d'un médecin généticien.

La médecine connaît environ 2 500 maladies génétiques. Malheureusement, toutes ne se dépistent pas facilement et il est donc impossible d'envisager un dépistage général accessible à tous. Celui-ci est réservé aux familles à risque, qui ont déjà eu à souffrir d'une maladie génétique, ou à celles qui, après consulation d'un généticien, montrent une forte probabilité de transmission.
Lorsque plusieurs sujets sont touchés dans une même famille, la nature de leur infertilité est habituellement identique et le sperme de frères stériles offre en moyenne une infertilité forte. Des données qui ne se retrouvent pas dans les cas d'infertilité féminine.

Les modes de transmission

Les maladies génétiques peuvent être transmises à l'œuf au moment de la fécondation par les gamètes mâles et femelles, mais, le mécanisme de la reproduction étant complexe, l'anomalie peut naître du mauvais fonctionnement d'une des étapes, notamment celle de la méiose. C'est ce qu'on appelle les mutations de Novo.
Une maladie est dite récessive si, pour s'exprimer, elle doit être portée par les deux parents. Dans certains cas, le gène malade est dominant et s'exprime seul. Les anomalies chromosomiques sont de loin les plus

fréquentes et sont à l'origine d'un grand nombre de fausses couches précoces. Une anomalie chromosomique, portée par l'un ou l'autre des membres du couple, peut expliquer la fréquence de fausses couches comme une translocation, c'est-à-dire un échange entre des parties de chromosomes. On estime que des anomalies chromosomiques sont en cause dans deux tiers des fausses couches dans les 6 premières semaines de la grossesse, et dans un quart des cas lorsque l'interruption spontanée se produit entre 8 et 12 semaines.

Les anomalies chromosomiques les plus courantes sont la trisomie, la triploïdie, la monosomie, la tétraploïdie, les translocations, les doubles trisomies et les mosaïques.

Plutôt masculines

L'incidence des anomalies chromosomiques sur la fertilité est plus importante chez l'homme que chez la femme ; ce sont elles qui déterminent la gravité de l'altération du spermogramme.

Bien sûr, elles ont aussi une incidence sur la descendance des personnes atteintes. Malheureusement, les infertilités pour raisons génétiques n'ont pas de traitements à ce jour. Elles ne peuvent être que dépistées pour l'instant.

ZOOM

Le syndrome de l'X fragile

Dans les familles potentiellement connues comme porteuses de maladies génétiques, un diagnostic du sexe de l'embryon et du fœtus peut être proposé dans le cadre du diagnostic prénatal. Il est notammment utile pour dépister le syndrome de l'X fragile.

Cette maladie est à l'origine de retards mentaux. Elle touche, en France, près de 15 000 hommes et femmes. Son risque de récurrence est très élevé dans la fratrie mais aussi chez les neveux, nièces et cousins.

Faute de connaître un traitement à cette maladie, le diagnostic peut être suivi d'un avortement thérapeutique à la demande des parents.

Le caryotype

- Le diagnostic de ces maladies se fait en réalisant un caryotype.
- Celui-ci donne une photographie complète des chromosomes à partir de quelques cellules sanguines et permet donc de repérer leurs éventuels « défauts ».
- Cet examen est prescrit généralement aux deux membres du couple.

À SAVOIR

Les frères des hommes stériles ont en moyenne un sperme de moins bonne qualité que ceux des sujets fertiles de la population générale.

- **Les stérilités génétiques ne sont pas forcément de nature familiale** mais, à l'inverse, des antécédents familiaux d'infertilité ou une pathologie génétique dans la famille doivent amener le médecin à se poser la question d'un lien avec l'infertilité. Le diagnostic d'une infertilité masculine d'un des membres d'une famille révèle souvent des problèmes de fertilité chez les frères, les cousins germains et parfois chez les oncles maternels ou paternels de cette personne. Les cas de sperme déficient sont responsables de 16 % d'infertilité chez les frères de la personne atteinte et, dans 60 % des cas, il s'agit de maladie récessive autosomique.
- **La consanguinité** a toujours favorisé l'apparition de maladies génétiques. Le généticien remontera dans l'histoire du couple pour savoir si l'un de ses membres est issu d'un homme et d'une femme apparentés, si oui quel est le degré de parenté, s'ils ont un ou plusieurs ancêtres communs et si, bien sûr, la famille commune souffre de pathologies particulières. Une consanguinité, surtout si elle est étroite, renforce l'hypothèse de la nature génétique récessive autosomique de l'affection mais elle n'en est pas forcément la preuve.
- **Le médecin demandera encore si, dans la famille, il existe des maladies génétiques identifiées**, des malformations, des

handicaps physiques ou mentaux, des pubertés précoces ou tardives, des ménopauses précoces, des cancers familiaux, des trisomies, des anomalies familiales, des nouveau-nés morts-nés, des morts néonatales et des fausses couches répétées.

Les mutations de Novo sont des accidents génétiques. La maladie existe chez l'enfant mais pas chez ses parents. Lorsque le gène muté est identifié et que la maladie est diagnostiquée, il est recommandé de faire un diagnostic anténatal pour les autres enfants à naître dans cette famille.

Mieux vaut parler d'infertilité

Devant les difficultés à concrétiser leur désir d'enfant, la plupart des couples redoutent une stérilité. Ce terme s'applique en réalité uniquement aux situations définitives et irréversibles, il signifie l'absence totale de possibilité de procréation. Les couples sont en fait souvent victimes d'une infécondité qui se traduit par l'absence d'enfant à un moment donné de leur vie. L'infécondité est dite « primaire » s'il n'y a jamais eu de grossesse, et « secondaire » si une grossesse s'est produite, qu'elle ait évolué ou non jusqu'à son terme.

Mesurer l'infertilité

La fertilité est la capacité pour un couple d'avoir un enfant. S'il y a eu naissance d'un enfant vivant, on dit que « la fécondité est effective ».

L'indicateur le plus fréquemment utilisé est la fécondabilité ou probabilité mensuelle de conception. Elle est considérée comme constante pour un couple précis sur une période donnée, mais elle diffère d'un couple à l'autre. Lorsque le couple est dans une période où il désire un enfant, la moyenne de fécondabilité est estimée à 25 %, c'est-à-dire que les couples ont en moyenne 25 % de chances de procréer au cours de chaque cycle.
La fécondabilité tient compte aussi du temps nécessaire à la conception de l'enfant désiré. Les couples les plus fertiles obtiennent rapidement une grossesse. Mais, les années passant, la proportion de couples infertiles devient de plus en plus importante, les couples n'ayant pas réussi à concrétiser leur projet ont une fécondabilité moyenne diminuée.
Une enquête récente met en évidence une prévalence de l'infertilité de 14,1 % et montre qu'un couple sur sept consulte pour un problème d'infertilité dans sa vie.

Rechercher les causes

La consultation médicale mettra souvent à jour différents facteurs de risque propres à chaque couple. On sait aujourd'hui que les causes les plus fréquentes d'infertilité recensées dans la plupart des pays industrialisés sont identiques d'un pays à un autre.

> **Les infertilités féminines sont les plus fréquentes.**

- **Les infertilités d'origine féminine** représentent 33 à 36 % des infertilités du couple. Les troubles ovulatoires sont responsables à eux seuls de 30 à 35 % des infertilités féminines, les anomalies tubaires de 26 %. Ces deux causes provoquant à elles seules 50 % des infertilités féminines, elles sont généralement recherchées systématiquement par le médecin dès les premières consultations. L'endométriose, les facteurs utérins et cervicaux sont responsables, eux, de 4 % des infertilités féminines et, dans 4 % des cas, les causes sont multiples.

- **Les infertilités masculines** représentent 20 % des infertilités du couple. Il s'agit principalement d'oligo-asthénozoospermie (nombre insuffisant de spermatozoïdes et diverses perturbations de leurs capacités), plus rarement d'azoospermie (absence totale de spermatozoïdes).

- **Les infertilités mixtes** sont fréquentes puisque, dans 39 % des cas, les deux partenaires sont en cause. Il est donc recommandé de consulter en couple.

Dans l'avenir, encore plus de difficultés

Il se pourrait que, dans un proche avenir, de plus en plus d'hommes aient des difficultés à avoir des enfants. En effet, les recherches faites sur le sperme des donneurs dans le cadre des Centres d'étude et de conservation des œufs et du sperme (CECOS) tendent à montrer une baisse des spermatozoïdes de 2 % par an, associée à une baisse de leur mobilité et du pourcentage de spermatozoïdes morphologiquement normaux.

La raison de cette perturbation est encore mal connue, sans doute liée à un style de vie. Pour l'instant, il n'y pas de problème de fertilité pour l'espèce humaine, mais demain peut-être si on ne combat pas un grand nombre de pollutions.

ZOOM

L'infertilité se soigne

Chaque année, en France, 20 000 enfants environ naissent après stimulation de l'ovulation et insémination avec le sperme d'un donneur, 20 000 voient le jour grâce à une FIV (fécondation in vitro). Cette technique permet la naissance de 100 000 enfants par an dans le monde.

Parmi les grossesses obtenues par IAD (insémination artificielle), 17 % seront suivies malheureusement d'une fausse couche, 1 % verront l'œuf se développer dans les trompes et aboutiront à une grossesse extra-utérine, et 82 % de ces grossesses se dérouleront normalement avec 10 à 15 % de grossesses multiples qui sont le résultat de la stimulation ovarienne (v. p. 240).

Lorsqu'il est fait appel à une FIV pour obtenir une grossesse, le taux de réussites par cycle est de 25 à 40 % avec un taux d'accouchements de 15 à 35 % ; 20 % des grossesses par FIV se terminent par une fausse couche, se produisant pour la plupart au cours du premier trimestre. Ce taux, un peu plus élevé que dans les grossesses normales, s'explique par les traitements ovariens, des anomalies de la fécondation et l'âge de la femme. L'infertilité reste toutefois inexpliquée dans 10 % des cas.

Les difficultés féminines

Chez une femme, parmi les difficultés à faire un bébé, celles dues à un problème d'ordre mécanique, faisant obstacle au mécanisme de la fécondation, sont relativement nombreuses. Il peut s'agir de malformations diverses. L'utérus (normalement recourbé en avant, en antéversion) est quelquefois fixé en rétroversion (recourbé en arrière), c'est-à-dire qu'il est collé aux organes qui l'entourent. Il peut s'agir également de malformations du col de l'utérus qui peut être trop fermé, ou encore de malformations congénitales comme l'absence d'utérus ou d'ovaires, ou même de l'appareil génital complet.

Les malformations de l'utérus

90 % des couples mettent 1 an à satisfaire leur désir d'enfant.

Un utérus mal formé ou en rétroversion mobile n'est pas une cause d'infertilité définitive. La rétroversion d'un utérus fixé, collé aux autres organes, se signale par des douleurs. Une intervention chirurgicale est parfois nécessaire. Elle peut aussi remédier à bien des anomalies congénitales comme un demi-utérus, une seule corne, etc. Les glandes de l'utérus peuvent mal fonctionner, la glaire sécrétée par le col utérin devient alors inhospitalière. Une production d'hormones déséquilibrée peut entraîner la présence de polypes à l'intérieur de l'utérus. La présence d'un ou de plusieurs fibromes dans la cavité utérine peut aussi gêner l'implantation de l'œuf.

Un dysfonctionnement des ovaires

Les ovaires peuvent aussi mal fonctionner, provoquant des règles irrégulières. Le gynécologue demande alors à sa patiente, comme bien souvent, d'établir une courbe des températures (v. p. 61), mais elle est indispensable dans ce cas. Il lui fera aussi effectuer des dosages hormonaux.

L'infertilité peut avoir encore pour origine le mauvais fonctionnement du corps jaune, celui-ci ne produisant pas suffisamment la progestérone indispensable à la nidation de l'œuf dans la paroi utérine.

ZOOM

Les conséquences du passé médical

Un antécédent de maladie sexuellement transmissible multiplie par 7,5 le risque d'altération tubaire chez la femme qui n'a jamais eu d'enfant et le multiplie par 5,7 chez celles qui ont dejà eu un enfant.
De même, des antécédents de chirurgie pelvienne multiplient par 4,5 le risque d'atteinte tubaire en cas d'infertilité primaire et par 7,1 en cas d'infertilité secondaire. Une simple appendicite peut être à l'origine d'adhérences autour de l'un ou des deux ovaires.
Enfin, des antécédents de salpingite jouent un rôle prépondérant puisque le risque tubaire est multiplié par 32,1 pour une infertilité primaire et de 22 pour une infertilité secondaire. Parmi les germes en cause, le Chlamydia est le plus souvent trouvé, entraînant des altérations importantes de la muqueuse tubaire.
La chirurgie tubaire, chargée de réparer ces atteintes, peut être elle aussi, par la suite, à l'origine de difficultés reproductrices en raison des adhérences que toute chirurgie entraîne, même faite par cœlioscopie.

Les kystes de l'ovaire

Il s'agit d'une cause assez fréquente d'infertilité. C'est la grosseur du kyste qui détermine son effet néfaste sur la fonction ovarienne. Né au cœur même de l'ovaire, en grossissant, il risque d'occuper tout le volume de l'ovaire.
Les kystes peuvent être de nature différente. Le kyste « fonctionnel » ou « faux kyste » est le résultat du grossissement anormal d'un follicule. Il disparaît sous l'effet d'un traitement hormonal de type pilule. Tous les autres kystes sont organiques, ce sont des tumeurs le plus souvent bénignes que l'on élimine par un acte chirurgical.

Un diagnostic parfois difficile

- En moyenne, 10 à 12 % des couples ont des difficultés pour avoir un enfant. Mais seulement 3 % des infertilités sont définitives.
- Les infertilités définitives sont toujours liées aux ovaires, comme l'absence d'ovaires à la naissance ou en raison d'une ablation chirurgicale, des ovaires malformés, souvent en relation avec une anomalie chromosomique, des ovaires irradiés par des soins aux rayons ou détériorés par une chimiothérapie.

D'autres troubles

Indépendamment de ces malformations, il existe d'autres causes mécaniques, telles que la stérilité par oblitération des trompes (stérilité tubaire), survenant à la suite d'une infection vaginale.

Beaucoup d'infertilités cèdent face à un traitement médical. Le plus compliqué, en fait, est d'en déterminer les causes car elles peuvent être multiples.

• **De simples infections des parois vaginales ou utérines** sont ennemies de la fécondité. La plupart de ces troubles se soignent bien.

• **Une infection des trompes (ou salpingite)** nécessite l'emploi d'antibiotiques et d'anti-inflammatoires. Rappelons que les maladies des trompes sont responsables de 50 % des stérilités durables. Un traitement est donc indispensable.

• **Si le col de l'utérus est infecté**, le médecin prescrira des antibiotiques qui guériront l'infection au bout de 10 à 15 jours. Si le col est trop fermé, on peut prévoir des dilatations douces (ouverture progressive du col).

• La stérilité peut aussi être due à une **anomalie de la glaire sécrétée par l'utérus.** Si elle est absente, trop abondante, de mauvaise qualité ou infectée, elle ne peut jouer son rôle qui est d'aider les spermatozoïdes à monter à la rencontre de l'ovocyte. La prescription d'œstrogènes fera généralement suite à des examens approfondis.

• **L'endométriose** est également cause d'infertilité. Cette maladie est fréquente puisqu'elle concerne près de 10 % des femmes. D'origine assez mal connue, elle se signale par le développement de la muqueuse utérine en dehors de sa localisation normale. Elle s'étend en surface et en profondeur et réagit comme la muqueuse normale aux sollicitations hormonales.
C'est une maladie douloureuse, notamment pendant les règles, et son diagnostic est souvent difficile, nécessitant une hystérosalpingographie. La mise en place d'un traitement hormonal permet dans la moitié des cas d'obtenir une grossesse.

ZOOM

Le rôle de la sexualité

De très nombreuses études médicales montrent qu'il existe une corrélation certaine entre les problèmes sexuels et l'infertilité des couples.
Un médecin anglais, spécialiste de l'infertilité, a ainsi fait le constat que, parmi ses patientes, 50 % se plaignent de douleurs au moment des rapports et 25 % ont du mal à atteindre l'orgasme. Un petit nombre d'entre elles se plaignent encore de vaginisme.
La dyspareunie se manifeste par des rapports sexuels douloureux. Elle est définie comme superficielle lorsque la douleur apparaît à la pénétration vaginale et profonde si la douleur s'installe au cours du rapport sexuel.
Bien que certaines maladies expliquent ces douleurs, dans la majorité des cas, elles sont d'origine psychologique.
L'anorgasmie définit l'impossibilité de parvenir à l'orgasme ; le plaisir sexuel est décevant. Enfin, certaines femmes souffrent d'absence de libido et évitent les rencontres avec un partenaire.
Le vaginisme est l'impossibilité ou la difficulté d'avoir un rapport sexuel. Tous les muscles qui entourent le vagin se contractent violemment et involontairement, rendant la pénétration du sexe masculin impossible. C'est un trouble de nature psychologique.
Ces difficultés ont bien sûr des conséquences sur la fréquence des rapports sexuels du couple. Mais, pour d'autres couples, les troubles de la fertilité sont la conséquence de rapports peu fréquents, par habitude.

ZOOM

Des soins en progrès

Sur le plan des traitements, la médecine a fait de nombreux progrès depuis quelques années.

La chirurgie, avec la microchirurgie ou cœliochirurgie, permet de supprimer les adhérences, de rouvrir une trompe et de réparer certaines malformations.

Des interventions au laser traitent les petits kystes ou certaines lésions.

De leur côté, les médicaments sont de plus en plus efficaces et les traitements hormonaux de mieux en mieux maîtrisés. Malheureusement, toutes ces « armes » ne suffisent pas toujours.

L'influence du tabac

- Le tabac est depuis longtemps mis en cause dans l'infertilité, mais aucune preuve n'avait été établie. C'est aujourd'hui chose faite.
- Son influence néfaste vient d'être mise en évidence par une étude analysant les ovocytes recueillis dans le cadre d'une fécondation in vitro.
- Les chercheurs ont constaté une proportion importante d'ovocytes inaptes à la fécondation chez les fumeuses.

Les difficultés masculines

L'infertilité masculine reste encore un sujet délicat, tant fertilité et virilité demeurent associées dans l'esprit de beaucoup de personnes. Différentes causes peuvent être à l'origine d'une infertilité masculine.

Les causes possibles d'infertilité

L'infertilité est souvent grave et nécessite une exploration approfondie par un spécialiste.

• **Il peut s'agir de l'atteinte de l'épididyme :** les testicules font leur travail mais le système de distribution est déficient. Cela peut être le résultat d'une infection vénérienne ou d'une anomalie congénitale (déformation, absence ou obstruction des conduits). Les traitements à base d'antibiotiques notamment sont les meilleurs remèdes dans le premier cas. L'intervention chirurgicale est souvent nécessaire dans le second. Mais un tiers seulement des sujets traités pourront retrouver une fécondité suffisante.

• **L'infécondité peut aussi être due à la non-descente des testicules dans les bourses :** la nature est ainsi faite que la spermatogenèse n'est possible qu'à une température maximale de 34°C, donc hors du corps. La chirurgie est souvent indispensable. Il est préférable pourtant de fixer le ou les testicules avant la puberté.

• **La présence d'une varicocèle, ou plusieurs varices du testicule,** est aussi l'une des causes d'infertilité masculine. La chirurgie les élimine. Il est possible encore d'emboliser les veines dilatées. Le spermogramme va s'améliorer une fois sur deux environ. Mais il faudra attendre plusieurs mois, voire plusieurs années, avant qu'une procréation soit possible.

• **Enfin l'infertilité peut être due à une infection :** elle n'est pas toujours facile à détecter car elle siège fréquemment au niveau de la prostate. Elle se soigne avec des antibiotiques. Le traitement peut durer plusieurs mois.

• **Autre cas, la distribution est bonne mais les testicules fonctionnent mal :** les spermatozoïdes sont absents à la suite d'une lésion, de testicules non descendus dans les bourses avant l'âge de 3-5 ans, d'oreillons mal soignés après la puberté, ou après une exposition trop importante aux rayons X. Il peut y avoir aussi une anomalie chromosomique associée.

Des causes occasionnelles

• **L'infertilité masculine peut encore être accidentelle :** choc sur les testicules, suites opératoires (hernies) ou simplement une infection virale comme les oreillons.

• **L'infertilité peut aussi s'expliquer par la profession du sujet** qui travaille par exemple dans une atmosphère très chaude (boulanger, métallurgiste, etc.) ou qui manipule fréquemment des éléments radioactifs. Les hommes obèses, atteints de cirrhose ou diabétiques peuvent également devenir de mauvais procréateurs. Mais leurs cas se soignent généralement bien.

• **Enfin, les angoissés et les hyper-anxieux** peuvent connaître les mêmes troubles. Un bon traitement psychologique est capable de les aider. Son efficacité est aussi indiscutable pour combattre certaines impuissances dues à des problèmes d'érection ou d'éjaculation.

L'examen du sperme

Tout diagnostic repose d'abord sur un examen du sperme : le spermogramme (v. p. 208). D'autres examens peuvent le compléter. Ils ont pour but de mesurer les dosages hormonaux et la biochimie séminale (le liquide séminal qui contient les spermatozoïdes).

Ces investigations déterminent deux grandes classes d'anomalies : celles qui portent sur le nombre et celles qui affectent le fonctionnement. Normalement, un éjaculat est de 3 à 5 ml et contient 40 à 60 millions de spermatozoïdes par millilitre.

• Le diagnostic d'**oligozoospermie** signifie que le biologiste a compté moins de 20 millions de spermatozoïdes mobiles par millilitre. L'oligozoospermie est assez sévère pour un nombre variant de 1 à 5 millions de spermatozoïdes/ml et très sévère lorsqu'on en compte moins de 1 million/ml.

• Dans 8 % des cas, on découvre une **azoospermie**, c'est-à-dire l'absence totale de spermatozoïdes. Les raisons de ce trouble peuvent être hormonales, soit au niveau glandulaire, soit au niveau de l'hypophyse. Certaines thérapeutiques hormonales en viennent pourtant à bout. Mais il peut s'agir aussi d'une obstruction des voies excrétoires ou d'une malformation testiculaire empêchant son fonctionnement.

Les limites du spermogramme

- Le spermogramme permet de détecter les anomalies du nombre de spermatozoïdes et donne un diagnostic clair d'une infertilité momentanée ou définitive.
- On sait également qu'une anomalie de la mobilité ou du pouvoir fécondant du spermatozoïde est rarement à l'origine d'une véritable stérilité, mais plutôt d'une hypofertilité.
- Les causes des asthénozoospermies (manque de mouvement) sont multiples et leur traitement aujourd'hui encore fort infructueux. Toutefois, cet examen ne donne que des indications relatives.
- On ne connaît pas encore tous les critères de fécondité du sperme et seule la combinaison de tous les paramètres recueillis par le spermogramme donne un bilan utilisable.
- De plus, il faut savoir que si le spermogramme permet de repérer certaines malformations des spermatozoïdes, l'origine des défauts touchant les gamètes mâles n'est très souvent pas déterminée.

ZOOM

Les troubles de la sexualité

Certains troubles de la sexualité masculine ont une incidence sur la fertilité de l'homme.

• Les troubles de l'érection : ils se manifestent par l'incapacité d'obtenir ou de maintenir une érection suffisante pour assumer un rapport sexuel. Ils

seraient plus fréquents avec l'âge. Souvent, le trouble est d'origine organique, mais il est difficile de faire la part entre cette origine et celle de nature psychologique car la souffrance psychique est toujours extrêmement présente.
Les troubles de l'érection d'ordre organique ont des causes neurologiques, endocriniennes ou vasculaires. Certains médicaments peuvent aussi avoir une influence sur les capacités érectiles, tout comme le diabète, qui peut être ainsi révélé.
Cependant, les causes psychiques restent les plus fréquentes ; ce sont l'anxiété, la non-estime de soi et la dépression.

Selon les spécialistes, 10 à 20 % de la population masculine souffrirait de troubles de l'érection à des degrés divers.

Il existe des solutions thérapeutiques permettant de traiter certains dysfonctionnements de l'érection : andrologue, gynécologue, médecin généraliste peuvent vous aider.
• **L'éjaculation précoce avant pénétration** : ce trouble est le plus fréquent et celui que l'on réussit à soigner le mieux. L'éjaculation précoce est due à l'absence de perception du seuil éjaculatoire, et donc à l'incapacité de maîtriser l'éjaculation.
Les causes en sont presque toujours psychologiques, de même l'anéjaculation et la dysjaculation, qui se traduisent par une difficulté à éjaculer à certains moments.

Les stérilités inexpliquées

Malgré tous les examens dont disposent les médecins, un certain nombre de stérilités restent inexpliquées. On parle parfois à leur propos de stérilités pathogènes qui seraient dues à un refus de l'inconscient à satisfaire le désir conscient de grossesse. Ce phénomène est très curieux puisqu'il semble bien qu'il puisse conduire à de véritables lésions organiques.

Les mauvais tours de l'inconscient

Il arrive que ce soient simplement les aléas de la vie qui règlent comme par magie les problèmes du couple.

Le psychisme aurait une influence sur la fécondité principalement à deux niveaux. Il serait capable de perturber le fonctionnement des ovaires et de bloquer la pénétration des spermatozoïdes en stoppant leur remontée dans les trompes au niveau de la glaire cervicale. Chez les femmes souffrant de ce type d'infertilité, les ovulations sont inexistantes ou tout à fait aléatoires. Cette réaction de l'organisme peut être parfois mise en corrélation avec un deuil ou une grande émotion. Elle se produit aussi souvent en cas de maladie psychique comme la dépression nerveuse ou l'anorexie. Généralement, après une prise en charge réussie, on constate la reprise de l'ovulation et du fonctionnement normal de la fonction reproductrice.

Certaines perturbations, entraînant une mauvaise maturation du corps jaune, ne peuvent être expliquées que par un trouble psychique. Autre phénomène étonnant, la sécrétion par l'organisme féminin d'une glaire « hostile » ou toxique aux spermatozoïdes. Une perturbation qui résiste, dans ce cas, aux traitements par œstrogènes proposés habituellement pour lutter contre les stérilités dites immunologiques.

Un conflit psychique souvent ignoré

Les stérilités psychogènes sont presque toujours difficiles à admettre pour la femme qui éprouve consciemment un désir d'enfant suffisamment fort pour s'engager dans des investigations médicales lourdes. Se rendre compte qu'elle est victime de son inconscient et qu'il gouverne son corps est forcément perturbant.

Pourtant, il faut bien se résoudre à analyser ce type d'infertilité comme un profond refus de grossesse. L'infertilité s'installe alors que la femme vit inconsciemment un conflit psychique qu'elle ignore totalement. Il semble que 10 % des infertilités soient ainsi diagnostiquées. Personne ne peut dire si elles sont définitives ou non puisque, dans certains cas, le conflit interne résolu « libère » toutes les fonctions reproductrices.

Avec simplicité

- À un moment particulier de l'existence, il est important de voir clair en soi-même afin d'affronter au mieux les moments de fragilité. Il faut donc faire appel au soutien psychologique avec simplicité ; il ne s'agit pas d'entrer en psychanalyse pour dix ans.
- Inversement, un entretien psychologique ne saurait être imposé si la patiente ou le couple n'en ressent pas le besoin.
- Le psychologue, sauf cas exceptionnel, ne dévoile pas au reste de l'équipe médicale ce que le couple lui confie.

Des constantes toutefois

Déterminer la raison des stérilités psychogènes n'est pas simple. Pourtant, certaines constantes ont pu être dégagées, elles sont isolées ou associées. Il peut s'agir d'un refus inconscient de la féminité, donc de la maternité qui en est une des principales composantes, d'un rejet du conjoint ou de tout homme en général avec lequel il n'est pas question de construire une famille, d'un conflit non résolu avec sa propre mère dont on connaît bien le rôle dans la maturation psychique qui conduit à la maternité, d'un rejet de la maternité par crainte des transformations physiques, des douleurs de l'accouchement, interprétées comme insurmontables, ou même de la mort, d'un refus de renoncer à un plan de carrière professionnelle que l'enfant viendrait perturber, enfin d'une autopunition pour expier une faute plus ou moins liée à la maternité.

En fait, lorsqu'une femme décide de devenir mère, son histoire personnelle et son passé remontent à la surface et, avec eux, un certain nombre de fantômes.

ZOOM

Faire appel à un soutien psychologique

Certaines équipes médicales proposent aux femmes souffrant de ces stérilités inexpliquées un entretien avec un psychologue. Il est intéressant pour le médecin traitant, comme pour la patiente, de mieux cerner les causes psychologiques de sa stérilité.

Cette connaissance est d'autant plus importante qu'une procréation médicalement (PMA) assistée est envisagée. Elle va permettre de mieux aborder cette période de tension où tous les efforts seront tournés vers la venue de l'enfant.

Certaines patientes culpabilisent d'avoir eu auparavant une interruption de grossesse, même si les arguments de la décision étaient parfaitement légitimes. Parfois encore c'est la naissance du premier enfant qui a été vécue dans des conditions extrêmement difficiles physiquement ou moralement.

Certaines jeunes femmes, pour la plupart enfants uniques, sentent peser sur elles un véritable interdit maternel à avoir à leur tour un enfant. La prise en charge psychologique est un atout supplémentaire dans la mise en place d'un traitement.

De toute façon, assez rapidement, au fil des mois, le couple va devoir faire face à l'insuccès de ses efforts. L'aide psychologique peut ainsi l'aider à aborder son problème avec un certain calme intérieur.

La tension est parfois telle qu'elle provoque des troubles du sommeil ou du caractère, souvent elle altère aussi les relations amoureuses et la sexualité du couple. En parler peut être un soulagement.

Les grossesses inattendues

Le travail psychique nécessaire à une possible « guérison » ne peut commencer que lorsque le diagnostic de stérilité définitive est clairement posé par les médecins. C'est ce qui explique bon nombre de grossesses après abandon de toute investigation et de tout traitement ou celles qui surviennent alors que le couple est totalement investi dans une démarche d'adoption.

Bien sûr, dans ce cas, il est indispensable que la femme ait, sur le plan organique, les capacités reproductrices compatibles avec une grossesse : elle doit avoir au moins un ovaire sain et une des deux trompes perméable, même si elle est altérée.

La grossesse devient-elle possible en raison de la disparition d'une tension ou d'une angoisse, ou est-ce encore le choix du hasard ?

Parler de soi

- Une psychothérapie suivie par un spécialiste peut aider à amener à la conscience ce qui ne l'était pas et donne à la patiente un nouvel équilibre psychoaffectif.
- Il suffit souvent de deux ou trois entretiens pour raconter les blessures de la vie qui peuvent être à l'origine d'une difficulté à se prolonger dans la conception d'un enfant.
- Il faut pourtant savoir que la découverte d'un conflit caché ne suffit pas à le résoudre et à s'en débarrasser.

Dans le cabinet du spécialiste

Si vous devez consulter pour un problème d'infertilité, essayez de vous rendre à la première consultation en couple : il est important pour le médecin de pouvoir vous interroger et vous examiner ensemble afin de poser le plus rapidement possible son diagnostic.

Il est préférable encore que vous fassiez le choix d'un médecin spécialiste dans lequel vous avez entièrement confiance, bien sûr, mais aussi avec lequel vous aurez une relation facile. En effet, il y a de fortes chances que cette première consultation soit suivie de bien d'autres et d'examens complémentaires parfois délicats.

Un interrogatoire complet du couple

> **Demandez à votre généraliste l'adresse d'un médecin, libéral ou hospitalier, spécialisé dans les problèmes de stérilité.**

Le médecin procède tout d'abord à un interrogatoire le plus complet possible sur votre vie de couple et sur la santé passée et présente de chacun de vous. Il vous demandera précisément depuis combien de temps vous vivez ensemble et cherchez à concevoir un bébé, et ce qui motive votre désir d'enfant. Il prendra en compte votre mode de vie : horaires de travail, rythme de travail et éventuellement le stress qu'il occasionne. Il vous interrogera sur la fréquence de vos rapports sexuels en période de fécondation et cherchera à savoir si l'un de vous est souvent absent pour raison professionnelle. Il vous demandera la qualité de vos rapports sexuels et notamment si la pénétration est toujours suivie d'une éjaculation.

Pour ne pas manquer le moment de l'ovulation du cycle, les médecins estiment qu'il est nécessaire que le couple ait deux rapports complets par semaine.

L'infertilité peut être primaire ou secondaire. Le médecin interrogera le couple sur leur union. Est-ce une première union ou un remariage ? Chaque membre du couple a-t-il déjà eu des enfants dans sa vie conjugale ?

Il notera le nombre d'enfants respectifs des deux conjoints, si les grossesses se sont produites facilement, le mode de garde des enfants, les difficultés rencontrées.

Il demandera encore si les membres de la fratrie ont ou non des difficultés à concevoir, et plus largement l'ensemble de la famille proche. Bien sûr, il s'inquiétera de savoir si l'un des conjoints a eu dans le passé une prise en charge d'infertilité plus ou moins lourde.

L'âge du couple

- L'âge des conjoints est essentiel. S'il existe une grande différence d'âge, la motivation de chacun peut être différente.
- Un homme de plus de 40 ans, ayant déjà eu plusieurs enfants, parfois en âge d'avoir eux-mêmes des enfants, aura une motivation assez relative et sera moins disposé à effectuer des examens complémentaires et à accepter un traitement lourd.
- La femme sera en revanche pressée d'être enceinte, compte tenu de l'âge de son conjoint ou de son âge à elle.
- Ainsi, une femme de 40 ans peut avoir envie d'offrir un enfant à son conjoint jeune qui, lui, ne semble pas prêt à assumer une famille. En cas d'échec, elle peut même craindre une séparation.

Le point sur les antécédents médicaux de la femme...

Puis le médecin entreprendra d'en savoir un peu plus sur l'histoire médicale de chacun des membres du couple. En ce qui concerne la femme, il fera le point sur les maladies reconnues comme pouvant influencer la reproduction, sur les antécédents psychiatriques, le facteur Rhésus, l'immunisation contre certaines maladies, l'état des vaccinations et les habitudes en matière de consommation de tabac, d'alcool ou d'autres drogues.

Son interrogatoire sera très précis sur d'éventuels troubles gynécologiques avec recherche des infections, des germes responsables et des traitements suivis. Il s'inquiétera d'interventions chirurgicales abdominales un peu compliquées et surtout de celles ayant eu pour but de traiter un problème gynécologique comme un kyste ovarien ou une réparation d'une ou des deux trompes.
Les antécédents obstétricaux seront aussi examinés en cas de grossesse antérieure, de fausse couche ou d'interruption de grossesse. Enfin, le médecin étudiera le déroulement du cycle mensuel.

ZOOM

Une éthique à observer

Commencer à chercher pourquoi un couple ne peut pas avoir d'enfant pose aussi des problèmes d'éthique.
Les équipes médicales doivent d'abord être conscientes que la prise en charge est celle d'un couple et pas seulement d'un seul individu et le faire comprendre à chacun des membres du couple.
La démarche devra encore intégrer les facteurs d'infertilité de l'un par rapport aux facteurs éventuels d'infertilité de l'autre. L'équipe médicale donnera une information aussi précise que possible sur les contraintes, les effets secondaires, les bénéfices attendus en termes de grossesse et les risques de grossesse multiple.
Les taux de grossesse annoncés seront exprimés en taux de grossesse par cycle, en taux cumulatif annuel, amendés si nécessaire d'une éventuelle fausse couche, naissance prématurée ou malformation fœtale.
Les alternatives possibles doivent être expliquées au couple comme les dons de gamètes ou l'adoption. La démarche thérapeutique ne sera proposée qu'après un diagnostic précis et complet des causes de l'infécondité.

> Ce n'est pas au couple de choisir un traitement particulier, c'est au médecin de proposer la meilleure solution par rapport à une situation.

... puis sur ceux du conjoint

L'interrogatoire du conjoint portera sur sa profession, sa consommation de tabac et d'alcool. Le médecin cherchera avec lui dans son passé

proche ou lointain les maladies infectieuses et générales qui pourraient avoir des conséquences sur la qualité du sperme et sur sa libido. Il recherchera aussi des antécédents uro-génitaux comme une torsion testiculaire, une varicocèle ou un traumatisme testiculaire. Le patient précisera la qualité de ses rapports sexuels et évaluera le volume de ses éjaculats.
Une question pourra lui sembler incongrue : elle porte sur la fréquence de ses rasages. Ceux-ci permettent d'évaluer s'il souffre ou non d'un déficit en progestérone.

➘ L'équipe médicale devra veiller à l'équilibre affectif des couples et savoir les accompagner dans les échecs tout en assumant une part de responsabilité.

Les examens cliniques

Le médecin fera d'abord un examen général de la femme avec mesure de la taille, prise du poids, de la tension artérielle et du pouls. Il notera des indications sur la morphologie de la patiente et sur sa pilosité. Il examinera la thyroïde et les seins. Il procédera à un examen gynécologique de la vulve, du clitoris.
Par un examen au spéculum, il vérifiera l'anatomie du vagin et de l'utérus ainsi que l'état du col. Le toucher vaginal lui donnera des informations sur la taille de l'utérus, sa position et la présence ou non de fibromes. Il pourra détecter les traces d'une endométriose ou sentir un kyste ovarien.
La plupart des femmes étant suivies habituellement par un gynécologue, il est rare que cet examen apporte des révélations.
En revanche, l'examen clinique de l'homme, rarement suivi régulièrement, est souvent révélateur de problèmes.
Le médecin fera d'abord un examen général de santé, suivi d'un examen andrologique : taille de la verge, emplacement du méat urétral, situation des testicules, leur taille, leur consistance. Il

recherchera l'existence d'une varicocèle et la présence ou l'absence d'épididyme. Enfin un toucher rectal permet d'apprécier la consistance et la sensibilité de la prostate. Cet examen aide à orienter le patient vers des explorations spécialisées.

➘ Concevoir un enfant, mener une grossesse sont des processus complexes où entrent en compte de multiples facteurs tant biologiques qu'affectifs comme la puissance du désir d'enfant, l'ambition du projet parental mais aussi la vie affective du couple et son comportement sexuel. Chaque membre du couple doit comprendre et consentir à l'approche médicale. C'est une exigence éthique, c'est la garantie d'un bon investissement du couple et de sa participation aux contraintes du traitement.

Un test pour le couple

Parmi les examens destinés à détecter les causes d'une infertilité, il en est un qui s'intéresse particulièrement à ce qui se passe juste après un rapport sexuel. Le test post-coïtal, dit de « Hühner », fait partie des grands classiques. C'est généralement un des tout premiers examens complémentaires prescrits.

15 % des infertilités ne peuvent être réellement expliquées.

Le test de Hühner

Ce test permet d'analyser le nombre de spermatozoïdes et leur mobilité dans la glaire cervicale de « bonne qualité », c'est-à-dire juste avant l'ovulation. Le rapport sexuel doit être programmé un ou deux jours avant la montée de température habituelle repérée sur une courbe de référence préalablement établie.
Il est demandé au couple de s'abstenir de tout rapport dans les 3 jours qui précèdent et la femme doit éviter toute toilette vaginale. L'examen est pratiqué le lendemain du rapport sexuel. Il consiste à observer le col de la femme et à faire plusieurs prélèvements qui seront ensuite étudiés au microscope.
L'absence de spermatozoïdes peut être diversement interprétée : oligo- ou azoospermie, ou difficultés au moment du rapport sexuel comme une non-éjaculation. Parallèlement, la qualité de la glaire cervicale est analysée.

Un comptage rigoureux

Ce test n'est envisageable que si l'ovulation est certaine et précise. Il nécessite parfois la prise de médicaments pour stimuler l'ovulation ou pour provoquer la sécrétion de glaire cervicale. Des résultats incertains à ce test peuvent amener à ce qu'il soit renouvelé lors du cycle suivant.

Le prélèvement de glaire permet d'examiner notamment la quantité de spermatozoïdes mobiles et immobiles. Le test est considéré comme positif si l'examinateur trouve un nombre minimal de 40 à 50 spermatozoïdes dans une quantité bien définie du prélèvement. Le médecin considère alors que la cause de l'infertilité du couple est féminine. Si le test est moyen, il prescrira un spermogramme (v. p. 208) et un spermocytogramme (v. p. 210) afin de déterminer si la cause de l'infertilité est masculine, due à une anomalie ou à un défaut des spermatozoïdes, ou féminine, due à une réaction hostile de la glaire vis-à-vis des spermatozoïdes.

Qui est en cause ?

Il est possible d'évaluer in vitro la capacité de pénétration des spermatozoïdes dans la glaire. Ce test s'appelle « test de pénétration croisé ». Il est programmé à la suite d'un test de Hühner négatif dans deux cas : lorsqu'on a constaté des anomalies du sperme et lorsque le spermogramme est satisfaisant.

Toujours après 3 jours d'abstinence, le sperme et la glaire sont recueillis et mis en contact en laboratoire. Le sperme est placé dans un tube et la glaire dans une pipette qui trempe dans le tube.

Le comportement des spermatozoïdes mis au contact de la glaire sont observés en éprouvette sur une durée de quatre heures, et pour un couple donné. Le test est réalisé avec un échantillon de spermatozoïdes « témoins », puis avec un prélèvement de glaire « témoin ».

Les résultats sont ensuite croisés pour déterminer qui est en cause dans les résultats négatifs du test de Hühner, la glaire, les spermatozoïdes ou les deux. Un test normal indique que la glaire sécrétée ne renferme pas d'anticorps antispermatozoïdes.

Les femmes plus fragiles que les hommes

- Les fonctions de reproduction sont complexes chez la femme, et l'ovule, à l'inverse des spermatozoïdes, n'est pas directement observable.
- Tout cela explique que les examens exploratoires pour comprendre les raisons d'une infertilité sont nombreux et souvent compliqués.
- Les anomalies de fonctionnement sont aussi relativement fréquentes, le déroulement séquentiel du cycle apportant sans doute plus de fragilité que le mode de fonctionnement masculin.

Suivre l'ovulation

Il est rare que la première consultation soit suivie d'un diagnostic précis. Le médecin est souvent obligé de demander au couple de se soumettre à des examens complémentaires. Si c'est votre cas, sachez que vous entrez dans une période délicate de votre vie personnelle et de celle de votre couple. Plus vous approchez de la quarantaine, plus ces examens doivent être programmés rapidement.

Ovulation et température

Tout commence généralement par l'étude de l'ovulation. L'examen le plus simple consiste à étudier la maturation de l'ovocyte de manière indirecte grâce au changement de température interne qu'elle provoque chez la femme. En effet, lorsque l'ovulation a eu lieu, les parois du follicule qui a libéré l'ovule se chargent d'un pigment, le corps jaune.

Vous allez devoir faire preuve de patience, de rigueur et de persévérance.

Celui-ci libère une hormone, la progestérone, qui a pour particularité de faire augmenter la température basale du corps de quelques dixièmes de degré. Ce saut de température peut se manifester brusquement, d'un jour à l'autre, ou grimper tout doucement.
Théoriquement, l'ovulation se produit juste avant l'élévation de la température. Des recherches précises l'établissent, pour chaque cycle, au 14e jour à 17 heures. Une telle précision est inutile pour savoir si votre cycle est normal, en fait la plupart du temps, le décalage de température se juge en comparant la moyenne de celle en début de cycle et de celle de fin de cycle.

Une courbe des températures « référence »

Sauf si la patiente est en aménorrhée, le médecin lui demande généralement d'établir une courbe des températures « référence ». Elle est obtenue par l'étude de trois courbes consécutives. La prise de température, rectale ou vaginale, se fait tous les matins avant le lever avec toujours le même thermomètre et, si possible, à heure fixe à partir du 8ᵉ jour du cycle.

Toute maladie infectieuse, même bénigne, doit être indiquée sur la courbe tout comme la prise de médicaments.

> **La fécondabilité entre un homme de moins de 40 ans et un homme de plus de 60 ans diminue de 70 %.**

Un décalage thermique d'au moins 3 dixièmes de degré, en dehors de tout contexte infectieux, suivi d'un plateau thermique stable de plus de 10 jours, signale l'ovulation et une phase lutéale a priori correcte. La courbe thermique ne peut être considérée comme une bonne source d'information chez les patientes qui n'ont pas d'horaires fixes de travail et donc de lever. Ces courbes permettent d'orienter le diagnostic vers un trouble de l'ovulation, il faudra ensuite en déterminer la cause.

Un bilan hormonal aussi

Mais une bonne courbe ne signifie pas que tout va bien. En effet, des troubles hormonaux peuvent exister à tout âge et être masqués par une ovulation spontanée qui peut paraître normale. Un bilan hormonal est prescrit rapidement et systématiquement quel que soit l'âge de la femme. Il est réalisé à partir d'une analyse de sang, les prélèvements sanguins se programmant en tout début de cycle.

Et s'il y avait une infection ?

Les infections les plus fréquentes ont pour origine une maladie sexuellement transmissible (MST). Elles peuvent être mises en évidence par une analyse de sang : une numération sanguine et une vitesse de sédimentation anormales indiquent une infection mais sans en préciser la nature. Il faut procéder à un prélèvement et à une mise en culture bactériologique de sécrétions vaginales pour identifier le germe en cause. Certains comme le gonocoque ou le *Chlamydia* peuvent entraîner une stérilité s'ils atteignent les trompes. Leur état sera alors vérifié par une cœlioscopie. La contamination peut être ancienne, l'infection est alors chronique. Un examen gynécologique, un curetage ou une infection intestinale banale peuvent être aussi à l'origine d'une infection.

ZOOM

L'étude de la glaire cervicale

Quelques jours avant l'ovulation et au moment de l'ovulation, les glandes situées dans le col de l'utérus sécrètent une glaire : la glaire cervicale. Sa mise en action est sous la dépendance d'une hormone, l'œstradiol. Son rôle normal est de faciliter la remontée des spermatozoïdes dans les voies génitales féminines.

Pour cela, elle doit être assez abondante et avoir une qualité particulière pour laisser passer les gamètes mâles. L'examen de la glaire vérifie sa fluidité, son élasticité et sa limpidité.

Pour différentes raisons, comme un dérèglement hormonal ou une altération de la muqueuse sous l'effet d'une déchirure ou d'une cautérisation à la suite d'un traitement médical, la glaire peut être insuffisante. Son étude permet de diagnostiquer une infection en raison de la présence de germes dans le vagin ou dans l'utérus.

Un problème d'âge

- L'âge maternel a aussi une influence puisque la fertilité diminue avec l'âge de la mère et qu'il existe une proportion plus élevée de fausses couches et d'avortements thérapeutiques dus à des malformations génétiques.
- De même, si la réserve d'ovocytes est faible, quel que soit l'âge, la fertilité devient faible.

À SAVOIR

- Les études montrent que après un an d'infécondité, la fécondabilité moyenne n'est plus que de 12 % ; après 2 ans, elle se réduit à 7,9 % et après 5 ans, à 4 %. Ces chiffres prouvent qu'il est préférable de ne pas attendre plus de deux ans d'infécondité pour envisager une prise en charge médicale. Il semble de plus que l'aide thérapeutique augmente alors significativement les chances de grossesse.
- La fécondabilité d'un couple chute lorsque l'homme est âgé de plus de 55 ans.
- L'âge du premier rapport semble modifier la fécondabilité des couples : plus la sexualité est proche de la puberté, plus le risque de maladies sexuellement transmissibles augmente de même que le risque de lésions tubaires définitives. Ce phénomène s'expliquerait par l'immaturité de l'épithélium du vagin en raison d'un défaut de sécrétion d'œstrogènes et de progestérone. L'absence de ces deux hormones diminue le rôle protecteur de l'épithélium contre les agressions microbiennes.
- La fécondabilité est d'autant plus élevée que les rapports sont fréquents surtout, bien sûr, s'ils se situent quatre jours avant l'ovulation et trois jours après. Cette période est celle de la fertilité.
- Un mauvais spermogramme n'induit d'ailleurs pas forcément des difficultés à avoir un enfant. En effet, un sperme médiocre, associé à une bonne fécondabilité féminine, peut donner une grossesse sans grand problème.

Les spermatozoïdes au microscope

> **L'échographie fait maintenant largement partie des examens proposés aux hommes souffrant d'infertilité.**

La recherche des causes d'une éventuelle stérilité masculine passe d'abord par l'examen du sperme. Le prélèvement est normalement effectué en laboratoire par masturbation. Les patients qui ne supportent pas ces conditions matérielles peuvent le réaliser chez eux mais à condition de suivre des consignes précises : en effet, le sperme étant fragile, il doit être examiné le plus rapidement possible après le prélèvement et sans subir de changement de température.

Le spermogramme

Un délai d'abstinence est demandé au couple, variable selon les examens prescrits mais ne dépassant jamais plus de 3 jours, car les spermatozoïdes souffrent alors d'une moins bonne vitalité et mobilité.
Le spermogramme mesure la viscosité et le volume de l'éjaculat ainsi que le nombre et la mobilité des spermatozoïdes.
Le sperme est naturellement visqueux au moment de l'éjaculation pour devenir plus liquide afin de mieux pénétrer dans la glaire cervicale féminine.
Il arrive qu'il reste épais et ne permet donc pas une bonne intrusion des spermatozoïdes dans les voies génitales de la femme. Le volume d'un éjaculat normal varie de 2 à 6 ml. Une faible quantité de sperme est souvent due à une malformation des glandes génitales, mais ne signifie pas du tout une anomalie anatomique ; trop de sperme indique une infection chronique de l'appareil génital.

En nombre et mobiles

L'acidité, le pH du sperme ainsi que de nombreux autres dosages chimiques sont analysés. Ils permettent d'apprécier le fonctionnement de certaines glandes et de situer où il peut exister une anomalie. Puis la vitalité des spermatozoïdes est étudiée en colorant les spermatozoïdes morts. Elle est normalement supérieure à 75 %. Une vitalité basse est appelée nécrozoospermie, elle peut signifier une atteinte infectieuse de certaines glandes.

Les spermatozoïdes sont comptés. Une numération normale correspond à au moins 20 millions de spermatozoïdes par millilitre. Un nombre faible ne signale pas forcément une infertilité. En effet, si ce nombre est compensé par une bonne mobilité, pronostic encourageant du pouvoir fécondant du sperme, les spermatozoïdes seront capables de traverser la glaire cervicale et de remonter jusqu'à l'ovule.

La mobilité est évaluée en termes de déplacement rapide ou lent, de mobilité sur place et immobilité. Les mobilités particulières laissent supposer des anomalies dans la morphologie des spermatozoïdes. Cette recherche se fait par examen visuel au microscope ou par microvidéographie assistée par ordinateur.

Des examens complémentaires

- D'autres examens sont aussi effectués comme la recherche d'auto-anticorps, ce qui se caractérise par une agglutination des spermatozoïdes entre eux.
- Les hommes souffrant de cette forme d'infertilité s'immunisent contre leur propre semence.
- Une spermoculture est souvent demandée pour déterminer si le sperme n'est pas infecté par un germe.
- Sa présence signifie que le patient souffre d'une maladie infectieuse génito-urinaire dont le germe infecte le sperme.
- L'infection mise en évidence sera traitée par des antibiotiques afin de redonner aux spermatozoïdes tout leur pouvoir fécondant.

Le spermocytogramme

Un examen spécifique, le spermocytogramme, étudie la morphologie des spermatozoïdes. Il se réalise au microscope après fixation et coloration d'un frottis, souvent renouvelé à 3 mois d'intervalle. Le biologiste compte ceux qui présentent une morphologie anormale de la tête, de la pièce intermédiaire et de la flagelle, puis il établit un pourcentage (la tératozoospermie).

La normalité établit à 40 % le nombre de gamètes malformés et donc inaptes à la fécondation. Toutes les anomalies n'ont pas la même signification et orientent le diagnostic. Une tératozoospermie totale est souvent associée à des anomalies du caryotype et peut donc faire penser à une maladie génétique. L'association de plusieurs anomalies sur les spermatozoïdes complique fortement le pronostic.

Les dosages hormonaux

- Le dosage de l'hormone folliculo-stimulante, FSH, permet de mettre à jour un trouble de la spermatogenèse, parfois au niveau de la maturation des cellules.
- Le dosage de la testostérone renseigne sur le fonctionnement endocrinien du testicule. Un dosage anormal de la prolactine révèle un problème hypophysaire.
- L'inhibine B donne des indications sur la fonction spermatique.

Les examens exceptionnels

Ces examens vont chercher des réponses à des questions qui ont pu être suscitées par des examens « classiques ». Ils sont donc réservés à des cas précis. La recherche de sperme dans les urines se justifie en cas d'azoospermie.

La biopsie testiculaire permet de déterminer les causes de certaines azoospermies qui n'ont pu être expliquées par des examens plus simples. Réalisée sous anesthésie générale, elle étudie sur un fragment de tissu le nombre de spermatozoïdes mobiles disponibles et évalue la possibilité d'une fécondation intra-conjugale.

➘ Ces examens demandent à être pratiqués dans des laboratoires de référence. C'est notamment le cas du spermogramme qui comporte, dans certaines recherches à effectuer, une partie subjective telle que l'évaluation de la mobilité des spermatozoïdes et l'appréciation de leur morphologie.

L'échographie testiculaire donne une évaluation précise du volume des testicules, elle permet aussi de constater la présence d'une hydrocèle ou d'une varicocèle, et de vérifier l'état du tissu testiculaire. L'épididyme est aussi examiné. L'échographie par voie endo-rectale fournit de bonnes informations sur la prostate, les vésicules séminales et les canaux éjaculateurs.
La plupart de ces anomalies sont soit acquises de naissance soit le résultat d'une inflammation ou d'une infection chronique.

ZOOM

Le spermogramme toujours à renouveler

Il est habituel qu'un spermogramme soit prescrit plusieurs fois car les variations spermatiques sont normalement fréquentes. De plus, plusieurs examens permettent de déterminer si l'anomalie éventuellement repérée est transitoire ou non, ou encore due à un mauvais recueil de l'éjaculat.
En effet, le sperme varie chez le même homme d'un jour à l'autre, d'une saison à une autre, et même en fonction d'événements qui ont pu marquer soit les quelques heures avant l'examen, soit les trois mois précédents. C'est pourquoi les examens se programment avec un délai de trois mois d'intervalle correspondant à un renouvellement complet des spermatozoïdes puisque c'est la durée normale de la spermatogenèse.
Lors d'un spermogramme de contrôle, le médecin demandera un examen biochimique du liquide séminal en ayant recours à des marqueurs spécifiques selon les glandes concernées : prostate, vésicules séminales ou épididyme. Les informations recueillies mettront le médecin sur la piste d'une éventuelle difficulté.

Le diagnostic au féminin

Pour affiner le diagnostic, bien souvent le médecin s'appuie sur des examens échographiques et radiographiques. Ils permettent de visualiser deux éléments essentiels de la fécondité : les trompes et l'utérus.

Les dosages hormonaux vont donner de précieuses informations sur la majorité des fonctions endocriniennes.

L'échographie

L'échographie endo-vaginale permet de diagnostiquer les kystes des ovaires, les fibromes, les polypes, les malformations utérines, un problème au niveau des trompes ou des os du bassin. Elle fournit encore une image de l'ovaire et du follicule dont la mesure du diamètre indique la proximité de l'ovulation.
De même, l'échographiste peut compter le nombre de follicules en croissance et surveiller l'évolution du corps jaune après l'ovulation.
L'échographie est parfois complétée par un examen au doppler qui permet d'apprécier la vascularisation des différents organes, notamment la circulation artérielle et veineuse qui irrigue les ovaires et l'utérus.
L'échographie de l'utérus est parfois utile pour mesurer l'épaisseur de la muqueuse, une insuffisance ou une hypertrophie pouvant ainsi être découvertes. Si besoin, le médecin prescrira une biopsie de l'endomètre. Enfin, toujours grâce à cet examen, le médecin peut découvrir un fibrome au niveau de la cavité utérine. En revanche, l'échographie est moins utilisée pour examiner les trompes car elle ne peut révéler qu'une trompe très malade et dilatée.

L'hystérosalpingographie

C'est un examen plus particulièrement réservé aux femmes présentant des difficultés au niveau des trompes. Il consiste, après injection par

les voies naturelles d'un liquide opaque aux rayons X, à suivre le cheminement de ce liquide.
Si celui-ci se répand facilement dans tout l'abdomen, le médecin est assuré de la bonne perméabilité des trompes. Mais si le liquide reste bloqué à l'intérieur, il peut en conclure aisément que la trompe est bouchée.
Elle permet également une visualisation de l'état de la cavité utérine afin de mieux connaître sa morphologie et le bon état de ses tissus. Cet examen, bien que court – 5 minutes environ – est souvent douloureux.

L'hystéroscopie

Pratiquée en consultation, elle permet de visualiser parfaitement la cavité utérine en passant une fibre optique par le col. On découvre ainsi s'il existe des polypes, des fibromes, un cloisonnement anormal de l'utérus et un développement anormal de l'endomètre.

La cœlioscopie

Une cœlioscopie nécessite une anesthésie générale. Elle consiste en une observation à vue des organes génitaux par l'orifice ombilical. L'examen des trompes peut révéler une infection aiguë ou chronique, une agglutination des franges du pavillon ou un rétrécissement de l'orifice. L'examen des ovaires permet le diagnostic incontestable de kystes, d'endométriose ou d'une coque épaisse couvrant l'ovaire.
Enfin, des adhérences autour des trompes et des ovaires, traces d'une ancienne infection, peuvent être vues. Les trompes peuvent encore être visitées de l'intérieur par une fibre optique afin de découvrir une éventuelle anomalie de la muqueuse interne ou une adhérence. Cet examen s'appelle une tuboscopie. L'échographie fonctionnelle tend à remplacer la cœlioscopie.

La biopsie de l'endomètre

Elle consiste à analyser un petit fragment de la muqueuse qui tapisse l'utérus et dans laquelle l'œuf fécondé viendra se nicher. Le

prélèvement se fait par aspiration à l'aide d'une petite sonde. Il est, après préparation, examiné au microscope.
Son aspect est révélateur de la bonne ou mauvaise stimulation de ses cellules par les hormones œstrogènes et progestérone.
La conformation particulière des cellules établit le diagnostic d'un problème hormonal. L'analyse de la muqueuse utérine peut encore indiquer une infection. Mais cet examen est de moins en moins pratiqué au profit de méthodes moins invasives.

Au 24e-25e jour du cycle

- Si le prélèvement d'un fragment de la muqueuse utérine est fait au 24e-25e jour du cycle, on pourra déterminer si la muqueuse est prête à accueillir favorablement l'œuf qui s'y installera dès la 2e semaine qui suit la fécondation.
- Les cellules de l'endomètre doivent alors se transformer et établir une barrière pour éviter que l'expansion de l'œuf n'attaque le muscle utérin.
- Ce sont les vaisseaux sanguins de l'endomètre qui lui apporteront l'énergie nécessaire à son développement.
- La bonne constitution cellulaire de cette muqueuse est donc essentielle dans l'installation de la grossesse.

Le bilan hormonal

- La médecine dispose de toute une batterie d'examens destinés à cerner les causes de l'infertilité féminine. À l'échographie et aux différentes radios de l'utérus s'ajoutent les dosages hormonaux.
- Tout commence généralement par un bilan hormonal. Différents dosages et différents tests permettent de mettre en évidence les taux d'œstradiol, de FSH (hormone folliculo-stimulante) et de LH (hormone lutéinisante) à partir d'une prise de sang.
- Ces deux hormones sont essentielles dans le mécanisme de l'ovulation. Le prélèvement sanguin est programmé au 3e ou 4e jour du cycle.
- Le dosage de ces hormones apporte de précieux renseignements sur la réserve d'ovocytes (cellules femelles qui, après plusieurs phases de méiose, deviendront l'ovule) et sur leur maturation.
- Selon les résultats, le médecin peut demander d'autres tests lui permettant d'affiner le diagnostic et de pronostiquer une grossesse. Il peut aussi prescrire une échographie des ovaires.
- Ce bilan hormonal est complété par la mesure d'autres facteurs comme l'inhibine-B ou l'hormone anti-müllérienne. Leur évaluation est en cours.

À SAVOIR

- **Le dosage de FSH plasmatique couplé à la LH** permet de déterminer s'il existe une ménopause précoce ou une anomalie du fonctionnement de l'hypophyse, quand son dosage est plus élevé que la normale. Le dosage de l'inhibine-B complète cette information.

- **Le test LH-RH** consiste à injecter par intraveineuse cette hormone sécrétée par l'hypothalamus afin d'en analyser l'effet sur l'organisme.

- **Le dosage de la prolactine** : cette hormone de la lactation sécrétée par l'hypophyse a un rôle sur les autres fonctions endocriniennes. Son taux élevé entraîne une dysovulation, voire un arrêt de l'ovulation. Un examen de l'hypophyse par IRM en déterminera la cause.

- **Le dosage des œstrogènes** permet une bonne surveillance de l'ovulation puisque les œstrogènes sécrétées par les follicules ovariens témoignent de la croissance et de la maturation de l'ovule.

- **Le dosage de la progestérone** informe sur la qualité de la phase lutéale du cycle. Les cellules de la paroi du corps jaune sécrètent une substance graisseuse de couleur jaune. Le corps jaune sécrète de la progestérone pendant 14 jours.

- **Le dosage des androgènes** : si le taux de ces hormones sécrétées par les surrénales et les ovaires est élevé, la fonction ovarienne est déréglée.

- **Le dosage des hormones thyroïdiennes** est prescrit en cas de dysovulation.

Les traitements de l'infertilité

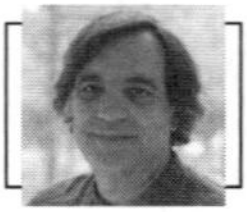

“ Il n'est pas rare de rencontrer des couples dits « infertiles » qui ont pu concevoir un enfant après avoir adopté. Il s'agit bien sûr de couples fertiles n'ayant jusqu'alors pas réussi à démontrer leur fertilité. **C'est un phénomène passionnant qui pose la question de savoir si le fait d'avoir un enfant dans sa vie permet d'un concevoir un.**

Je ne vois qu'une explication possible : le désir d'enfant crée la fécondité. ”

“ Peut-être que pour procréer un couple a besoin d'une harmonie particulière dans l'acte amoureux. L'état amoureux deviendrait alors une forme de somatisation. ”

“ Il y a donc une part de psychique dans la fécondation : est-ce que certaines difficultés à concevoir un enfant ne cachent pas **l'idée plus ou moins consciente que l'on ne veut pas de cette naissance ?** La somatisation est parfois à l'origine d'ulcères, de crises d'épilepsie ou d'asthme, alors pourquoi ne jouerait-elle pas de rôle dans l'ovulation ? ”

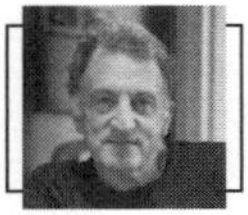

“ **Avoir une ovulation au bon moment est une manifestation inconsciente du corps.** Des barrières psychiques peuvent empêcher certains couples d'y parvenir. Elles sont en relation avec l'histoire de chacun des membres du couple. Je suis presque persuadé, par exemple, que le manque d'amour bloque parfois l'ovulation. Mais **l'implantation de l'œuf dans l'utérus est aussi une étape qui peut être perturbée par des phénomènes psychiques. Je propose souvent aux couples d'être accompagnés psychologiquement** lorsqu'ils s'engagent dans une procréation médicalement assistée, ou qu'ils entament des démarches en vue d'une adoption. ”

“ Si un couple porte depuis des années un fardeau psychique, c'est sans doute le bon moment de s'en décharger. ”

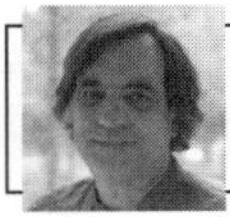

“ **La place du psychiatre n'est pas facile à trouver dans les cas de stérilité psychique.** Si la demande de consultation est faite par l'un des membres du couple, le médecin et le partenaire pensent immédiatement que le demandeur a caché jusqu'alors quelque chose. Si c'est le médecin qui donne ce conseil, le couple se regarde pour savoir qui des deux est « malade ». ”

“ Je crois qu'il devrait être naturel qu'un psychiatre ou un psychologue fasse toujours partie de l'équipe soignante. ”

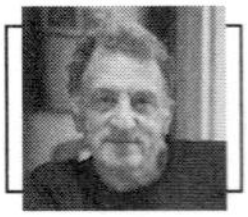

“ **L'ovulation reste encore très mystérieuse. Pourquoi le phénomène intervient-il ?** Pourquoi, à chaque cycle, il n'y a que 4 ou 5 ovules libérés par les ovaires, qui en contiennent un grand nombre ? **Pourquoi, parmi ces 4 ou 5 ovules, un seul est mature pour être fécondé alors que l'évolution des autres est bloquée ?** Comment se décident les phénomènes bloquants ? Pourquoi certains spermatozoïdes ne deviennent jamais fécondants ? Qu'est-ce qui détermine exactement celui qui est élu pour pénétrer au cœur de l'ovule ? ”

“ Il y a un grand nombre de choses que l'on ne connaît pas dans la fécondation, notamment en matière de génétique, comme le jeu des gènes les uns sur les autres ou l'effet de certaines protéines sur l'implantation. ”

“ **Il nous reste beaucoup à découvrir sur les mécanismes physiologiques et leurs liens avec le psychologique.** En effet, on sait que les émotions déclenchent des réactions hormonales et que la stimulation de l'ovulation est commandée par le cerveau déclenchant des réactions hormonales en cascade sous le contrôle de l'hypothalamus. ”

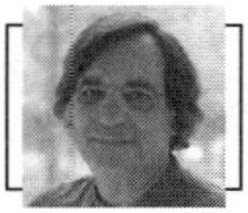

“ Certaines voix s'élèvent pour demander aux spécialistes de la procréation médicalement assistée d'aborder, dès les premières consultations, l'éventualité d'une adoption comme recours au désir d'enfant. Je crois que **c'est méconnaître les mécanismes psychiques qui permettent de faire le deuil de sa fertilité.** ”

“ Il faut que chaque couple mène le combat contre la stérilité jusqu'à son terme ; il sera capable de penser à l'adoption seulement ensuite. ”

“ L'infertilité est vécue comme une maladie, elle doit être d'abord soignée médicalement, et traitée socialement si la médecine reconnaît son impuissance. Pour avoir toutes les chances de guérir, quelle que soit la maladie dont on souffre, **il faut garder l'espérance. Malades et médecins ne peuvent se battre en se disant que c'est perdu d'avance.** ”

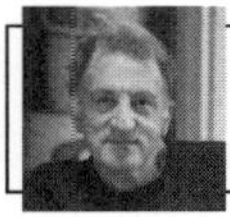

“ Je suis toujours ému lorsqu'un couple avec qui j'ai lutté pendant des mois pour qu'il réalise son désir d'enfant m'annonce qu'il va adopter. Malgré ma peine de ne pas avoir réussi, **je suis heureux de constater que la réflexion, la raison l'ont emporté sur la suprématie des liens du sang.** ”

“ Cette capacité à évoluer et à mûrir témoigne d'une vraie grandeur humaine. ”

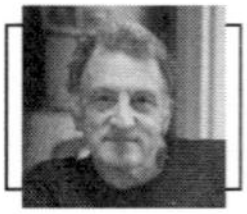

“ **Aujourd'hui, la Sécurité sociale ne rembourse plus que 4 fécondations in vitro. Certains estiment que c'est trop peu.** Ils sont persuadés que, s'ils avaient pu y accéder, une cinquième fois, cette fécondation aurait été la bonne. Mais ce raisonnement s'applique quel que soit le nombre de FIV remboursées, et **il faut bien poser des bornes à tout traitement.** Les résultats du suivi des femmes ayant subi une stimulation ovarienne, il y a 25 à 30 ans, commencent à être publiés aux États-Unis. Ils nous permettront de poser des limites de prudence à ces traitements. ”

“ On ne peut stimuler indéfiniment un organisme sans courir le risque de complications. ”

“ **Je crois que la règle des 4 FIV n'est pas injuste.** Elle s'appuie sur la constatation que les 4 premières tentatives représentent le meilleur taux de réussite. **Chaque tentative est une intervention complète, de la fécondation en éprouvette au transfert de l'œuf dans la cavité utérine.** Dans la pratique, il faut savoir que ce transfert n'est fait que si toutes les conditions de réussite sont constatées. **Il y a donc presque toujours plus de fécondations in vitro que d'actes de transfert.** En outre, faire d'autres tentatives sans prise en charge reste parfaitement autorisé. ”

“ Je crois qu'en médecine il faut rester dans un cadre normal de respect de la nature humaine. ”

4

Avoir recours à la science

La médecine de la reproduction est une science nouvelle qui n'a pas fini d'étonner. Elle repose sur des techniques précises et savantes.

Grâce à ces techniques, l'espoir renaît, le narcissisme blessé se reconstruit. Bien sûr, les traitements sont contraignants, invasifs... mais aussi couronnés de succès.

En fait, ce ne sont pas les soins qui sont les plus difficiles à supporter, mais l'attente des résultats.

Après chaque échec, il faut retrouver l'envie de recommencer, faire renaître la confiance en soi et la certitude que le médecin et le biologiste sauront vous donner l'enfant qui occupe toutes vos pensées.

Chirurgie réparatrice au féminin

La chirurgie peut intervenir à plusieurs niveaux de l'appareil génital féminin pour lui redonner la capacité de mener une grossesse. C'est le cas, par exemple, de la réparation de certaines malformations utérines qui ne permettent pas à l'œuf de s'implanter ou de se développer normalement.

Réparer un utérus

En fait, les malformations de l'utérus sont assez fréquentes en raison d'un développement embryonnaire un peu complexe. L'utérus se forme à partir de deux canaux accolés bord à bord qui doivent fusionner pour constituer la cavité utérine. Il arrive parfois, sans que l'on en connaisse la cause, que la paroi qui sépare les deux canaux ne disparaisse pas ou se résorbe partiellement, c'est pourquoi certaines femmes ont un utérus double ou bicorne.

Le geste chirurgical consiste à éliminer les tissus divisant la cavité utérine. Généralement, l'intervention se fait par «voie basse», c'est-à-dire en passant par le vagin et sous hystéroscopie. La pratique chirurgicale est identique lorsqu'il s'agit d'éliminer les «synéchies» de l'utérus. Ce terme signifie que les deux faces de la paroi utérine sont accolées solidement et forment une « bride » ou un « pont » plus ou moins important.

Ces difficultés surviennent le plus souvent à la suite d'une IVG ou d'un curetage après une fausse couche. Ce sont l'ancienneté et la taille des synéchies qui déterminent la réussite de l'intervention chirurgicale.

Redonner leur perméabilité aux trompes

La chirurgie peut encore traiter certaines stérilités dites «tubaires». Pour qu'il y ait fécondation, il faut que les trompes de Fallope aient la capacité d'accueillir l'ovule et le spermatozoïde. Différentes raisons

peuvent empêcher cette rencontre. Les trompes peuvent être complètement bouchées, conséquence d'une infection due à une salpingite, à une endométriose ou à une péritonite.
Si les trompes sont obstruées depuis longtemps, on peut constater une distension des parois. Les médecins nomment cette affection un « hydrosalpinx ».

Le mauvais état des trompes est responsable de 30 % des stérilités féminines.

Un passage trop étroit

Autre affection qui peut toucher les trompes : la « sténose ». Une grossesse extra-utérine, ou une infection ancienne, a provoqué un rétrécissement du diamètre des trompes. Enfin, certaines femmes souffrent d'adhérences autour des trompes qui peuvent empêcher l'ovocyte d'atteindre le pavillon de la trompe.
L'acte chirurgical fait sous cœlioscopie consistera, selon le diagnostic, à sectionner ou à enlever les adhérences, à retourner les bords des trompes pour les ouvrir largement, à couper les morceaux endommagés et à rétablir le passage, soit le long de la trompe, soit au niveau de son attache avec l'utérus.
Mais parfois, c'est toute une trompe infectée qu'il faut enlever afin de préserver l'autre en bon état. En effet, souvent l'infection d'une trompe retentit sur l'autre et la femme ne peut pas procréer. Les affections les plus bénignes peuvent être traitées avec des taux de réussite de 50 à 70 %. Une grossesse est alors souvent obtenue dans les 2 ans qui suivent l'intervention. En revanche, il semble que le risque de grossesse extra-utérine soit augmenté.

Des trompes jamais totalement restaurées

- La trompe, même réparée par la chirurgie, n'a plus tout à fait les mêmes qualités qu'une trompe saine.
- En effet, ses fibres contractiles, ses cils vibratiles et sa faculté de sécréter des substances nutritives sont toujours plus ou moins altérés.
- Tous ces éléments participent de manière importante au mécanisme de la fécondation. C'est pourquoi la chirurgie tubaire a des succès limités.

Une chirurgie sophistiquée

Le diagnostic de trompes abîmées se fait par un examen radiologique, l'hystérosalpingographie, qui visualise à la fois les trompes et l'utérus, et est souvent complétée par une cœlioscopie permettant un examen plus précis et mieux approfondi. Celle-ci se pratique en introduisant une minuscule fibre optique par voie abdominale.

L'intervention nécessite une anesthésie générale par voie abdominale puisqu'il faut faire une petite incision de l'abdomen sous l'ombilic. Cette technique, associée à la chirurgie au laser, permet des actes chirurgicaux très précis, notamment un véritable remodelage des trompes, la plastie tubaire.

Ces opérations sont moins fréquentes qu'autrefois en raison de leur taux réduit de réussites et d'une plus grande maîtrise de la FIV. Les médecins les conseillent aux femmes dont ils estiment qu'elles ont ensuite une bonne probabilité d'être enceintes.

ZOOM

Le traitement particulier des stérilités ovariennes

Ces prescriptions sont de maniement délicat, elles doivent être faites à bon escient et sous un contrôle médical rigoureux.

L'ovaire peut être à l'origine de deux types de stérilité. S'il est porteur d'un kyste, il provoque une stérilité ovarienne organique que la chirurgie peut traiter par ablation. Mais une grande majorité des stérilités ovariennes sont d'ordre fonctionnel. Les stérilités ovariennes sont dues à un dérèglement du système hormonal de l'hypophyse ou de l'ovaire.

La maturation de l'ovule est sous l'étroite dépendance de l'interaction des hormones sécrétées par l'un ou l'autre, et il suffit que l'un des systèmes soit déréglé pour que le cycle de la femme soit à son tour perturbé. Que la sécrétion d'hormones soit trop abondante ou déficiente, le résultat est le même, l'ovulation ne se produit pas ou se produit au moment où l'on ne l'attend pas.

Le traitement des stérilités ovariennes fonctionnelles se fait par voie médicamenteuse. Un diagnostic précis orientera soit vers la prescription d'un

médicament chargé de stimuler les hormones hypophysaires, comme les gonadotrophines FSH et LH, ou vers la prescription directe de ces hormones afin de stimuler les fonctions hormonales de l'ovaire (v. p. 240).
L'hormone FSH favorise la croissance des follicules et l'hormone LH permet au follicule mûr de libérer un ovule. Elles sont administrées par injection à chaque cycle. Aujourd'hui, ces hormones peuvent être « recombinantes » ; elles sont synthétiques et obtenues par génie génétique.

Chirurgie réparatrice au masculin

Certaines stérilités masculines peuvent être soignées par la chirurgie. Il s'agit le plus souvent d'éliminer ce qui fait obstacle à une éjaculation normale des spermatozoïdes. Les testicules fonctionnent bien et le patient ne remarque rien puisque le volume et l'aspect de ses éjaculats sont normaux, les vésicules séminales et la prostate ayant un bon fonctionnement.

La chirurgie testiculaire est un art précis, compte tenu de la petite taille des canaux sur lesquels elle intervient.

Un parcours empêché

Le diagnostic d'azoospermie excrétoire s'établit à partir d'un spermogramme montrant l'absence de spermatozoïdes dans les éjaculats, alors que les dosages hormonaux sont normaux et que les testicules ont un volume parfait. L'histoire médicale du patient peut révéler une intervention chirurgicale sur les testicules ayant occasionné des lésions à certains canaux.

Mais le plus souvent le patient a souffert d'une infection, par exemple au niveau de l'épididyme, du canal déférent ou de la prostate. Les maladies sexuellement transmissibles sont alors souvent mises en cause, parfois la tuberculose ou certains parasites tropicaux.

Dans certains cas encore, le patient veut retrouver sa fonction reproductrice interrompue par une vasectomie. On rencontre aussi des cas plus rares de malformation congénitale due à un mauvais développement des voies excrétoires au stade embryonnaire. Il faut aussi que la lésion soit peu étendue et que le reste des conduits soit intact pour que l'intervention puisse être réparatrice. Grâce à la microchirurgie, le parcours des spermatozoïdes est alors rétabli. Le succès de ce type d'intervention n'est malheureusement que de 20 %.

Une petite varice mal placée

Une varicocèle est une autre indication d'acte chirurgical. On appelle ainsi une petite varice due à la dilatation de la veine spermatique du côté gauche. En revanche, la dilatation du côté droit est anormale. Souvent, on diagnostique une dilatation bilatérale. Parfois la varicocèle est visible au-dessus du scrotum mais, bien souvent, elle est ignorée du patient. Elle induirait plusieurs phénomènes ayant des conséquences sur la spermatogenèse. Sa présence serait à l'origine d'une mauvaise évacuation du sang qui irrigue les testicules. La dilatation de la veine augmenterait encore la température du sang qui y circule et diminuerait l'oxygénation des tissus. Normalement, ces effets n'ont de conséquence que sur les spermatozoïdes du testicule atteint, mais il arrive que toute la spermatogenèse soit perturbée.
L'évocation d'une varicocèle repose sur un spermogramme révélant un nombre de spermatozoïdes moyennement élevé, à la mobilité anormalement basse et présentant sur le plan anatomique une tête allongée. Le diagnostic se fait par un examen clinique souvent complété par une échographie. On estime que 10 à 15 % des hommes seraient porteurs d'une varicocèle. La chirurgie consiste, selon les cas, à ligaturer la veine spermatique ou à pratiquer son embolisation (ou obstruction) sous contrôle radiologique. Tout comme la précédente intervention, le taux de réussite est faible.

➘ L'incidence sur la fécondité masculine de ces varices est contestée par certains médecins et une intervention chirurgicale pour les traiter n'est plus systématique : elle serait pratiquée en présence d'une varicocèle importante ou en ultime recours, lorsque aucune autre cause de stérilité n'a pu être trouvée chez un couple.

Après une vasectomie

- La vasectomie est une méthode de contraception peu usitée.
- Généralement volontaire, elle consiste à sectionner les deux canaux déférents et à rendre ainsi impossible le passage des spermatozoïdes de l'épididyme vers la prostate.
- Cette intervention facile se pratique sous anesthésie locale.
- En revanche, une chirurgie « réparatrice » pour leur redonner toute leur perméabilité est fort délicate.

Les lésions post-traumatiques

Chaque testicule est approvisionné en sang grâce à une artère. Mais il suffit que celle-ci soit obstruée plus de 6 heures pour que le testicule qu'elle irrigue soit définitivement détruit. C'est ce qui explique les douloureuses conséquences sur la fécondité des chocs traumatiques et des interventions chirurgicales à proximité des vaisseaux testiculaires. L'opération d'une hernie inguinale au cours de l'enfance est assez fréquemment retrouvée lors d'un diagnostic d'infertilité. En effet, l'artère testiculaire est très proche de la région opérée. De même, si l'on n'intervient pas rapidement, dans un délai de moins de 6 heures, sur une «torsion testiculaire» – on nomme ainsi ce qui est en fait la torsion de l'artère du testicule –, cela n'est pas sans lourdes conséquences sur la fertilité future.

ZOOM

Les traitements médicamenteux

Ils se justifient dans deux cas : lors de troubles homonaux ou d'une infection. Lorsque les analyses révèlent un dysfonctionnement hormonal, la prescription d'hormones sécrétées insuffisamment par l'organisme permet souvent aux testicules, jusqu'alors non stimulés, de se remettre à fonctionner.

En quelques semaines, ils sont capables de fournir des spermatozoïdes de bonne qualité. Il s'agit le plus fréquemment d'une déficience du fonctionnement de l'hypophyse que l'on nomme hypogonadisme hypogonadotrophique. Cette déficience hormonale se caractérise par une azoospermie, par la petite taille des testicules, non stimulés par l'hypophyse, et par un dosage insuffisant de FSH et de testostérone.

Mais parfois, le mauvais fonctionnement de la glande thyroïde ou un diabète peuvent être la cause de l'insuffisance hormonale. Les médicaments sont alors rarement efficaces, et il faut plutôt avoir recours à une PMA pour permettre au couple de satisfaire son désir d'enfant.

La prise de médicaments est encore indispensable pour traiter une infection, le plus souvent chronique, du sperme. Sous l'effet des germes, les tissus de l'appareil génital sont atteints, les toxines ainsi produites modifient l'acidité du liquide spermatique, qui à son tour influence la mobilité des spermatozoïdes.

La spermoculture, faite à l'occasion d'un spermogramme, permet d'identifier le germe en cause et de le combattre par un antibiotique. Pour s'assurer de l'efficacité du traitement, un contrôle, au bout de 2 à 3 semaines, par un nouveau spermogramme est nécessaire.

Les fameux oreillons

- Les oreillons, maladie infectieuse relativement fréquente dans l'enfance, peuvent être à l'origine d'infertilité s'ils sont contractés après la puberté.
- Le virus des oreillons, lorsqu'il atteint les testicules, région du corps qui l'attire tout particulièrement, infecte les tubes séminifères.
- L'orchite qui s'ensuit laisse des lésions dans 30 % des cas. Heureusement, elle s'installe rarement dans les deux testicules, dans tout au plus 10 % des cas, laissant une fécondité intacte.
- Seuls 5 % des hommes sont diagnostiqués comme infertiles à la suite des oreillons. Mais, une fois guéris, les patients doivent attendre parfois 3 ou 4 ans avant de retrouver un sperme parfaitement fécondant.

Décider de s'engager dans une PMA

Chaque année, on estime que plus de 50 000 couples finissent par avoir recours à la médecine pour avoir un enfant. La nature de l'intervention pratiquée pour amener une grossesse est différente selon les causes de l'infertilité dont un couple souffre, et de son âge. Ainsi, l'âge moyen des couples candidats à une fécondation in vitro (FIV) est de 34 ans pour les femmes et de 36 ans pour les hommes.

Établir un planning

Les couples s'engagent dans ce traitement après 5 ans d'inféconditée. Un quart d'entre eux choisissent de ne faire qu'une tentative, réduisant ainsi leurs chances puisque, pour 43 % des couples, il faut plusieurs tentatives avant qu'ils ne deviennent parents.

Comme dans bien des situations, s'investir dans quelque chose de concret permet de lutter contre la souffrance.

Quelle que soit la personnalité des patients, il est nécessaire d'établir, dès le début, un planning et les limites de la prise en charge. Depuis mars 2005, la Sécurité sociale ne prend en charge que quatre tentatives à condition que la femme ait moins de 42 ans.

Ces informations permettent aux couples de rassembler leur force et de renforcer leur détermination. Rien n'est plus usant sur le plan psychologique qu'un projet qui se dilue dans le temps.

Il y a aussi des situations où les médecins ne peuvent pas proposer de traiter la stérilité par une PMA, il est même parfois de leur responsabilité de la refuser. Toute la difficulté consiste alors à ne pas se transformer en censeurs.

Recourir à une PMA : un dû

- La PMA s'intègre dans un dispositif plus général qui veut qu'aujourd'hui un couple a le sentiment qu'il peut avoir un enfant quand il veut.
- Autrefois, la question se posait autrement, c'était plus souvent avoir davantage d'enfants que l'on ne souhaitait.
- Le recours aux PMA est presque considéré actuellement comme un dû en raison de la maîtrise de la fécondité et de la chute de la natalité. Il devient même presque scandaleux que la médecine puisse échouer.
- Les PMA créent des phénomènes de balancier, impliquant tantôt la responsabilité de la femme, tantôt celle de l'homme.
- Elles offrent la possibilité de discussions autour du désir d'enfant. Il est bien identifié et réaffirmé en permanence. Il y a donc une intellectualisation du désir plus importante que dans le cadre d'une grossesse normale.

Agir pour mieux supporter

Pour un homme et une femme, s'engager dans une PMA, c'est choisir de passer à l'action afin de faire face à un profond sentiment de perte et d'impuissance à enfanter. Ainsi, bon nombre de couples effacent une part importante des idées noires nées des conflits psychiques, parfois violents, que leur infertilité fait remonter à la conscience.

Leurs craintes les plus courantes concernent celles d'une perte d'autonomie avec le sentiment d'un retour à la dépendance parentale, à l'impuissance et à une certaine régression infantile.

Leur déception de ne pas pouvoir égaler leurs propres parents est d'autant plus profonde que leurs relations avec eux sont restées profondément teintées de soumission.

S'adresser à un psychologue

Le recours à un psychologue est souvent utile pour que le couple se sente accompagné dans le travail psychique d'élaboration qu'il aura à faire à l'annonce de son infertilité.

> **La moitié des couples connaissent la tristesse de l'échec.**

Si le rôle du personnel soignant est toujours clairement défini, celui du psychologue est moins connu. Trop souvent, le couple voit en lui une personne chargée d'évaluer son désir d'enfant ou avec qui il va commencer une cure psychanalytique, ce qui n'est pas le cas ; il faut voir dans son intervention une psychothérapie de soutien.

Sa tâche est celle d'accompagner et d'écouter. Ce qui est dit dans son cabinet ne sera pas obligatoirement transmis à l'équipe soignante. Lui seul en décide pour le bien de la patiente.

Le psychologue aide encore le couple à supporter les contraintes des traitements prescrits par le médecin. Son rôle consiste notamment à empêcher que les actes médicaux soient vécus par le couple, ou par celui qui porte la responsabilité de l'infertilité, comme la confirmation de son incapacité à procréer ou comme l'expiation d'une faute. Enfin, le psychologue les aide à supporter les échecs.

ZOOM

Des demandes de différentes origines

Les femmes qui souhaitent recourir à une PMA sont confrontées à un désir d'enfant chevillé au corps. Pourtant, elles ne doivent pas être seules dans une aventure qu'il faut vivre à deux. Le fait que dans nos sociétés les couples ont des enfants plus tard retentit sur les demandes de procréation médicalement assistée.

Il semble que lorsque quelque chose empêche la procréation naturelle, la demande de soins, et notamment de PMA, devient plus pesante et s'accompagne d'un besoin de résultats rapides. Bien sûr, selon les causes de la stérilité, ces demandes sont différentes et le profil psychologique des patientes aussi.

Il y a une grande différence d'inquiétude et de tension, par exemple, entre les femmes qui ne peuvent pas avoir d'enfant pour des raisons « mécaniques » et celles qui souffrent de stérilités inexpliquées.

L'enfant efface la souffrance

Mais lorsque la grossesse est confirmée, et peut-être encore plus à la naissance de l'enfant, la souffrance de nature dépressive s'envole et la blessure narcissique se referme. C'est souvent à ce moment-là que chacun des membres du couple se sent capable d'exprimer par des mots tout ce qu'il a psychiquement supporté et combien le traitement lui a été pénible.

La plupart des couples deviennent des parents comme les autres. Ils feront face aux difficultés ordinaires que rencontre tout parent. Leur histoire particulière les aura marqués et aura contribué sans doute à des réaménagements dans les relations du couple. Une seule particularité a pu être observée parmi les couples ayant réussi leur PMA. Après la naissance, les mères voient leur stress chuter de manière importante alors que celui des pères augmente. Les psychologues expliquent ce phénomène par une plus grande implication des pères vis-à-vis de l'enfant né, comme si leur engagement était destiné à faire contrepoids à la blessure narcissique liée à la stérilité.

Des couples battants

Les couples qui insistent pour renouveler les tentatives, alors que les échecs se multiplient, sont souvent ceux qui ont le plus de capacités psychiques à croire que cela va marcher.

D'essais en tentatives, ils se persuadent qu'ils doivent y croire pour que ça marche. Ils se concentrent sur leur problème pour dire : « Je vais être dans les bons cas. » Ce sont des personnalités qui veulent être à tout prix des gagnantes, des battantes.

Ce sont des optimistes invétérés. Leur engagement dans la procréation médicalement assistée révèle un système de défense psychologique qui est leur façon d'être au monde, un état bien antérieur à leurs difficultés à procréer.

Le début du traitement

C'est généralement dans la discrétion, voire le secret, que se font les premières démarches. Les PMA n'ont pas bonne presse dans certains milieux traditionalistes. Il faut rappeler qu'elles sont toujours condamnées par les autorités vaticanes, ce qui n'a pas empêché qu'elles se répandent dans le monde entier. Mais quelques couples éprouvent encore aujourd'hui un sentiment de honte de devoir faire appel à elles. C'est sans doute aussi amener à la connaissance des autres une blessure narcissique que l'on préfère taire.

De 6 mois à 1 an

L'efficacité du traitement demande souvent plusieurs mois.

Le diagnostic médical de stérilité posé, le médecin prescrit à sa patiente différents traitements. Leur efficacité est rarement immédiate dès le premier cycle. Un couple est toujours impatient du résultat mais il doit avoir en tête que les chances physiologiques d'une grossesse sans difficulté sont de 25 % par cycle. Généralement, il faut poursuivre le traitement de 6 mois à 1 an avant d'obtenir un résultat. Un délai que tous les couples trouvent très long, surtout que les traitements sont souvent contraignants et nécessitent la disponibilité non seulement de la femme mais aussi du mari et du médecin. Un couple doit aussi être conscient que la grossesse peut se révéler difficile si elle est multiple et si la femme est relativement âgée.

Au début, tout va bien

Si les contraintes médicales sont généralement bien supportées, les 2 ou 3 premiers mois, bien des couples trouvent ensuite assez pesant de voir leur vie rythmée par des rendez-vous médicaux. Pour beaucoup de femmes, décider de faire un bébé en ayant recours à une FIV est

peut-être une épreuve difficile, mais sans doute moins angoissante que de renoncer à vie à la maternité.
La plupart des femmes en demande de FIV ont déjà connu des interventions gynécologiques lourdes. Pour d'autres, des blessures physiques et psychiques sont trop présentes pour ne pas être à l'origine d'un certain ressentiment à l'égard de la médecine. Elles en veulent aussi « à la vie » de les avoir fait naître stériles et arrivent au centre de PMA avec un esprit revendicateur.
Leur détermination ne sera contrecarrée que par la décision de l'équipe médicale de mettre fin au traitement après 5 tentatives. Généralement, cette décision est parfaitement légitime puisqu'il n'y a alors pratiquement plus aucune chance d'obtenir une grossesse. Ces femmes déçues ne renoncent pas à leur quête et persistent dans leur tentative malgré l'absence de couverture sociale.

Faut-il choisir un centre agréé ?

Tous les couples ont le souci de trouver l'établissement le plus réputé et le plus proche de leur domicile (v. p. 412). En effet, pour pouvoir suivre certains traitements, un centre éloigné de leur domicile peut les contraindre à vivre quelque temps à l'hôtel.
Si les conseils du médecin traitant habituel ne suffisent pas, le contact avec un gynécologue spécialiste de l'infertilité est recommandé. Par ailleurs, sachez qu'il existe des centres agréés qui sont répertoriés dans les Directions départementales d'action sociale, chaque centre étant théoriquement tenu de publier tous les ans ses résultats.

➘ Pour connaître les performances du centre choisi, vous pouvez les demander à l'établissement en question. Il n'est pas certain que vous ayez une réponse claire. Il faut espérer que, à l'avenir, avec la création de l'agence de biomédecine, les établissements seront obligés à davantage de transparence. Sachez aussi que les centres agréés sont souvent embouteillés et qu'il faut attendre quelques mois pour un premier rendez-vous.

La course contre le temps

- Le temps a un rôle important dans les problèmes d'infertilité.
- Plus une femme est avancée en âge, plus ses chances de devenir enceinte diminuent.
- Plus la période d'infécondité d'un couple est longue, plus son traitement sera difficile.
- L'âge du couple a plusieurs incidences : les rapports sexuels sont moins fréquents, les troubles de l'ovulation sont plus nombreux comme les défauts chromosomiques des gamètes.

Les rapports médecin-patients

Les rapports entre le médecin et les couples qui viennent en consultation pour des difficultés de reproduction sont assez différents de ceux des consultations habituelles. Ces couples ne sont pas malades au sens classique du terme, ils sont en souffrance. Le médecin devient un accompagnant qui aide les patients à faire des choix, bien sûr en fonction de leurs difficultés, mais aussi en tenant compte de ce qu'ils ont envie de supporter pour satisfaire leur désir d'enfant. Le médecin explore avec eux quelle est leur philosophie de vie. Cette médecine n'est pas « vitale », elle se préoccupe des grandes questions de société. En fait, dans ce cas, les rapports médecin-patients sont égalitaires. Les couples sont à la fois confiants et inquiets. Ces sentiments existent très profondément en eux. Ils font souvent penser aux enfants qui ont peur du noir mais s'endorment quand même.

Il semble qu'aujourd'hui la notion de projet parental prime sur toutes les décisions de recours à une PMA.

ZOOM

Des liens se tissent

Le médecin n'est jamais seul à entourer un couple qui vient en consultation. Dès le début du traitement, il est fréquemment en relation avec le personnel soignant et d'autres médecins. Généralement, le couple revient régulièrement dans le service et parfois pendant plusieurs mois.

Chaque tentative de fécondation assistée est en moyenne séparée de la précédente par une durée de 3 mois. Ainsi des liens vont se tisser. Ce sont le plus souvent les femmes qui sont les premières à se lier d'amitié avec une ou deux personnes du service. Au moment du monitorage de l'ovulation, il est assez rare que le conjoint soit présent.
C'est pour la patiente une étape de prise de contact avec les infirmières, elle se familiarise aussi avec les lieux. Assez vite naissent des attachements, des sympathies et parfois des aversions. Ces relations humaines, voire amicales, comptent toujours plus ou moins dans la décision de poursuivre un traitement.
L'attachement peut être tel qu'un départ en vacances ou un congé maladie d'une personne, avec qui la patiente a noué des liens amicaux, est vécu par elle comme un abandon.

Des situations différentes

- L'homme et la femme partagent les causes de leur infertilité 4 fois sur 10 ; 5 fois sur 10 un seul des membres du couple est responsable, avec la même proportion de causes féminines que de causes masculines.
- Aucune cause n'est découverte dans 1 couple sur 10 ; 4 % des couples environ finissent leur vie sans enfant malgré un profond désir de procréer et 15 % des couples traités reconnaissent avoir dû attendre plus longtemps qu'ils ne l'avaient prévu pour avoir un bébé.

À SAVOIR

Ce que permet la loi aujourd'hui

La loi dite de bioéthique d'août 2004 indique : « La procréation médicalement assistée est destinée à répondre au projet parental d'un couple. Elle a pour objet exclusif de pallier la stérilité dont le caractère pathologique a été médicalement constaté ou d'éviter la transmission à l'enfant d'une maladie particulièrement grave et incurable. »
Les procréations médicalement assistées sont donc réservées aux couples, hommes et femmes en âge de procréer, vivants et consentants. Les dons de sperme, d'ovule ou d'embryon (v. p. 282, 283,

287) sont assimilés aux dons d'organe et ne peuvent pas faire l'objet de transactions financières. La loi autorise les diagnostics prénatals et pré-implantatoires par des laboratoires habilités.

Lorsque le conjoint disparaît

Quelques cas d'avis divergents entre le comité d'éthique et la justice ont défrayé la chronique. Le premier est défavorable à la fécondation d'une femme à partir du sperme congelé de son mari décédé, mais la justice a estimé, lors d'un jugement rendu, que ces quelques paillettes étaient bel et bien la propriété de la veuve et qu'elle pouvait en faire l'usage qu'elle voulait.

Bien que le comité d'éthique ait décidé qu'il n'y avait aucune raison de priver une veuve des embryons congelés, procréés du vivant de son mari, la loi qui a été votée en 2004 s'est opposée au don d'embryons post-mortem.

Une ovulation à stimuler

Pour obtenir une grossesse, il suffit parfois de surveiller simplement l'ovulation spontanée d'un cycle, mais d'autres fois cela nécessite une intervention plus contraignante. Mais certaines situations d'infertilité nécessitent une stimulation de l'ovulation.

Une stimulation indirecte ou directe

La stimulation peut se réaliser de deux manières. La première consiste à prendre des médicaments qui stimuleront l'hypophyse, qui, à son tour, stimulera les ovaires par la production d'hormones FSH et LH.
La deuxième intervient directement sur les ovaires par l'administration d'un mélange d'hormones FSH et LH. Plus récemment est apparu un autre traitement qui a l'avantage de provoquer une stimulation plus courte, de 2 à 3 jours, grâce à l'administration d'hormones synthétiques, agonistes de la GnRh (Gonadotrophin Releasing Hormone), hormone reliant dans leur fonctionnement l'hypothalamus et l'hypophyse.

Les protocoles peuvent avoir des variantes, le médecin choisissant ce qui lui semble le mieux convenir à sa patiente.

Quelques jours après cette courte stimulation, les ovaires se mettent au repos. Par administration de gonadostimulines (HMG, FSH et LH reconstituées), le médecin va faire fonctionner de nouveau les ovaires mais sous un contrôle rigoureux.

Différents protocoles

Le traitement peut être conduit selon différents protocoles. Le plus simple consiste à bloquer le travail des ovaires pendant 10 à 20 jours, et à les stimuler pendant 10 à 15 jours, par injection de gonadostimulines. Un autre traitement choisit de coupler l'injection d'agonistes de la GnRh et celle de gonadostimulines, profitant de la stimulation ovarienne due aux agonistes.

Le traitement de stimulation proprement dit ne dure alors que 10 à 15 jours. Lorsque le nombre de follicules est suffisant et leur taille conséquente, lorsque la sécrétion d'œstradiol est satisfaisante, on peut pronostiquer une ovulation spontanée dans les 36 heures. Mais, habituellement, on déclenche l'ovulation par l'injection d'une autre hormone, l'HCG, qui provoque l'ovulation 36 heures plus tard.

Il est habituel, dans tous ces processus de stimulation, de prescrire la prise de progestérone, le plus souvent sous forme de comprimés, afin de maintenir un taux élevé de progestérone, indispensable à l'installation de l'œuf dans la muqueuse utérine. Il faut éviter de soutenir la phase lutéale du cycle par des injections répétées d'HCG au cours de la deuxième phase du cycle, car on risque une hyperstimulation.

Un traitement contraignant

La stimulation ovarienne est sans doute ce qu'il y a de plus pénible dans le traitement de la stérilité. Le traitement dure environ 15 jours à partir du premier dosage hormonal et nécessite en moyenne 3 à 5 rendez-vous à l'hôpital. Ils sont toujours matinaux afin d'effectuer dans de bonnes conditions les différentes analyses de sang. Une échographie est programmée à la suite.

L'analyse des résultats est faite à la fin de la matinée de la même journée et décide de la poursuite du traitement. Vous devez alors impérativement vous manifester auprès de l'équipe médicale qui vous donnera des consignes précises pour les jours suivants.

Le jour du déclenchement de l'ovulation est donné par téléphone à la patiente qui doit respecter les horaires donnés pour la prise des médicaments. La plupart du temps, elle se situe entre 22 et 23 heures, car cet horaire détermine celui de la ponction d'ovocytes le surlendemain. Elle oblige à toute une série de piqûres sur 15 jours, à des examens sanguins et à plusieurs échographies.

Les piqûres d'hormones

- Généralement, la prescription exige une piqûre d'hormones très précisément dosée, injectée à heure fixe le matin et le soir.
- Heureusement, ces piqûres, en intramusculaire, peuvent être faites à domicile par une infirmière, ou même par la patiente elle-même puisque certaines peuvent se faire en sous-cutanée.
- Il est possible encore d'utiliser des produits sous forme de sprays à inhaler. Plus confortables dans l'emploi, ils ont l'inconvénient de provoquer des irritations de la paroi nasale, parfois gênantes.

Une surovulation nécessaire

La stimulation ovarienne, suivie du déclenchement de l'ovulation, provoque presque toujours une surovulation : en moyenne de neuf, mais parfois de plusieurs dizaines d'ovocytes. Un phénomène qui peut inquiéter les donneuses. Pourtant, la surovulation est indispensable pour augmenter ne serait-ce que la probabilité d'une seule grossesse. Car tous les ovocytes ne sont pas de bonne qualité et ils ne pourront pas tous être fécondés.

On estime que la stimulation ovarienne réduit par six les chances d'un ovule d'aboutir à une grossesse par rapport aux ovules produits au cours d'un cycle tout à fait normal.

Des manifestations secondaires

- La prise massive d'hormones peut être à l'origine de désagréments sans gravité : prise de poids, vertiges, vomissements et douleurs abdominales.
- Dans des cas heureusement rares, la patiente est victime d'un syndrome d'hyperstimulation qui peut nécessiter une hospitalisation.
- Enfin, les médecins cherchent à déterminer si cette stimulation, susceptible de faire mûrir beaucoup de follicules à la fois, ne va pas provoquer chez les femmes traitées une ménopause précoce puisque, dans la vie d'une femme, le nombre d'ovocytes qu'elle produira est génétiquement déterminé.

ZOOM

Une disponibilité pas toujours évidente

La stimulation ovarienne dans le cadre d'une fécondation in vitro est une étape très contraignante pour une femme. Les injections médicamenteuses, les examens et les consultations doivent être programmés de manière très précise afin que la ponction des ovocytes se fasse aux heures où l'équipe médicale et biologique est à même de le faire.

La patiente est donc souvent amenée à subir son traitement à des moments où elle n'est pas forcément disponible. Les examens, bilans sanguins et échographies sont aussi nombreux et demandent de fréquents déplacements.

Les femmes qui travaillent jonglent avec leurs horaires, à moins qu'elles ne décident de se mettre en congé, ce qui devient une obligation pour celles dont le domicile est éloigné du centre de fertilité. Elles doivent même parfois vivre quelques jours à l'hôtel ou chez des amis proches de l'hôpital.

Bien sûr, tout cela est source de fatigue et de nervosité. À ces désagréments s'ajoutent les manifestations physiologiques du traitement : le corps gonfle et le ventre est plus ou moins douloureux.

Un tel régime n'est acceptable que par une femme profondément déterminée et à la recherche d'une image maternelle gratifiante à laquelle elle n'a pas pu accéder jusqu'alors.

À SAVOIR

Les hormones en cause

La plupart des follicules et de leurs ovocytes disparaissent sans jamais avoir permis la maturation d'un ovule, ni avoir sécrété d'hormones. En début de cycle, seuls une dizaine de follicules sont susceptibles de remplir leur fonction.

Un seul d'entre eux, sous l'effet d'un processus complexe de sélection hormonale, remplira sa mission. Au cours du cycle, le follicule va grossir de manière importante, pouvant atteindre 25 mm de diamètre, mais surtout il sécrète en grande quantité une hormone, l'œstradiol.

C'est l'arrivée massive de cette hormone dans le sang qui libère le pic de FSH et surtout de LH, hormones produites par l'hypophyse (v. p. 38). Celles-ci contribuent à la maturation finale du follicule et de son ovocyte.

D'un gamète à l'autre

En 36 heures, la LH transforme le noyau de l'ovocyte qui, sous l'effet de la méiose, donne à l'ovule un noyau original pour une cellule, puisqu'il ne compte que 23 chromosomes. L'ovule est entouré d'un nuage visqueux de cellules, le Cumulus oophorus. Parmi elles, une minuscule cellule, le globule polaire, contient la moitié des chromosomes soustraits de l'ovocyte. C'est tout cet ensemble qui est prélevé et, en cas de don, que la femme recevra.

De bonnes répercussions psychiques

Au cours des traitements de la stérilité, ce que vivent les femmes dans leur corps a immédiatement des répercussions sur leur psychisme, qui se transforme au gré des séances médicales. Ainsi, on constate que la stimulation ovarienne, suivie généralement de la production de nombreux follicules, développe leur imaginaire de manière tout à fait étonnante.

Des ovocytes toujours porteurs d'espoirs

L'image échographique des ovocytes en nombre a un effet rassurant sur ces femmes car cela prouve qu'elles peuvent être fécondes. Elles se sentent alors délivrées d'un sentiment d'échec, et elles le manifestent toujours avec beaucoup d'euphorie.

Dès le début du traitement, les couples sont persuadés que la médecine va réussir, là où seuls ils ont échoué.

Elles ne se considèrent plus tout à fait stériles et estiment souvent qu'il suffisait d'un petit coup de pouce médical pour que tout rentre dans la normalité.
Toutefois, lorsque la stimulation ovarienne doit être de nouveau activée en raison de l'échec d'une PMA, les patientes deviennent plus craintives et leur imaginaire se manifeste de façon beaucoup plus réaliste. Pourtant, elles s'accrochent à l'idée que tout est entre les mains du médecin, qui doit ajuster au mieux sa prescription.

Une estime de soi retrouvée

Elles ne redoutent plus de devoir, par leur stérilité, expier une faute inconsciente ou subir un mauvais sort. La réparation de la blessure narcissique est immédiate.
Elles parlent alors de « leurs ovocytes », de « leurs follicules ». Mais si par malchance la production d'ovocytes est trop importante pour

permettre la poursuite du processus de PMA, grande est alors leur déception.
Pour certaines de ces femmes, pourtant, la responsabilité de cet échec est celle du médecin qui n'a pas réussi à contrôler les réactions de leur corps qu'il est chargé de gérer au mieux. Les propos amers qu'elles prononcent parfois à l'encontre de l'équipe soignante prouvent que l'agressivité qu'elles avaient jusqu'alors tournée contre elles-mêmes a trouvé un exutoire extérieur.

Les fantasmes d'un corps mauvais, d'un utérus inhospitalier, voire d'un ventre hostile, disparaissent.

➘ Tout au long du traitement, ces femmes sont attentives à tout ce qui se passe dans leur corps. Elles n'ont qu'un seul souci, bien suivre les consignes médicales, ne rien oublier et surtout ne rien faire qui pourrait compromettre la réussite de leur projet.

Les femmes souffrant de stérilité inexpliquée sont les plus anxieuses de la réussite de cette phase du traitement. En effet, depuis souvent fort longtemps à la recherche des raisons de leur infortune, elles espèrent que cette première étape leur permettra de répondre à tous ces « pourquoi ? » qui les hantent. C'est alors le moment pour elles de mettre des mots sur toutes leurs angoisses.

L'aider à réaliser son vœu de paternité

Dans certains cas d'infertilité masculine, le désir d'enfant du couple peut être comblé en ayant recours à une insémination de la femme avec le sperme de son conjoint. Il s'agit en langage médical d'une IAC (insémination artificielle par le conjoint). Cette technique est utilisée lorsque l'homme a des difficultés d'éjaculation ou souffre d'impuissance ou, plus habituellement, lorsque son sperme n'a pas les qualités requises pour une fécondation normale.
Le recueil de différents éjaculats permet de sélectionner une fraction de sperme particulièrement riche en spermatozoïdes. Il est aussi possible de tenter de stimuler in vitro le pouvoir fécondant des spermatozoïdes.

Une préparation sous microscope

Généralement, le sperme est recueilli après masturbation dans un récipient spécial ou dans un préservatif non traité avec une substance spermicide. Après élimination du liquide spermatique, par un procédé de centrifugation, les spermatozoïdes les plus mobiles sont sélectionnés.

Le sperme du conjoint est amélioré par un traitement in vitro.

La technique est simple, elle consiste à les faire passer dans un milieu particulier, par exemple plus ou moins enrichi en albumine, et à ne garder que les premiers arrivés. Puis ceux-ci sont triés au microscope et ne sont alors conservés que ceux dont la morphologie est la plus normale.

Une rencontre sous surveillance

En l'absence de stimulation de l'ovulation (cycle naturel), cette intervention se fait bien sûr en fonction de l'ovulation de la femme. Elle se décide après étude de sa courbe de températures, et certains dosages hormonaux, habituellement au 12e-13e jour d'un cycle de 28 jours. Avant l'insémination, le médecin contrôle l'ouverture du col au spéculum, l'aspect de la glaire et la montée du taux des hormones œstradiol et LH. En effet, l'imminence de l'ovulation spontanée se signale par un pic de la LH dans le sang. Sa présence en quantité peut être recherchée dans le sang ou plus simplement dans les premières urines du matin grâce à des bandelettes qui changent de couleur à son contact.

Généralement, le médecin pratique l'insémination juste avant l'ovulation. Dans certains cas, il proposera de la faire 2 jours de suite. Lorsque l'ovulation doit être stimulée, notamment quand les cycles ne sont pas réguliers, l'insémination se fait, selon les praticiens, 24 à 48 heures après l'injection d'hormones HCG.

Selon différentes méthodes

Toujours selon le diagnostic médical, l'insémination peut se pratiquer de différentes manières. La plus simple consiste pour le médecin à placer le sperme sur l'entrée du col de l'utérus. Si la femme souffre de sténose, si elle est porteuse d'une glaire hostile, si l'homme est hypofécond ou s'il s'agit d'un problème immunologique, le médecin pratique une insémination intra-utérine à l'aide d'une petite canule montée d'une seringue.

Pour être fécondante, la préparation inséminée doit compter un nombre de spermatozoïdes supérieur à 1 000 000/ml. Ce type d'insémination semble donner de meilleurs résultats que l'insémination cervicale.

S'assurer de l'ovulation

- Les techniques de PMA reposent sur la reconnaissance précise du moment de l'ovulation puisque les spermatozoïdes ont une durée de vie de 48 heures dans l'appareil génital de la femme et que l'ovule ne « survit » qu'une douzaine d'heures.
- Les médecins prescrivent une stimulation de l'ovulation qui sera surveillée par des échographies et des dosages hormonaux répétés (v. p. 260-261).

À SAVOIR

Mobilité et pouvoir fécondant des spermatozoïdes

Les spermatozoïdes ne peuvent être fécondants que s'ils sont mobiles. Cette mobilité est provoquée par leur flagelle. Lorsqu'ils traversent la glaire cervicale, les moins mobiles sont éliminés, les autres se débarrassent du plasma séminal, liquide dans lequel ils baignent et qui contient des substances empêchant leur maturation. Puis, devenus fécondants, ils traversent l'utérus avant de rejoindre le tiers externe de la trompe.

En cas de déficience spermatique, il peut être utile de rendre la compagne hyperfertile pour compenser le problème masculin.

Transformation des spermatozoïdes avant fécondation

C'est au cours de ce trajet que les spermatozoïdes deviennent fécondants grâce à des modifications biochimiques de la membrane qui les entoure. Lorsqu'ils arrivent au contact de l'ovule, l'acrosome, petit sac surmontant leur tête, se rompt et libère des enzymes qui attaquent l'enveloppe de l'ovule, la zone pellicide.
Grâce à leur action, un spermatozoïde pénétrera entièrement au cœur de l'ovule. L'œuf alors fécondé bloquera les autres spermatozoïdes par l'action de substances contenues dans les granules corticaux, cachés sous la zone pellicide.
À l'intérieur de l'ovule, le spermatozoïde subit encore une transformation : son noyau gonfle en raison d'une décondensation de sa chromatine sous l'effet de substances contenues dans le cytoplasme de l'ovule. Les deux noyaux vont se rapprocher, s'accoler, leurs membranes vont disparaître, mêlant leurs chromosomes.

Avoir recours à un donneur

Pour un peu moins de 3 % des couples infertiles, il est parfois indispensable, pour obtenir une grossesse, d'avoir recours à un donneur. Ainsi, certains couples ont un enfant grâce à l'insémination artificielle de gamètes mâles d'un autre homme. En France, ce sont les CECOS, qui gèrent la conservation et les dons de sperme.

Une règle bien définie

Cette technique ne s'adresse qu'aux couples présentant une stérilité masculine ou une hypofertilité grave.

Il existe une vingtaine de centres agréés répartis dans toute la France. En moyenne, ce sont près de 3 000 couples qui s'adressent chaque année à ces centres pour un premier enfant et 1 000 pour tenter une deuxième ou une troisième grossesse.
Chaque CECOS est constitué d'une équipe médicale comptant des biologistes spécialistes de la reproduction, des gynécologues, des endocrinologues, des généticiens, des psychologues, des épidémiologistes et des bactériologistes. Ils obéissent tous à un code déontologique précis reposant sur le bénévolat du don, sur son anonymat et sur le respect de la règle qui veut que seul un couple ayant déjà eu un ou plusieurs enfants peut faire un don de sperme à un couple en âge de procréer, vivant ensemble depuis 2 ans, reconnu comme souffrant de stérilité masculine, le conjoint étant susceptible de transmettre à la femme et à l'enfant une maladie très grave.

Qui sont les donneurs ?

Les donneurs sont soumis à des examens cliniques, génétiques, bactériologiques et à une analyse de leur sang afin de déterminer s'ils ne

sont pas porteurs d'une maladie chromosomique, d'une maladie infectieuse, virale ou héréditaire.
Bien sûr, ces analyses sont complétées par une recherche du virus du sida. Les critères de sélection des donneurs tiennent compte de leur morphologie et de leurs caractéristiques physiques afin de permettre aux parents receveurs de mettre au monde un enfant le plus proche possible physiquement d'eux. Afin d'éliminer tout risque de consanguinité, un même donneur ne peut être à l'origine que d'un nombre limité de naissances.
Le problème tient à la rareté des donneurs. Pour le devenir, il faut avoir moins de 45 ans, être déjà père d'un enfant et avoir le consentement de son épouse ou de sa compagne. La plupart des donneurs trouvent leur motivation dans les difficultés que rencontrent certains couples de leur entourage.

Un sperme préparé et congelé

- Le sperme des donneurs est recueilli après masturbation, il est préparé afin de supporter sans dommage la congélation. Les gamètes sont conservés, prêts à l'emploi, dans des petits tubes stockés dans de l'azote liquide à moins de 196 °C.
- Un contrôle est effectué après 6 mois de congélation pour s'assurer qu'aucune maladie virale ne se soit développée chez le donneur.

À quel moment a lieu l'insémination ?

L'insémination se programme au moment de l'ovulation de la femme. Elle consiste soit à pousser le sperme dans le col de l'utérus à l'aide d'un cathéter (petit tuyau) monté d'une seringue, soit à déposer le sperme dans une capsule que l'on applique sur le col de l'utérus pendant 24 heures.
Si, au bout de 6 tentatives, le résultat attendu n'est pas obtenu, l'équipe médicale envisagera une FIV.

Être un père non biologique

> **Les pères non biologiques sont de bons, et même d'excellents pères.**

Le don de sperme enlève à l'homme l'essentiel de son rôle biologique dans la grossesse : sa part chromosomique. On peut comprendre que sa situation soit parfois assez délicate. Donner son sperme, c'est transmettre une part d'hérédité. Heureusement, l'homme récupérera un statut lorsqu'il sera père, c'est-à-dire élèvera son enfant.

Si la décision d'avoir recours à un donneur est souvent difficile, lorsque la grossesse est engagée, la plupart des hommes se conduisent comme tous les pères.

L'IAD, pour les pères non biologiques, représente un double don : la femme accepte de leur donner un enfant qu'ils ne peuvent procréer grâce au don de la semence d'un autre.

Mais l'homme stérile peut aussi vivre le don de sperme comme un adultère et se sentir en rivalité avec cet homme anonyme à qui il doit beaucoup, sans pouvoir jamais s'acquitter de sa dette.

ZOOM

Une brèche dans la filiation

Pour éviter au maximum ces dérapages, avant, pendant ou après la naissance de l'enfant, dans tous les cas de don, la consultation d'un psychologue est recommandée. En effet, la médecine va créer une brèche dans la filiation.

Il est essentiel, notamment, que l'homme qui devient père par l'intervention d'un donneur résolve le problème délicat d'accepter d'élever un enfant comme le sien, alors qu'il sait qu'il n'est pas le sien génétiquement.

La loi française veut que le don soit anonyme et que l'enfant ne puisse pas identifier le donneur lorsque les circonstances de sa conception lui sont révélées.

Lorsque la stérilité est le fait de l'homme et que, grâce à une PMA, la femme est enceinte, l'homme se sent absous de toute difficulté. Il semble penser : « Tout va bien puisqu'elle est enceinte. »

Une sexualité fragilisée

Avant de découvrir leur infertilité et d'avoir recours à une PMA, les couples essaient de satisfaire leur désir d'enfant en ayant des relations sexuelles basées sur la période de fécondité de la femme. C'est la courbe des températures qui rythme leur vie intime. Insidieusement, le désir de l'autre est remplacé par le désir de procréer.

Pour les uns, le soulagement de la prise en charge

Le couple a de plus en plus de relations sexuelles alors qu'il en a de moins en moins envie. Sa sexualité ne tarde généralement pas à rencontrer des difficultés : la femme a de moins en moins de désir et l'homme peut avoir des troubles de l'érection ou de l'éjaculation.
Désir sexuel et désir de procréer sont alors totalement confondus. Lorsqu'ils consultent, parce que malgré tous leurs efforts ils n'ont pas réussi à démarrer une grossesse, un trouble relationnel est souvent installé.

La découverte de la stérilité et des années d'acharnement à concevoir risquent de fragiliser le couple.

Pour beaucoup de couples, le diagnostic de stérilité, suivi de la prise en charge médicale, est vécu comme un soulagement. L'harmonie du couple, dégagé du souci de réussir une fécondation, se rétablit souvent.

Pour d'autres, une sexualité programmée

Mais les années d'acharnement ont fait disparaître le désir chez certains couples. Ils vivent une sexualité programmée en fonction des examens médicaux et de la disponibilité de l'équipe médicale. À l'abstinence succèdent les rapports « obligatoires » qui demandent parfois une organisation compliquée.
La relation intime se transforme en une relation technique, la vie privée n'existe pratiquement plus, elle est sous le contrôle de toute une équipe de spécialistes. Bien des couples en souffrent. Normalement, la sexualité du couple ne doit pas pâtir des traitements. En effet, si, au moment de la

phase de stimulation ovarienne, certains traitements, limités à quelques cycles, modifient la libido de la femme en diminuant la sécrétion d'œstrogènes, le désir de l'autre reste intact. Si des difficultés apparaissent, elles sont souvent la conséquence d'une sexualité antérieurement perturbée.

Des contraintes médicales très limitées dans le temps

Le couple a en réalité toute liberté de se retrouver. Ainsi, après une insémination, le couple peut reprendre une activité sexuelle quand il le souhaite et, après un transfert d'embryons, il n'est demandé au couple qu'une abstinence de 48 heures. Les perturbations de la sexualité s'expliquent par une incompréhension entre l'homme et la femme, la sexualité de l'homme repose sur la performance alors que celle de la femme s'établit sur la fusion.

Des médicaments pour stimuler l'ovulation provoqueraient une baisse de la libido chez la femme, mais cela n'est que temporaire et très inconstant.

Chez certains couples, l'homme et la femme ne poursuivent pas dans leurs rapports sexuels les mêmes finalités, l'un recherche le plaisir et l'autre est à la quête d'un enfant. Dans ce cas, une PMA va accentuer la mésentente car la femme, dans la majorité des traitements, n'a plus besoin de rapports sexuels pour avoir un enfant. Ces couples traverseront l'épreuve des traitements mais ont peu de chance de résister longtemps après la naissance de l'enfant tant désiré, sauf si un vrai dialogue leur permet de s'exprimer.

Des réactions extrêmes

Certains couples abandonnent des relations sexuelles détruites par des années d'attente d'un enfant. Elles sont pour eux devenues vides de sens puisque privées de leur finalité procréatrice.

D'autres couples, notamment en cas de stérilité masculine, cherchent à compenser leur manque par plus d'amour, de plaisir, voire d'érotisme. Quelques couples ont même des comportements tellement fusionnels que l'on peut se demander quelle place ils feront à l'enfant.

ZOOM

Poursuivre le même but

La procréation médicalement assistée fait entrer des éléments dans l'équilibre du couple qui peuvent le perturber. La stabilité d'un couple est un subtil mélange entre ce qui est dit, comme ces mots « Je t'aime », et des non-dits se manifestant par la complicité et enfin par la sexualité.
Les PMA peuvent être révélatrices d'une certaine dégradation dans les relations du couple. Elle peut être accentuée par les désillusions répétées qui suivent les diverses tentatives de fécondation. Seuls les couples dont les deux partenaires poursuivent le même but au travers de leur sexualité résisteront bien.
Dans certains cas, il serait même souhaitable de demander au couple de se restructurer avant de tenter une PMA, afin d'éviter une séparation dans les années suivant la naissance de l'enfant. C'est fréquemment au médecin spécialiste de fécondité qu'il incombe la tâche d'évaluer la solidité d'un couple. Un rôle qui n'est pas toujours facile car la plupart des couples montrent, lors des premières consultations, une entente de façade qui s'effritera au cours des années de traitement.
En réalité, peu de couples demandent spontanément à être aidés. C'est au médecin, grâce à la relation spécifique qu'il établit avec ses patients, de les amener à réfléchir sur le but que la médecine peut leur permettre d'atteindre.

Un acte solitaire difficile à assumer

L'acte masturbatoire, nécessaire à la préparation d'une FIV, peut aussi se révéler difficile, voire pénible, bien que l'homme puisse être aidé par sa compagne. La plupart sont angoissés à l'idée de ne pas y parvenir. Certains, qui jusqu'alors ne rencontraient aucun problème au cours de leurs relations sexuelles, ne peuvent éjaculer, bloqués par cet acte solitaire entièrement dissocié de toute intimité avec l'autre sexe et de tout érotisme.
Souvent, l'homme se voit contraint de surmonter des tabous sociaux et culturels, et cela à la connaissance d'un grand nombre de personnes. Cette expérience marque toujours leur psychisme, peu d'entre eux d'ailleurs aiment en parler.

S'engager dans une FIV

Après la décision de fécondation in vitro, prise à la suite de la stimulation ovarienne, arrive le moment du recueil des ovocytes. C'est un moment parfois difficile. L'anesthésie que nécessite cet acte médical peut être pour certaines femmes l'occasion de se remémorer, souvent douloureusement, les interventions chirurgicales antérieures qui auraient dû traiter leur stérilité.

D'abord une stimulation renforcée

Si le traitement de la stérilité implique une fécondation in vitro, la stimulation nécessite un déclenchement de l'ovulation. Elle est obtenue par l'injection intramusculaire d'HCG.
Ce protocole est suivi afin de contrôler parfaitement l'ovulation et ainsi de permettre une bonne programmation de l'heure du recueil des ovocytes. En effet, le recours à une FIV nécessite toujours de recueillir plusieurs ovules qu'il est plus facile de sélectionner au cours d'un même cycle. Ils sont collectés à maturité et juste avant qu'ils soient expulsés des follicules. Pour être sûr de cette récolte, le médecin propose une stimulation plus forte que celle nécessaire à une simple insémination.

Un moment d'intense communion

Pour le couple, l'espoir que représente cette ponction lui confère une forte valeur symbolique. Bien que matériellement séparé, puisque l'homme de son côté est convié à donner son sperme, le couple est profondément uni par la pensée et le sentiment amoureux souvent mis en paroles.

Lors du transfert des embryons, le couple a le sentiment de s'engager dans sa vie de futurs parents.

Pourtant, c'est au cours du transfert qu'il sera le plus en communion. Généralement, l'homme et la femme viennent ensemble à ce rendez-vous, l'homme tenant la main de son épouse, tous deux vivant ainsi un acte de procréation sans relation sexuelle concomitante. Ils ont le sentiment que cet acte engage leur vie future de parents. Il marque pour eux le début de la grossesse. La confiance en la compétence scientifique est à ce moment-là totale.
C'est de retour chez eux que l'angoisse surgit alors. Elle est encore plus présente si ce transfert n'est pas le premier et si les tentatives précédentes ont toutes échoué.

ZOOM

Des diagnostics préventifs

Outre le diagnostic prénatal (amniocentèse, ponction du trophoblaste), la détection de cellules fœtales dans la circulation maternelle sera peut-être à l'avenir d'un grand secours. Pour l'instant, seuls le diagnostic de sexe et celui du facteur Rhésus commencent à être réalisés.
Un jour peut-être, le diagnostic pré-implantatoire (v. p. 294-295) pourrait être étendu à la détection des anomalies chromosomiques liées à l'âge, responsables de fausses couches et d'enfants handicapés.

Valentin, le premier bébé à avoir bénéficié d'un diagnostic pré-implantatoire, est avant tout l'enfant d'un désir exprimé par ses parents.

Un manque certain d'intimité

- Plus les femmes subissent de transferts d'embryons, plus elles vivent cela avec difficulté.
- En effet, à la tension due à leur volonté de réussite s'ajoute le sentiment que cet acte médical est une intrusion insupportable dans leur intimité.
- La conception d'un enfant, moment privé de la vie d'un couple, se transforme en une affaire collective partagée par l'équipe médicale, la famille, les amis et même les collègues de travail.
- Ces femmes ont souvent aussi beaucoup de mal à supporter la sollicitude de leur entourage.

Dix jours d'attente interminables

Au cours de ces dix longs jours d'attente, les femmes guettent la moindre manifestation de leur corps, les signes de l'arrivée des règles ou l'annonce d'une grossesse certaine. Elles sont si convaincues de réussir qu'elles interprètent à tort certains signes, voire même en imaginent. Leur inquiétude est d'autant plus vive qu'elles ont le sentiment de toucher au but.

Leur parcours est presque un sans-faute : la stimulation ovarienne a fourni des ovocytes qui ont pu être fécondés, les embryons ainsi obtenus étaient de bonne qualité puisqu'ils ont été transférés. Tout va pour le mieux, il faut juste que les embryons réussissent leur nidation ; l'échec serait de l'ordre de la malchance.

Tout faire pour réussir

Pour conjurer le sort, bien des femmes mettent en place une sorte de « pensée magique ». Généralement, pour être sûres de ne « courir aucun risque », les femmes qui travaillent souhaitent se mettre en congé. Toutes évitent de trop se déplacer alors que, médicalement, rien n'impose ces contraintes. La première tentative de PMA suscite toujours un énorme espoir malgré toutes les précautions prises par l'équipe médicale.

La grossesse viendrait restaurer une image narcissique souvent perturbée.

Pour la grande majorité des femmes, malheureusement, l'échec sera évident avant même qu'elles ne prennent rendez-vous pour le dosage hormonal. L'apparition des règles verra s'envoler tous leurs rêves. Certaines connaîtront la déception plus tard au cours d'une fausse couche précoce. Enfin quelques-unes apprendront avec bonheur qu'elles sont vraiment enceintes.

Quand l'échec survient

Les échecs peuvent engendrer toute une gamme de troubles psychiques. L'état dépressif peut se manifester par une grande lassitude et parfois par le rejet de la vie sexuelle. Certains couples ont une réaction plus « active » face à l'échec.

Ils renoncent à poursuivre d'autres tentatives dès le premier échec. En accusant la médecine et les médecins d'incapacité à réaliser leur désir, ils se préservent de toute angoisse. Plus une femme est âgée, plus la nidation est délicate, et plus sa déception est grande en cas d'échec, puisque son âge ne lui permettra sans doute qu'une seule et unique grossesse et qu'elle a déjà souvent dû subir 5 à 7 ans de traitements parfois douloureux.

Se préparer à une FIV

Le problème particulier rencontré par la patiente infertile indique le choix de la thérapeutique. Mais tout commence par une stimulation ovarienne (v. p. 240), même si la femme a une ovulation « naturelle » régulière.

Pour procéder à une FIV, il est préférable d'obtenir sur un même cycle un grand nombre d'ovocytes à maturation. Dans certains cas, il est pourtant possible de la pratiquer à partir d'une ovulation naturelle.

Un protocole bien rodé

Différents dosages hormonaux et plusieurs échographies permettront de juger de l'efficacité du traitement et de la croissance des follicules. Lorsque le médecin juge que les ovocytes sont arrivés à maturité, il décide alors de déclencher l'ovulation (v. p. 241) et fixe la date de l'hospitalisation (ambulatoire) nécessaire au recueil des ovocytes. La ponction se fait le plus souvent sous échographie endovaginale. L'hospitalisation de la patiente est dans la plupart des cas réduite à une demi-journée. Parallèlement, le jour de la ponction, l'équipe médicale convoque aussi le conjoint afin qu'il recueille son sperme par masturbation.

Le premier bébé issu d'une FIV est né en Angleterre, en 1978. Quatre ans plus tard, Amandine naissait à l'hôpital Antoine-Béclère de Clamart.

Une étroite surveillance hormonale

Des dosages hormonaux sont pratiqués plusieurs fois au cours de la stimulation ovarienne. Le prélèvement sanguin se programme obligatoirement tôt le matin, afin de connaître les résultats vers midi.

L'équipe médicale adapte alors le traitement et fixe le rendez-vous pour la ponction des ovocytes matures. La surveillance des transformations folliculaires est étroite. En effet, c'est un taux précis d'œstradiol élevé, associé à un taux bas de l'hormone LH, qui indique la proximité de l'ovulation.
Dès que le taux de LH augmente, l'ovulation est souvent trop imminente pour permettre une ponction dans de bonnes conditions. La marge de manœuvre des équipes médicales est donc fort étroite.
L'arrivée d'un médicament bloquant l'ovulation spontanée devrait rendre la pratique plus facile.

ZOOM

La ponction des ovocytes

Pour le recueil des ovocytes, la patiente doit venir à jeun à l'hôpital. Elle est accueillie dans une salle spécialisée et installée en position gynécologique. Selon le cas, elle se verra proposer un peu de relaxation ou une anesthésie locale, souvent une légère anesthésie générale.
Après avoir procédé à la désinfection du vagin, le médecin introduit une sonde vaginale. Les follicules matures sont identifiés par échographie et leur contenu est aspiré grâce à une aiguille.
Les ovocytes sont prélevés sur chacun des ovaires. Le geste médical dure environ 10 minutes. Après quelques heures de repos, la patiente peut rentrer chez elle.

La préparation au mariage des gamètes

Les deux prélèvements sont acheminés au laboratoire pour préparer la rencontre des gamètes en éprouvette. Toutes les manipulations sont réalisées à 37 °C pour ne pas les altérer.
Les biologistes recherchent dans le prélèvement fait sur la femme la présence d'ovocytes. À l'aide d'une loupe binoculaire, les ovocytes de quelque 120 micromètres sont repérés et transférés dans une éprouvette contenant un milieu adapté à leur culture. Les ovocytes d'un

même prélèvement ne sont pas forcément tous au même stade d'évolution. Leur mise en culture pendant quelques heures va permettre d'achever leur maturation.
De son côté, le sperme est préparé à la rencontre. Il subit d'abord des traitements identiques à ceux indiqués pour une insémination (v. p. 247). Mais cela n'est pas suffisant car les spermatozoïdes doivent être transformés artificiellement pour acquérir des qualités identiques à celles de spermatozoïdes fécondant naturellement l'ovule. Il faut donc recueillir un nombre suffisant de spermatozoïdes normaux et mobiles, aptes à féconder.

Pas moins de 500 000 spermatozoïdes

Schématiquement, la FIV est souhaitable lorsque la préparation du sperme aboutit à un nombre de spermatozoïdes mobiles entre 500 000 et 2 millions. En dessous de 500 000, il faudra avoir recours à l'ICSI (v. p. 291). Après une mise en culture pendant une demi-heure à une heure, les biologistes « capturent » les plus mobiles. Déposés sur une lame de verre quadrillée, ils seront comptés.
Il est possible d'utiliser du sperme congelé, mais cette solution est réservée à des cas bien particuliers : absence du conjoint le jour de la FIV, difficulté de masturbation ou toute autre raison médicale ayant entraîné la conservation de son sperme.

Le moment de la fécondation : 2 jours en éprouvette

Moins de 24 heures après leur récolte, ovocytes et spermatozoïdes sont mis en contact dans un tube contenant 1 ml de milieu de culture. Le biologiste reproduit au plus près les conditions naturelles de la fécondation : une température de 37 °C, l'obscurité, l'asepsie et un milieu au pH légèrement alcalin.
En moyenne, plus de la moitié des ovocytes sont fécondés et deviennent des embryons. Mais ce chiffre est fort variable selon les personnes et selon les cycles. Vingt-quatre heures après la mise en contact

des gamètes, les œufs sont examinés au microscope, un examen qui n'est pas facile, l'œuf étant noyé dans une masse de cellules folliculaires.

Deux noyaux bien identifiables signent la fécondation. Il n'est pas rare de trouver des œufs contenant plusieurs noyaux témoignant d'une fécondation par plusieurs spermatozoïdes. Ces œufs ne peuvent pas poursuivre leur division cellulaire.

Parmi les œufs correctement fécondés, certains donneront naissance à un embryon, d'autres n'évolueront pas. Sans que l'on sache vraiment pourquoi, pour certains, les deux noyaux se réuniront en un seul unissant leurs chromosomes. À ce stade, ils vont entreprendre leur division cellulaire. Ils sont encore pour 24 heures dans leur éprouvette et dans leur milieu de culture.

C'est lorsque les embryons ont entre 4 à 8 blastomères (v. p. 268) que les biologistes considèrent qu'ils peuvent être transférés dans l'utérus maternel.

Le nombre et la qualité des ovocytes varient d'un cycle à un autre, et d'une femme à une autre. D'où, en partie, l'inégalité des résultats de cette fécondation assistée.

Un contrôle échographique

- Des échographies, répétées plusieurs fois pendant la phase de stimulation ovarienne, visualisent les follicules et permettent de mesurer leur taille.
- Elles donnent aussi la mesure de l'épaisseur de la muqueuse utérine, qui doit être prête à accueillir l'embryon issu de la fécondation in vitro.

Des bébés-éprouvette chargés d'espoir

Une fois la FIV réalisée, c'est avec bonheur que le couple apprend que plusieurs embryons se sont formés. Comblé, il voit alors dans ces quelques cellules cultivées sur un tapis d'autres cellules, provenant des trompes ou de l'utérus, la garantie de sa fécondité.

L'homme et la femme parlent de « leurs embryons », montrant ainsi qu'ils les ont totalement investis et les projettent dans un imaginaire riche et puissant.

Un amour maternel précoce

Les femmes acceptent la non-maîtrise du temps car, chaque mois, leurs règles leur rappellent qu'elles ne contrôlent pas le temps de leur propre corps.

Les femmes développent alors des sentiments que l'on peut qualifier de « pré-amour maternel ». Ainsi, elles supportent mal que l'on parle de leurs embryons en termes scientifiques. Même lorsqu'ils doivent être conservés dans l'azote liquide, ceux-ci restent chargés d'affectivité. La congélation les « met en sommeil », le froid les touche mais aussi les protège (v. p. 272).

Ces femmes s'expriment en tant que mères et leur vocabulaire est plein d'émotions. Pour les psychologues, cette attitude est la preuve que le psychisme humain est capable de s'adapter merveilleusement à des situations nouvelles. En effet, la congélation arrête le temps, permet à des embryons de donner naissance à des enfants conçus bien des années avant, elle sépare des frères et sœurs, qui auraient dû être « multiples », de plusieurs années.

Tout ce processus qui peut paraître si étrange devient « naturel » pour ces couples. Quelques-uns pourtant émettent des inquiétudes quant à l'avenir de leurs embryons s'ils venaient à leur survivre. Un recul de près de 20 ans permet de les rassurer.

Des hommes plus réservés

Les hommes semblent moins enclins aux rêves et réservent leurs manifestations émotionnelles pour le moment où ils seront vraiment pères. Il existe pourtant une exception.

Les embryons obtenus après ICSI (fécondation assistée par micro-injection intracytoplasmique d'un spermatozoïde, v. p. 291) déclenchent chez les hommes jusqu'alors stériles une joie peu commune. Certains parlent même d'un fantasme de viol de l'ovule.

Enfin, une grossesse...

Les résultats des analyses qui confirment la grossesse sont toujours accueillis avec une grande émotion et suscitent des pleurs et des cris de joie. Il faut dire que l'événement tant attendu a demandé tellement d'efforts, a créé tant de tensions que cette nouvelle libère les cœurs et les esprits. Pour un couple stérile, l'annonce d'une grossesse provoque le même bonheur que la naissance d'un bébé chez un couple ne rencontrant pas de difficultés. Les futurs parents ont déjà le sentiment que le bébé est là.

Ces femmes qui ont eu tant de mal à être enceintes, dès qu'elles le sont, oublient la technique médicale, elles la dénient pour un retour au naturel.

Les premières semaines de la grossesse sont vécues avec une alternance d'angoisse et d'optimisme, les premières modifications corporelles sont toujours perçues comme des signes rassurants. Au 2e trimestre, avec la disparition du risque d'une éventuelle fausse couche précoce s'installe enfin la tranquillité.

... qui apparaît comme un trésor

Ces grossesses ressemblent à des trésors, trésor pour le gynécologue qui a réussi sa thérapie, trésor inespéré pour les parents. Elles sont d'autant plus précieuses qu'il y a toujours le risque de perdre l'enfant. Paradoxalement, il est normal que la future maman ne renonce pas à certains comportements potentiellement dangereux, car c'est ainsi qu'elle s'approprie sa grossesse.

Il faut voir dans ce comportement un moyen de se dégager de l'emprise médicale. De plus, ce comportement est assez logique : elle est guérie de sa « maladie » puisqu'elle est enceinte et, comme la grossesse n'est pas une maladie, tout lui est permis. À cela, il faut ajouter un fantasme très mystérieux qui veut que ce soit en allant consulter à l'hôpital que l'on attrape des maladies. Les futures mamans vont donc y consulter le moins possible.

La réaction des parents montre bien que leur apparente insouciance est un système de défense que l'on peut qualifier de « post-traumatique ». Si une autre difficulté survient alors que la première a été résolue, les parents craquent. Il semble bien qu'il y ait une fragilité psychique dans ces grossesses idéales et précieuses.

ZOOM

Quand le couple se croit à l'abri de toute difficulté

Il est intéressant aussi de constater que les parents pensent que leur enfant est à l'abri de toute difficulté parce qu'il est le résultat de la science. Lorsque on doit leur annoncer malheureusement une anomalie, leur réaction est dramatique. Souvent, ils commencent par attribuer la responsabilité du problème au médecin, un bouc émissaire tout trouvé, puis ils se retournent contre eux-mêmes.

Beaucoup de parents imaginent que la FIV les met à l'abri d'une telle éventualité. Pourtant, si cette technique ne crée pas de risque supplémentaire, elle ne les évite pas. Sauf dans le cas très particulier où les médecins ont procédé à un examen génétique pré-implantatoire parce qu'ils savaient que les parents étaient porteurs d'une anomalie grave parfaitement identifiée.

Curieusement, le couple consulte le moins possible. Il évite ainsi de rencontrer ceux qui les savent vulnérables. Ce refoulement du passé chez l'homme et la femme semble indispensable pour installer une relation nouvelle avec l'enfant. Tous les couples souhaitent ardemment que la grossesse installée soit considérée comme n'importe quelle autre et que leur vie entre dans la banalité.

Autre réaction, le couple commence à penser que cette première grossesse pourra certainement être suivie d'une seconde. Tous ceux qui ont eu la chance d'être comblés par une PMA, dès la première tentative, sont les plus pressés, ils ont foi en la méthode et ne voient pas pourquoi elle ne réussirait pas à tous les coups.
Ils se rêvent avec deux enfants. Si ce sont des jumeaux qui sont attendus, ils seraient ravis d'être à la tête d'une famille nombreuse.
Une anomalie chez l'enfant est vécue comme un scandale authentique. Les parents se disent rattrapés par le destin, ils s'imaginent punis.

De l'éprouvette à l'utérus maternel

C'est généralement 2 à 3 jours après la ponction et l'insémination en éprouvette que le transfert d'embryons va se faire. Le biologiste sélectionne alors les embryons formés de 4 à 8 blastomères. Les embryons constitués de blastomères réguliers, de même taille, et dont le cytoplasme est clair, sont en principe de bonne qualité et ont les meilleures chances statistiques de réussir, mais ce n'est pas un critère exclusif.

Les chances de réussite d'une FIV sont corrélées au nombre d'embryons transplantés, mais avec le risque d'une grossesse multiple, donc difficile.

Un acte simple et rapide

Le transfert d'embryons est pratiqué dans une pièce attenante au laboratoire de biologie et ne dure que quelques minutes. La patiente est placée en position gynécologique, aucune anesthésie n'est nécessaire puisque le geste médical est indolore et dure une dizaine de minutes. Il lui est juste demandé d'être la plus détendue possible afin d'éviter l'apparition de contractions utérines. En effet, il arrive que le stress soit à l'origine de ces contractions utérines qui provoquent alors l'expulsion rapide des embryons.

Actuellement, le transfert se fait sous contrôle échographique. Les embryons sont placés dans un fin cathéter, introduit dans l'utérus après une toilette vaginale et un contrôle de la perméabilité du col de l'utérus. Les embryons sont déposés au fond de l'utérus.

Dans les bons cas, les embryons vont tout naturellement se nicher dans la paroi utérine dans les 2 à 3 jours qui suivent.

➘ La patiente doit alors simplement rester au repos une demi-heure, allongée sur la table gynécologique. Elle devra ensuite rester au calme 1 ou 2 jours, puis elle reprendra une activité normale.

Pas plus de 3 embryons

Le nombre d'embryons transférés est une décision délicate. Si la cavité utérine est normale, le transfert est de 2 ou 3 embryons. On ne dépasse jamais le nombre de 3, sauf exception. En réalité, un rapport doit s'établir entre l'âge de la femme et le taux de fécondation des ovocytes. Plus les embryons sont nombreux, plus la femme est jeune et meilleures sont les chances de réimplantation. Les grossesses à « haut rang » se rencontrent surtout à la suite de traitements avec stimulation ovarienne car l'échographie de contrôle ne permet pas toujours de voir tous les follicules, et de nombreux embryons peuvent alors s'implanter naturellement.

Mais il y a une tendance très nette à garder moins d'embryons, voire même un seul s'il est de bonne qualité.

ZOOM

Figés dans le froid

La durée de la congélation d'embryons ne semble pas jusqu'à présent contrarier la reprise du développement embryonnaire après décongélation. Le patrimoine génétique notamment reste intact. Pour l'instant, la loi dite de bioéthique (v. p. 288) limite la durée de la congélation à 5 ans si les géniteurs ne se manifestent pas.

La loi de bioéthique autorise déjà le don d'embryons mais permet également la recherche sur les embryons orphelins. En effet, ces embryons de 1/10 de mm contiennent des cellules de l'espoir qui, un jour, permettront de traiter un grand nombre de maladies. Ce délai de 5 ans a été souhaité afin de permettre aux couples stériles qui le désirent de fonder une famille sans que pour autant les hôpitaux soient obligés de gérer des stocks trop importants d'embryons congelés.

Les couples reçoivent chaque année un courrier du laboratoire leur demandant de confirmer leur souhait de poursuivre la congélation afin de concrétiser un projet parental. Si ce n'est pas le cas, soit ils acceptent que les embryons soient détruits, soit ils autorisent une activité de recherche, soit encore ils en font don à un couple stérile.

Des embryons plus forts

- Les cellules des embryons peuvent être mises en culture pendant 4 à 5 jours dans un milieu compétent afin de permettre le transfert d'un embryon à un stade de développement plus avancé (blastocyste).
- Grâce à cette technique, un seul embryon est implanté dans l'utérus maternel tout en conservant de bonnes chances qu'il s'y développe puisqu'il est plus résistant que les autres.
- Ainsi on réduit le risque de grossesse multiple et on évite de devoir recourir à une réduction embryonnaire, toujours délicate psychologiquement.
- Cette technique donne encore davantage de chances aux femmes qui, en raison d'un utérus petit ou cloisonné, ne peuvent supporter dans le même temps d'avoir plusieurs embryons.

Une discussion préalable

Le médecin devant éviter à sa patiente une grossesse à « haut rang », il est souhaitable qu'une discussion préalable s'engage avec le couple avant tout transfert d'embryons. Celui-ci précisera sa position, tant sur le nombre d'enfants qu'il souhaite élever que sur l'acte même de la réduction embryonnaire.

Lorsqu'il y a 4 fœtus qui se développent, le médecin propose de réduire le nombre à 2 et lorsqu'il y a 3 embryons, il entame une discussion avec le couple, qui doit connaître d'abord les difficultés des grossesses multiples puis celles liées aux nombreux soins que nécessitent tous ces enfants.

On sait maintenant qu'un couple qui a à sa charge autant d'enfants passe par une phase très délicate de 2 ou 3 ans où il lui faut à la fois des moyens financiers et des ressources psychologiques.

Lorsque l'échographie révèle 2 embryons, une réduction embryonnaire ne se justifie pas puisqu'il existe des grossesses gémellaires naturelles. Il est d'ailleurs extrêmement rare que des parents le demandent mais, dans certains cas, cela peut se discuter.

Certains pays tels que la Belgique ou la Suède interdisent le transfert de plus d'un embryon quand celui-ci est de bonne qualité. Ainsi, le nombre de grossesses multiples dont on connaît les risques obstétricaux est réduit.

La réduction embryonnaire

Elle doit se faire autour de la 11e-12e semaine d'aménorrhée par ponction, sous échographie. La situation des embryons, et donc la facilité de l'intervention, détermine le choix ainsi que leur développement. Ce geste n'est pas exempt de complications (10 % de fausses couches).

Les risques liés à une réduction embryonnaire et ceux d'une grossesse à « haut rang » sont les mêmes.

Il faut donc éviter de se trouver dans cette situation en réduisant le nombre d'embryons transférés et en congelant les éventuels embryons surnuméraires. Après un transfert d'embryons, le médecin conseille à la patiente de reprendre une vie normale en évitant simplement les longs transports en voiture, le port de charges lourdes et la station debout prolongée.

Le transfert d'embryons est suivi d'un traitement hormonal (progestérone) pour aider à la nidation. Dix à quinze jours après le transfert, le médecin prescrit une prise de sang afin de doser le taux d'HCG, preuve qu'une grossesse est bien engagée. Cinq semaines plus tard, la première échographie visualise le futur bébé et contrôle son activité cardiaque.

Un taux de survie de 50 à 80 %

- Selon les équipes médicales, le taux d'embryons qui survivent à la décongélation varie de 50 à 80 %.
- Le transfert des embryons congelés se fait avec la même technique que pour les embryons frais.
- Ils sont simplement décongelés et réhydratés avant implantation.

ZOOM

Les enjeux psychologiques de la réduction embryonnaire

Quel paradoxe pour ces femmes, qui ont eu tant de difficultés à concevoir, d'être ainsi obligées de se séparer d'embryons, à leurs yeux si précieux. Elles sont nombreuses à accepter le geste médical qui, au hasard, décide que certains embryons ne poursuivront pas leur développement.

Elles vivent ce moment avec douleur et penseront à ces embryons sans avenir durant toute leur grossesse et même, dans les quelques jours qui suivent l'accouchement, elles ressentiront de la culpabilité, voire de la honte. Le bon développement de leur(s) bébé(s) les persuadera qu'elles ne pouvaient pas faire autrement.
Les psychologues affirment que l'infertilité produit chez les femmes un sentiment de manque, semblable à une amputation. Leur impossibilité à se prolonger les familiarise avec l'idée de mort : éliminer un embryon porteur d'espoir est donc quelque chose de douloureux. De plus, dans la culture judéo-chrétienne, cette intervention reste fortement teintée de transgression.
Afin d'aider ces femmes, la consultation d'un psychologue, préalable à l'acte chirurgical, leur est vivement recommandée afin de pouvoir dire toutes leurs appréhensions. Si elles le souhaitent, elles pourront demander d'autres entretiens après l'intervention.

L'avenir des embryons en surnombre

Très souvent, la fécondation assistée en éprouvette fournit plus d'embryons qu'il n'est possible d'en implanter immédiatement. Ils sont alors congelés permettant, si le couple le souhaite, un transfert ultérieur. La congélation fige l'activité cellulaire et moléculaire à l'instant où elle a lieu mais conserve la totale intégrité de l'organisme qui pourra reprendre son développement dès sa décongélation.
Mais la congélation d'un embryon est une affaire délicate si l'on ne veut pas détruire l'œuf au moment de la décongélation.
Des recherches se poursuivent pour donner à ces embryons une meilleure résistance. Un produit est ajouté à cette solution afin de protéger les cellules de la congélation. L'embryon est alors introduit dans une paillette, plongée dans de l'azote liquide à – 196 °C. Chaque paillette est soigneusement étiquetée du nom de ses propriétaires.

À SAVOIR

La garde des embryons n'est pas gratuite et donne lieu à une facturation régulière.

▶ **Régulièrement, les couples sont interrogés afin de faire connaître leur projet parental vis-à-vis de leurs embryons.** Si un couple décide de tenter une grossesse, chaque membre du couple doit être présent et signer une acceptation de transfert. Les embryons « sans projet parental », au bout de 5 ans de conservation, notamment ceux de géniteurs n'ayant donné aucune nouvelle, sont détruits. Ils ne peuvent alors faire l'objet d'aucun don ni à un couple stérile ni à la recherche.

▶ **Le transfert des embryons congelés peut se pratiquer** soit au cours d'un cycle spontané, soit après injection d'HCG destinée à déclencher l'ovulation, soit encore au cours d'un cycle artificiel sans stimulation mais avec traitement hormonal de substitution. Dans ce cas, la date du transfert peut être fixée dès le début du traitement.

▶ **Les cellules de l'embryon humain sont capables de participer à la formation de tous les tissus de l'organisme,** elles sont dites « totipotentes » (v. p. 295). Cette caractéristique semble particulièrement intéressante dans les traitements de maladies dues à des lésions cellulaires. Ainsi, les embryons congelés et sans projet parental pourraient être utilisés à des fins thérapeutiques plutôt que détruits. La recherche médicale est autorisée après la nouvelle loi de bioéthique de 2004. Elle doit être validée par l'agence de biomédecine.

Une réussite incertaine

Malheureusement, toutes les FIV ne sont pas suivies de succès. Selon les centres qui les pratiquent, le taux de réussite varie de 10 à 40 %. Les difficultés peuvent surgir à tous les stades et ce, dès la conception. Les médecins et les biologistes chercheront alors à comprendre ce qui n'a pas fonctionné.

> **La Sécurité sociale prend en charge 100 % de quatre tentatives complètes de FIV avec transfert d'embryons pour la première grossesse comme pour la deuxième.**

Bien des paramètres à prendre en compte

- **Ils mettront peut-être en évidence le manque de sécrétion d'œstradiol,** indiquant une mauvaise réponse de l'ovaire à la stimulation hormonale. La ponction des ovocytes, et donc la FIV, sera reportée au cycle suivant.
- **Des problèmes peuvent aussi apparaître au moment de la ponction :** les ovaires ne peuvent être atteints en raison d'adhérences, ou bien encore, alors que l'image échographique montre que les follicules semblent prêts à libérer des ovocytes, le prélèvement n'en trouve pas et ce qui aurait dû être des ovocytes se révèle en fait être des kystes ovariens.
- **Tous les ovocytes ne sont pas aptes à être fécondés,** certains sont trop immatures, d'autres sont lésés, voire vides de noyau.
- **Les gamètes** tant féminins que masculins peuvent être d'une qualité médiocre et donc impropres à la FIV.
- **Le sperme,** bien que contrôlé avant le jour de la fécondation, peut se révéler ce jour-là de mauvaise qualité.
- **Et surtout le mécanisme de l'implantation n'est pas bien connu.** Plusieurs équipes recherchent la mise en évidence de molécules de l'implantation dont certaines femmes seraient dépourvues.

L'implantation ne se fait pas

La fécondation in vitro n'est pas non plus certaine à chaque fois. Il arrive que la fécondation ait bien eu lieu, mais qu'aucun embryon ne se développe. Enfin, la nidation de l'embryon ne se fait pas ou ne dure pas, il est alors expulsé. La cause de cet accident peut être de nature différente : la muqueuse utérine n'était pas prête à l'accueillir, l'embryon a pu arrêter de se développer ou son développement était anormal. Lorsque les échecs d'implantation se répètent, les médecins prescrivent un nouveau bilan infectieux et un examen de l'endomètre par échographie, hystéroscopie ou biopsie afin d'apprécier sa qualité.

FIV et fausse couche

- Une femme qui fait une fausse couche éprouve toujours une grande tristesse. Puis elle se remet très vite en cause et s'interroge pour savoir si elle n'a pas fait quelque chose qu'il ne fallait pas.
- Mais comme dans tous les cas de fausses couches précoces, les gestes quotidiens n'y sont pour rien.
- Le taux de fausses couches après une FIV est identique à celui constaté chez toutes les femmes traitées pour stérilité. Elles constituent 20 à 25 % des grossesses connues dès leur origine.
- En revanche, il semble que les grossesses extra-utérines soient légèrement plus nombreuses, 2 % environ. Ce phénomène est sans doute dû à l'âge plus élevé des femmes ayant recours à une FIV que celles dont la grossesse se déroule normalement.

Tous les facteurs ne sont pas maîtrisables

Depuis les premières fécondations in vitro, des progrès considérables ont été faits dans les stimulations hormonales, dans les techniques de ponction, dans celles de la congélation des embryons et dans le confort des patientes. Il semble qu'aujourd'hui les équipes médicales, même les plus performantes, constatent des variations de leur taux de succès selon l'âge de la femme et la durée de l'infertilité.

Les chiffres montrent une chute de moitié du taux de réussite des FIV dès lors que la femme a plus de 38 ans. En revanche, on sait que plus le nombre d'embryons transférés est élevé, plus les chances de grossesse sont grandes. Et 70 % des grossesses engagées se terminent par la naissance d'un ou de plusieurs enfants ; 50 % de femmes peuvent devenir mères au terme de 4 tentatives remboursées.

Quelques complications possibles

Les complications sont peu fréquentes. Ainsi, il peut arriver que la stimulation ovarienne soit mal supportée par les ovaires qui augmentent de volume, créant des troubles digestifs tels que des vomissements. Ces troubles ne concernent pas plus de 2 % des cas et cèdent le plus souvent à une adaptation du traitement hormonal.

Cependant, le risque d'hyperstimulation ovarienne peut être plus grave, nécessitant au moindre doute une hospitalisation si les ovaires sont volumineux et douloureux, et si la présence de liquide intra-abdominal nécessite une évacuation par ponction.

Certaines patientes peuvent présenter des complications infectieuses et hémorragiques dues au prélèvement ovocytaire, mais cela est rarissime. La complication la plus fréquente est celle occasionnée par une grossesse multiple, 3 à 4 % des grossesses obtenues par FIV comportant 3 fœtus, voire plus.

La plus grande préoccupation porte sur le risque de prématurité des enfants à la naissance.

Pourquoi l'échec ?

- Bien que les résultats de grossesses obtenues après une FIV soient en très légère augmentation, on ne sait toujours pas exactement pourquoi cela fonctionne dans certains cas, et dans d'autres pas.
- Face à un échec, les couples se demandent : « Pourquoi ? » Il n'est pas toujours possible de leur répondre, tout comme de leur expliquer les raisons qui font qu'une FIV réussit.
- La médecine de la procréation médicalement assistée est une médecine de l'humilité. Il existe encore beaucoup d'incompréhensions dans le domaine de la reproduction.
- Enfin, il faut l'avouer, il y a une part importante de loterie. Nous connaissons les conditions nécessaires qui doivent être réunies, elles ne sont pas toujours suffisantes.
- La recherche doit être encouragée et développée.

ZOOM

Quand la médecine est impuissante

Le moment où l'on doit dire « non » à toute nouvelle tentative de FIV est particulièrement délicat. Les couples entrent alors dans une période de deuil toujours difficile à négocier, même si, avant de commencer le traitement, le contrat entre le médecin et le couple a été clair : un nombre x de tentatives et pas plus.

Tous les couples demandent une dernière tentative. Le deuil est d'autant plus difficile à faire qu'il ne se matérialise sur rien. Accepter de multiplier les tentatives, c'est entrer dans une quête sans fin gouvernée par le bon et le mauvais sort. Mais il ne faut pas croire que cette décision soit toujours simple à prendre. En effet, elle implique que l'équipe médicale soit convaincue qu'il n'y a pas d'issue et, pour des tas de raisons, ce n'est jamais aussi évident.

De plus, comment trouver les bons arguments pour décourager des patients qui ont mis de tels espoirs dans cette technique ? Médecins et patients n'ont pas les mêmes critères : ainsi, alors que les premiers trouvent inutile de tenter une FIV pour une réussite espérée de l'ordre de 5 %, les couples, eux, sont prêts à la tenter.

En revanche, il n'est pas rare de lire un certain soulagement sur le visage de l'un ou l'autre des membres du couple lorsqu'on annonce l'arrêt des tentatives. C'est souvent flagrant chez les couples où l'un des deux a déjà eu un enfant dans une relation conjugale antérieure.

Vivre et surmonter les échecs

Les échecs font malheureusement partie du vécu des techniques de procréation médicalement assistée. Ils peuvent se produire à tous les stades du processus. Lorsqu'ils surviennent tardivement dans le déroulement de la grossesse, alors que le « bébé imaginaire » est en pleine construction, la déception est d'autant plus profonde.
La plus forte déception est celle qu'éprouve une femme qui vient de vivre la merveilleuse émotion d'être enceinte et qui, malheureusement, fait une fausse couche dans les premiers mois de sa grossesse. Tout aussi difficile à vivre est l'annonce, à la suite d'examens prénatals, d'une anomalie chromosomique. Ces nouvelles sont toujours vécues comme des catastrophes.

De l'échec naît l'espoir

Recommencer, c'est oublier l'échec et soigner son angoisse en agissant.

Le premier, voire le second échec de la nidation, dans les quelques jours qui suivent le transfert des embryons après une FIV, est toujours un moment de tristesse pour le couple mais il est souvent atténué par le constat que leurs gamètes ont été capables de produire un ou plusieurs embryons : leur infertilité devient soudainement relative et l'espoir l'emporte sur le sentiment d'échec.
De même, une fausse couche très précoce démontre à bien des femmes que leur corps peut porter un enfant en dépit de tout ce qu'elles avaient pu imaginer. L'échec d'une première tentative est toujours suivi d'une consultation médicale, qui est l'occasion

d'expliquer ce qui n'a pas fonctionné et d'affiner le traitement afin de se donner un peu plus de chances lors de la seconde tentative.
Les paroles d'un « homme (ou femme) de l'art » sont presque toujours interprétées comme un encouragement, elles chassent une grande part des angoisses du couple et déculpabilisent la femme. Cet échec ne lui est pas personnel, la science de la reproduction n'est pas une science exacte, et il est donc normal que cela ne marche pas du premier coup.

ZOOM

Se confier

Généralement, la succession des échecs conduit les patientes à souhaiter consulter un psychologue afin de se décharger quelque peu de leurs angoisses. Parfois, devant la souffrance de certaines de leurs patientes, les spécialistes de la fertilité leur conseillent de faire cette démarche. Car l'explication médicale de l'échec ne suffit pas à calmer l'angoisse et le désespoir de ces femmes qui ont tellement lutté, tellement mis d'espoir dans une médecine de pointe. Devoir renoncer à ne pas porter un enfant leur paraît toujours extrêmement injuste. Plus les échecs se répètent, plus le désir d'enfant devient envahissant. Ces consultations ne sont pas à proprement parler destinées à soigner mais à dire les enjeux placés dans la maternité, les souffrances qui conduisent à cet acharnement à réussir ou les blocages psychologiques.

Pour certaines femmes, les échecs s'enchaînent et les tentatives se multiplient. Elles ne vivent plus que pour et par les actes médicaux.

Les psychologues de ces services spécialisés constatent un fait permanent : l'importance des relations mère-fille, passées ou présentes, bien que chaque patiente ait son histoire singulière.
Toutes ces femmes ont fait des efforts considérables de courage, de volonté et de constance qui prouvent à leur entourage la force de leur désir d'enfant, mais qui en même temps font douter celui-ci, de plus en plus, qu'elles parviennent à le réaliser. Pour certaines, arrêter la fécondation in vitro, c'est renoncer définitivement à être mères, mais pour d'autres, c'est replonger dans un néant inquiétant.

Une nouvelle tentative, le plus rapidement possible

La grande majorité des couples, persuadés qu'ils peuvent faire entièrement confiance à la médecine pour réaliser leur rêve d'enfant, optent pour la programmation la plus rapide possible d'une nouvelle tentative. Les trois mois d'intervalle, souvent nécessaires sur le plan médical, leur semblent toujours injustifiés et donc difficilement supportables. La femme est pressée de retrouver une image gratifiante et narcissique (v. p. 233), et de renouer avec l'espoir de réussir. Même les patientes, peu enthousiastes à l'idée de devoir tout recommencer et tout supporter, se gardent bien d'exprimer quoi que ce soit. Elles ont beaucoup trop peur que leurs réticences soient interprétées par l'équipe soignante comme une ambivalence dans leur désir d'enfant.

Agir pour vaincre sa peur

Ce besoin d'agir est un moyen de défense contre une dépression ou contre une angoisse diffuse et vite incontrôlable. Les psychologues constatent encore que la première FIV apprend aux femmes à bien différencier leur corps et leur mental. L'espoir d'une grossesse prochaine est encore plus vivace lorsque l'échec est dû à une grossesse extra-utérine. En effet, la femme interprète cet accident comme une simple difficulté d'ordre physiologique ne remettant pas en cause profondément sa capacité de reproduction.

Quand l'espoir s'envole

L'arrêt des tentatives de FIV plonge parfois les couples dans un véritable état dépressif. C'est seulement après un peu de temps écoulé que certains se tournent vers l'adoption. Il semble que les plus grandes difficultés soient ressenties par la femme car l'adoption ne permet pas d'effacer complètement le regret de n'avoir pu mener à bien une grossesse. Chez l'homme, le recours à un don est dans bien des cas compliqué, aussi devenir père par adoption offre à l'homme infertile une assez bonne réparation d'une image de soi dégradée.

ZOOM

Essayer encore et toujours

Au fil des essais, les patientes, et parfois aussi leur conjoint, savent tout des techniques employées et discutent de leur cas presque d'égal à égal avec le spécialiste qui les suit. Généralement, elles se sont liées d'amitié avec quelques membres de l'équipe, elles sont chez elles à l'hôpital.
Ces femmes connaissent parfaitement les réactions de leur organisme au cours de toutes les étapes de la procréation assistée. Elles ritualisent les différentes séquences et ne pensent plus qu'à procréer par cette technique.
Sur le plan psychologique, un tel acharnement sert à combler la blessure narcissique créée par l'annonce de leur infertilité. Elles se déchargent de toute responsabilité sur l'équipe médicale, elles refusent d'affronter le vide laissé par le manque d'enfant.

Choisir l'adoption

- Si vous devez vous tourner vers l'adoption, attendez d'avoir fait complètement le deuil de votre fertilité.
- L'enfant adopté ne peut être un enfant de remplacement de l'enfant « idéal » que vous n'avez pu avoir.
- Son développement psychique en souffrirait.

Faire appel à un don d'ovule

> **Comme pour le don de sperme, le don d'ovule est anonyme en France, gratuit et volontaire.**

Le don d'ovule et le don de sperme sont de nature totalement différente. La première grossesse obtenue après un don d'ovule a eu lieu en 1984 en Australie. Ce traitement de la stérilité reste l'un des plus délicats à effectuer et est donc réservé à des situations bien précises : ménopause précoce, stérilité ovarienne, conséquence d'une chimiothérapie ou d'une ablation, et enfin transmission possible d'une maladie héréditaire grave. Toute demande d'ovocytes exige que la receveuse ait subi un examen de la cavité utérine et une hystérométrie (mesure de la hauteur utérine) pour s'assurer que l'embryon aura les conditions nécessaires à son implantation et à son développement. Les deux membres du couple sont reçus par un(e) psychologue, une consultation qui peut, selon le souhait des patients, être renouvelée.

Un transfert réglementé

La récolte des ovocytes se fait après la stimulation des ovaires et le déclenchement de l'ovulation (v. p. 240-241). Ils sont aspirés par les voies naturelles et sous échographie. Leur fécondation se fait in vitro avec du sperme frais ou congelé. En France, jusqu'en 2004, les embryons obtenus devaient être congelés pendant 6 mois avant d'être transférés à la receveuse.

Cette réglementation, qui visait à s'assurer qu'aucune maladie virale ne se développe chez la donneuse avant le transfert, n'était pas sans poser des problèmes car un grand nombre d'embryons étaient ainsi détruits alors que les donneuses et le nombre d'ovocytes par ponction étaient rares.

Mais le problème du recrutement des donneuses reste le principal obstacle à ces procréations médicalement assistées. D'autant que la receveuse a parfois besoin de plusieurs transferts avant de devenir enceinte.
Les règles imposées de l'anonymat et de la gratuité réduisent le nombre des donneuses. Ainsi, les délais d'attente sont de plusieurs années : la demande est en moyenne de 2000 par an alors que l'offre se limite à 500. En effet, peu de femmes sont prêtes à subir des traitements hormonaux lourds pour aider une femme inconnue.

Un don sans réciprocité

La relation qui unit la donneuse et la receveuse d'ovocytes est très particulière. Très souvent, la femme qui fait la démarche de donner ses ovocytes et celle qui a besoin de les recevoir ont des liens affectifs forts et de longue date : ce sont des amies d'enfance, des collègues de bureau intimes.

Il existe dans le don d'ovocytes l'idée d'une solidarité de femme à femme.

ZOOM

Don de sperme et don d'ovule

La réaction des femmes est très différente selon que la technique de PMA fait appel à un don de sperme ou à un don d'ovule. La femme qui a recours à un don d'ovule le reçoit d'une autre femme. Elle est donc dans une situation de remplacement et non de déplacement.
Du fait qu'elle va porter l'enfant, elle voit son rôle rétabli. Elle a la responsabilité essentielle d'assumer la gestation et de mettre au monde. Toutes sont conscientes du lien physiologique et psychologique qui naît alors.
Le don d'ovule ou de gamète ne touche qu'une infime partie des candidats aux PMA. Ce sont deux schémas différents. Dans l'insémination avec donneur, les trompes de la femme doivent être perméables et seul le rapport sexuel est inexistant dans le processus de fécondation.
Cela pose moins de problèmes physiologiques que dans le cas d'un don d'ovule qui doit passer obligatoirement par une fécondation in vitro.

Leur relation va être confortée par cette expérience, les psychologues parlent alors de la construction d'un couple fantasmatique femme-femme.

Le profil psychologique de la donneuse est une personne généreuse, sensible à la souffrance de l'autre au point de lui donner du temps pour l'aider, au point d'accepter de mettre à sa disposition son corps, qui va devoir supporter toutes les transformations induites par une stimulation ovarienne, et qui enfin offre une partie d'elle-même. C'est un don sans réciprocité, basé sur l'idée d'une profonde solidarité entre femmes qui conduit parfois au partage d'ovocytes, si leur nombre est particulièrement important, entre plusieurs receveuses. Un sentiment qui n'est pas toujours partagé par le conjoint ou les parents de la donneuse. Celle-ci vit son geste comme un dépassement de soi, son estime d'elle-même en ressort grandie. La femme qui reçoit le don d'ovocytes a généralement bien réfléchi au processus, elle a notamment accepté de renoncer à une filiation biologique traditionnelle. Elle a effectué un travail psychique important qui lui permet d'exprimer ouvertement sa demande à une autre femme. Elle sait pourtant qu'elle gardera un rôle majeur en accueillant l'embryon dans son corps et en donnant la vie à un enfant, le sien.

Les donneuses n'appartiennent pas aux populations à risque, et une simple analyse de sang permet de savoir si ces femmes sont à risque viral.

Les ovocytes bientôt congelés

Pour être donneuse, une femme doit vivre maritalement, avoir l'accord de son conjoint, être en âge de procréer et avoir déjà un enfant. Dans la pratique, beaucoup d'hôpitaux n'acceptent généralement que des donneuses de moins de 35 ans.

À ces contraintes s'ajoutent des difficultés biologiques et de savoir-faire : les ovocytes ne peuvent pratiquement pas être congelés. Au moment de la ponction, ils n'ont pas terminé leur division cellulaire, elle ne se poursuivra qu'après fécondation.

Les quelques grossesses obtenues à partir d'ovocytes congelés laissent pourtant un espoir dans cette technique que seule la recherche médicale est à même de développer. La congélation des ovocytes permettrait de mettre en place des « banques » à la manière de celles du sperme.

De plus, bien des problèmes d'éthique soulevés par la gestion des embryons congelés seraient résolus. En effet, il existe aujourd'hui environ 40 000 embryons congelés surnuméraires dans les centres français de PMA.

À SAVOIR

Un anonymat « personnalisé »

Pour réaliser le don d'ovocyte selon les exigences légales, les centres de FIV ont mis au point un système d'anonymat « personnalisé ». Chaque donneuse connaît un couple receveur et c'est la connaissance du drame de ce couple qui a suscité sa motivation de donneuse. C'est une « donneuse relationnelle ». Mais ses ovocytes ne lui sont pas destinés. Quel que soit le nombre d'ovocytes récoltés chez la donneuse, le centre fait en sorte que chaque receveuse puisse obtenir le transfert d'un ou de deux embryons. L'attribution des ovocytes se fait anonymement en s'appuyant sur des critères de compatibilité physique entre la donneuse et la receveuse. L'équipe médicale recherche parfois des similitudes de groupe sanguin.

Après une ou plusieurs consultations, la donneuse signe un accord, révocable à tout instant.

Le parcours d'une donneuse

Les donneuses doivent répondre aux critères légaux, les centres ne retiennent que des femmes jeunes. Une première consultation explique à la donneuse les modalités du don et sa technique, puis suivent une consultation avec le (la) psychologue du service, un examen du sang et une consultation auprès du médecin anesthésiste.

Sécurité sociale et don d'ovocytes

La Sécurité sociale reconnaît le don d'ovocytes, la donneuse peut bénéficier de l'attribution d'un ticket modérateur, les examens complémentaires et thérapeutiques sont remboursés par le centre de FIV agréé pour le don. En effet, tous les centres de FIV ne sont pas agréés pour le don d'ovocytes. Les centres se sont regroupés dans une association (GEDO).

Une réglementation restrictive

La réglementation restrictive française conduit un certain nombre de femmes en attente d'un don à se rendre à l'étranger, là où les lois sont plus souples.

Le don d'embryon, un cas particulier

Les conditions d'une grossesse par fécondation in vitro obligent les biologistes à provoquer la conception de plusieurs embryons à partir d'un prélèvement d'ovocytes et de spermatozoïdes (v. p. 261).

Depuis plus de 10 ans, les embryons surnuméraires sont nombreux, soit environ 70 000 en France, et 70 % d'entre eux sont porteurs d'un projet parental et seront transférés à leurs géniteurs. Le devenir des autres pose toujours un problème.

Une solidarité entre couples stériles

> **Le don d'embryon sur le plan médical ne peut pas être confondu avec un don d'enfant.**

Après l'abandon de leur projet parental, si les couples géniteurs le souhaitent, leurs embryons en surnombre peuvent être donnés à des couples stériles, ou porteurs de maladies génétiques. Ces dons sont bien sûr soumis à des règles. Pour y prétendre, le couple receveur doit être reconnu comme souffrant d'une double stérilité : absence d'ovules pour la femme, sperme infécond pour l'homme. Le don est anonyme et gratuit.

Le couple « donneur » doit signifier sa décision par écrit et le couple « receveur » doit signer une autorisation de transfert. La technique d'implantation est identique à celle de toute FIV, elle est précédée d'un test de dépistage des maladies infectieuses.

Mais faire appel à un don d'embryon en dehors du couple n'est pas sans poser des problèmes éthiques et juridiques, il demande donc une réflexion approfondie de la part du couple donneur et du couple receveur.

En effet, il n'est jamais vécu comme un don d'ovule ou de spermatozoïdes, souvent apparenté à un don d'organes, mais comme quelque chose de plus important encore. Aussi, c'est souvent après plusieurs années de conservation que le couple géniteur, n'ayant plus de projet parental pour ses embryons, choisit de les donner plutôt que de décider leur suppression.

L'aide d'un psychologue

La démarche de donner comme celle de recevoir nécessite presque toujours la consultation d'un psychologue spécialiste. Seuls quelques couples stériles deviendront parents, en raison de la fragilité des embryons congelés et de la complexité de leur « greffe » dans la paroi utérine.

➘ Si l'embryon apporte avec lui son patrimoine génétique, son développement est sous l'étroite dépendance des échanges avec l'organisme de « sa mère ». C'est incontestablement elle qui le fera naître.

Une loi compliquée

Le don d'embryon est autorisé en France depuis novembre 1999 sous le terme « accueil d'embryon ». La loi lui donne un cadre juridique très précis. Le couple demandeur doit se présenter devant le juge aux affaires familiales du tribunal de grande instance qui décidera du bien-fondé de sa demande. Le couple « donneur » peut éventuellement être convoqué devant le juge pour s'expliquer.
Cette intervention judiciaire semble infondée par bien des médecins qui pensent qu'une demande administrative serait suffisante. Celle-ci prendrait la forme d'un document à caractère juridique, rempli par le médecin et le couple, et serait ensuite soumis au juge pour approbation avant tout acte médical. Certains centres de FIV ont accepté d'être des centres agréés pour le don d'embryons.

Une seule interdiction

Le «prêt» d'utérus n'est pas autorisé en France, mais il l'est dans d'autres pays, notamment aux États-Unis. Il peut prendre deux formes. Soit la mère porteuse accueille dans son utérus un embryon, né en éprouvette à partir des gamètes de ceux qui désirent devenir parents, soit la mère porteuse donne un ovule et prête son utérus pour accueillir un enfant conçu par insémination avec le sperme du futur papa. Dans le premier cas, la femme qui souhaite un enfant n'a pas un utérus fonctionnel, dans le second cas, son corps n'a ni la possibilité de concevoir ni celle de développer un embryon.

> La loi française interdit strictement le recours à une mère porteuse.

Le prêt d'utérus n'est ni anonyme ni gratuit dans ces pays. Le législateur français a estimé que cela s'apparentait pour la femme à une vente de son corps, une forme d'esclavage moderne, quelles que soient les raisons invoquées. Un certain nombre de faits divers rapportés par la presse incitent à la plus grande prudence.

ZOOM

Les recherches sur l'embryon

Aujourd'hui, la loi dite de bioéthique de 2004 permet dans certains cas la recherche sur l'embryon. Celle-ci serait pourtant indispensable. Ainsi, il faut savoir que nos équipes médicales, pour avoir la capacité de faire des diagnostics pré-implantatoires, ont été obligées de se former à l'étranger. C'est seulement ensuite qu'elles ont pu pratiquer et être agréées en France.

Les couples ne désirant pas conserver les embryons surnuméraires peuvent en faire don à la science. Ils doivent donner leur accord par écrit. De son côté, le laboratoire de recherche doit s'engager à ne poursuivre qu'une finalité médicale et à ne pas porter atteinte à l'embryon. Ces recherches sont soumises à l'autorisation d'une commission.

> Ces recherches demandent aux scientifiques d'être vigilants, démocratiques et de faire leurs travaux dans la transparence.

La médecine de la reproduction est toujours soumise à l'idéologie, ballottée au gré de certains courants valorisant l'embryon plus que de raison, parfois d'ailleurs presque plus que l'enfant né, et d'autres mettant en avant le désir parental. Les embryons congelés ne s'inscrivant plus dans un projet parental ont en eux une source de vie.
Il serait important de mieux connaître le développement des cellules embryonnaires, de comprendre le pourquoi des malformations et des aberrations chromosomiques. Bien sûr, tout cela doit être bien encadré et requiert l'autorisation des couples qui n'ont plus de projet parental pour leurs embryons congelés.
Les progrès faits dans l'étude des cellules souches embryonnaires ouvrent une véritable perspective de médecine d'avenir. Il faut avoir conscience des risques de telles recherches mais elles ne doivent pas alimenter des peurs immodérées.

Une assistance médicale masculine

L'ICSI, ou Intracytoplasmic Sperm Injection, est une technique dérivée de la fécondation in vitro. Elle est en plein développement car elle donne un espoir dans les soins des stérilités masculines, notamment celles dues à des insuffisances spermatiques sévères, les spermatozoïdes étant alors incapables de pénétrer la membrane qui entoure l'ovocyte. Elle représente actuellement 40 à 50 % des tentatives de fécondation in vitro, ce qui est sans doute excessif.

La micro-injection d'un spermatozoïde

Avec l'ICSI, pour la première fois, une technique d'assistance médicale à la procréation s'intéresse au problème masculin.

Elle consiste à recueillir des ovocytes suivant la méthode habituelle de stimulation et de déclenchement d'ovulation. Puis les ovocytes sont isolés des cellules folliculaires toujours ponctionnées avec eux. Seuls les ovocytes matures sont sélectionnés. De son côté, le sperme est préparé comme pour une FIV (v. p. 247). Les spermatozoïdes subissent une préparation qui va diminuer leur mobilité. Cela est indispensable pour procéder à la micro-injection au cœur de l'ovocyte, près de son noyau, sans perturber sa structure. La rencontre des gamètes masculins et féminins est réalisée par le biologiste grâce à un matériel microscopique sophistiqué. Il répète plusieurs fois la même manipulation : un spermatozoïde choisi pour sa vitalité (v. p. 262) est aspiré dans une micropipette d'injection qui est ensuite introduite doucement dans le cytoplasme de l'ovocyte. Les ovocytes ainsi micro-injectés sont replacés en éprouvette dans un milieu de culture à 37 °C. La fécondation se réalise 18 à 24 heures plus tard. Lorsque les embryons atteignent 4 cellules, soit 48 heures après leur formation, le gynécologue les transfère au nombre de 2 ou 3 dans l'utérus de la femme.

Une technique d'avant-garde

Cette technique a même permis à des hommes dont le sperme ne contenait pas de spermatozoïdes de devenir pères. En effet, aujourd'hui on peut la pratiquer en prélevant des spermatozoïdes, lorsqu'ils sont présents, dans l'épididyme ou dans le testicule, un obstacle empêchant leur parcours normal. Les spermatozoïdes peuvent être utilisés frais ou congelés.

Cette fécondation assistée est parfois précédée d'interventions préalables comme le traitement d'une ou de plusieurs varicocèles par la chirurgie ou l'embolisation, comme aussi des prélèvements d'épididyme ou testiculaires, à distance de la stimulation ovarienne.

L'ICSI a des résultats identiques à ceux obtenus par la fécondation in vitro, soit 20 à 25 % de grossesses par tentative. C'est une moyenne nationale. Certaines équipes médicales atteignent les 40 %.

Les enfants de l'ICSI

La légère augmentation de fréquence des problèmes génétiques, notamment des maladies chromosomiques, rencontrés chez les enfants nés d'une ICSI est, semble-t-il, due non pas à la technique, mais à l'hérédité des hommes qui grâce à elle ont accès à une paternité qui jusqu'alors leur était refusée.

En effet, on trouve chez ces hommes infertiles un taux cinq fois plus élevé de maladies chromosomiques. Par ailleurs, on peut constater que certaines maladies génétiques comme la mucoviscidose s'accompagnent d'azoospermie.

Toute ICSI nécessite préalablement le caryotype des deux membres du couple et une enquête génétique approfondie.

Pour le couple, un parcours psychique particulier

La manière dont est vécue dans le couple une ICSI est relativement originale. L'homme, tout d'abord déçu de ne pas pouvoir être père, se sentant même coupable de ne pouvoir donner à sa compagne l'enfant qu'elle souhaite, voit renaître son espoir lorsque l'on propose au couple cette méthode d'assistance.

Mais sa joie d'une possible paternité biologique est quelque peu assombrie par le sentiment de devoir infliger à sa compagne un traitement médical contraignant. Il perçoit une grande part de responsabilité dans cette entreprise.

En revanche, lorsque le traitement est suivi d'une grossesse, l'homme éprouve un profond sentiment de réussite alors que sa compagne se sent investie de la responsabilité du développement de ce futur bébé tant espéré.

Arrêter la transmission d'une maladie génétique

Aujourd'hui, grâce aux progrès des analyses génétiques et à la fécondation in vitro, la médecine peut aider les couples susceptibles de transmettre des maladies héréditaires graves à leur descendance. Généralement, pour les couples ne souffrant pas de stérilité, les médecins proposent d'abord de procréer de manière naturelle puis de procéder dès la 8e ou la 9e semaine de grossesse au caryotype de quelques cellules fœtales prélevées soit dans le liquide amniotique soit sur le trophoblaste. Un bon nombre de maladies héréditaires peuvent ainsi être diagnostiquées in utero. Si le fœtus est atteint d'une maladie grave handicapante, les parents pourront demander une interruption de grossesse.

Le diagnostic pré-implantatoire

Si plusieurs tentatives sont suivies d'échecs, il est possible d'envisager d'autres solutions pour calmer le désarroi du couple. Il peut avoir recours à une FIV suivie d'un diagnostic pré-implantatoire (DPI). Cette technique s'adresse uniquement à des parents porteurs d'une atteinte génétique transmissible.

Le diagnostic pré-implantatoire est un choix personnel des patients.

Tout commence par une FIV au cours de laquelle le biologiste pratique une fécondation assistée en introduisant un spermatozoïde dans l'ovule. Trois jours plus tard, un certain nombre d'embryons sont formés, ressemblant à des petites grappes d'un millième de millimètre. Ils comptent 6 à 8 cellules.

Le biologiste prélève alors sur chacun une ou deux de ces cellules : il fait un trou au laser dans la membrane qui entoure l'embryon et aspire les cellules à l'aide d'une pipette.
Une cellule est utilisée pour l'analyse génétique, la deuxième est destinée à vérifier le premier résultat. Mais le biologiste ne cherche pas au hasard, un diagnostic préalable auprès des parents a permis de déterminer le gène perturbateur. Cet examen est très orienté et fait appel à des biologistes et des généticiens hautement spécialisés dans certaines maladies. L'analyse chromosomique permet de déceler la présence ou l'absence du gène perturbateur. Les embryons sont ainsi examinés, certains sont porteurs de la maladie mais indemnes, d'autres sont atteints, enfin d'autres encore sont non porteurs donc indemnes de la maladie que l'on recherche.

Un examen hautement spécialisé

Le diagnostic est fait en quelques heures et permet de réimplanter dès le lendemain un ou deux embryons sains. Un seul ou les deux se développeront et donneront naissance à un ou deux enfants.
Les embryons sains, qui ne sont pas immédiatement réimplantés, sont congelés afin de laisser au couple l'opportunité d'une autre grossesse. Les cellules enlevées lors de ces prélèvements ne gênent en rien le développement du fœtus puisqu'à ce stade celles qui restent sont « totipotentes », c'est-à-dire qu'elles ont la capacité de se renouveler rapidement et de donner naissance à toutes les autres cellules du corps humain.

➘ Normalement, un DPI est suivi d'un diagnostic prénatal vers la 10e ou 12e semaine de grossesse afin de vérifier le bon développement de l'embryon. Ce diagnostic n'est programmé que s'il ne semble pas mettre en danger le bon déroulement de la grossesse. Il est rarement demandé par les parents en raison des risques qu'il fait courir à la grossesse, celle-ci ayant été particulièrement difficile à obtenir.

ZOOM

Le DPI et la loi

Le diagnostic pré-implantatoire est une pratique nouvelle en France, mais il se fait depuis un certain temps dans d'autres pays. Il existe en France une trentaine de centres pluridisciplinaires de diagnostic prénatal, et seulement trois centres sont habilités à pratiquer le DPI.

Ce diagnostic est bien encadré par la loi. Celle-ci, par exemple, oblige à ne rechercher que l'anomalie génétique diagnostiquée chez les parents et à ne proposer le DPI que dans le cas de pathologies particulièrement graves. La prescription d'un DPI requiert l'autorisation d'un comité d'experts, composé d'un généticien, d'un obstétricien et d'un pédiatre. Son rôle est de vérifier les critères de gravité de la maladie redoutée par le couple.

Plus la science du vivant va se développer, plus la médecine aura la possibilité d'intervenir, notamment dans le domaine de la reproduction. Mais la notion de progrès ne peut pas être synonyme de totale liberté.

Nous vivons dans des sociétés régulées dont le rôle est de définir ce qui est licite et ce qui ne l'est pas. Il y aura toujours des personnes pour enfreindre la loi, mais leurs actes resteront forcément limités puisque clandestins. Les sociétés jouent souvent à se faire peur, dans le domaine de la médecine comme dans d'autres.

Les médecins ont une conscience, ce ne sont pas des prestataires de services. Les laboratoires qui travaillent sur la biologie humaine doivent rendre compte de ce qu'ils font et de pourquoi ils le font. Les garde-fous existent et sont efficaces. En un mot, pas de diagnostic de sexe, d'yeux bleus, d'intelligence, pas de médecine de convenance.

Les limites du DPI

- En fait, si le DPI consiste à choisir les embryons, la demande des couples est examinée par un collège de médecins.
- Le DPI ne gomme pas tout risque génétique, car il ne consiste pas à rechercher toutes les maladies mais à éviter de transmettre une maladie connue dans cette famille, chaque couple étant susceptible de transmettre ou de participer à la transmission de 5000 maladies génétiques.

Un espoir : la thérapie génétique

- C'est un pas en avant, mais il est insuffisant puisque la médecine n'est pas encore capable de soigner les maladies génétiques.
- Un espoir existe toutefois, celui de la thérapie génétique qui permettra demain ou après-demain une médecine de l'embryon.

Qui sont les candidats ?

Les couples susceptibles de transmettre une maladie génétique ne peuvent pas tous satisfaire leur désir d'enfant gâce à un DPI. C'est l'approfondissement de leur bilan génétique qui le détermine. En effet, le DPI ne peut être pratiqué que si le biologiste sait quel gène il recherche, et les couples qui transmettent des maladies n'ayant à ce jour aucune explication génétique en sont exclus.

Pour d'autres, il existe une raison génétique mais on ne sait pas encore comment résoudre le problème. Enfin il y a les cas où l'on peut intervenir. C'est le généticien qui fait la part des choses. Son travail commence souvent à partir d'une histoire vécue d'un enfant né atteint, qu'il ait survécu ou non. Si la réponse est dans l'histoire de la famille, il est possible d'intervenir avant la grossesse. Le DPI ne peut pas prévenir toutes les maladies génétiques.

Parfois, c'est en cours de grossesse que se révèle l'anomalie pour une raison inconnue, alors qu'aucun des parents n'était porteur, c'est le cas par exemple de la trisomie 21.

Une enquête qui ne peut pas être systématique

- L'analyse génétique chez certains couples révèle des anomalies qui ne sont pas forcément responsables d'anomalies mais parfois d'une stérilité.
- L'enquête génétique est importante pour essayer de comprendre le mode de transmission. En effet, il existe des personnes porteuses de translocation chromosomique, une anomalie relativement fréquente, et qui ont une descendance normale jusqu'au jour où cette anomalie apparaît.
- Il n'est donc pas possible d'envisager des enquêtes systématiques. Elles concernent les couples ayant déjà vécu une grossesse compliquée qui a éveillé la suspicion chez le médecin, et ceux dont on a la preuve d'une anomalie génétique lourde dans la famille.

Votre grossesse après une PMA

Trois ou quatre semaines après une PMA, la grossesse peut être confirmée par un dosage des bêta HCG et, plus tard, par une échographie. La plupart de ces grossesses ne demandent pas de surveillance spécifique. Quelques-unes échappent toutefois à cette règle, notamment les grossesses multiples.

Statistiquement, les couples ayant obtenu une grossesse après une FIV sont de 5 ans plus âgés que les couples procréant sans difficulté.

Deux enfants ou plus

La fécondation in vitro entraîne environ 20 % de naissances multiples. La pratique courante veut que l'on implante 3 embryons au maximum. La nature décide de ceux qui se développent.

C'est généralement au cours de la première échographie que le médecin annonce à la future maman qu'elle attend plusieurs enfants. Le déroulement de ces grossesses demande une attention toute particulière : surveillance médicale rapprochée, tous les 15 jours à partir du 6e mois, puis une fois par semaine vers la fin.

Dans la plupart des cas, il est souhaitable que les dernières visites soient faites en alternance au domicile de la future maman par une sage-femme. Beaucoup plus nombreuses que lors d'une grossesse normale, ces consultations permettent de prévenir les problèmes d'hypertension (v. p. 72-73), 3 à 4 fois plus fréquents dans ces grossesses, ou encore d'hydramnios (quantité excessive de liquide amniotique), et surtout de menace d'accouchement prématuré.

On constate aussi des risques accrus de retards de croissance des fœtus et des anomalies de l'insertion placentaire.

➘ À ces contrôles médicaux s'ajoute une échographie mensuelle systématique après 28 semaines d'aménorrhée. Elle est indispensable pour vérifier la bonne croissance des bébés.

Un accouchement délicat

La grossesse gémellaire ou triple et plus demande un repos accru de la future maman et, si elle travaille, il lui est conseillé de s'arrêter entre la 20e et la 24e semaine d'aménorrhée. Toutes ces précautions sont indispensables, notamment pour éviter une naissance prématurée (10 à 25 % des grossesses gémellaires ne dépassent pas la 32e semaine d'aménorrhée).

L'accouchement prématuré doit se pratiquer dans une maternité spécialisée.

➘ Il est parfois nécessaire d'hospitaliser les futures mamans à mi-grossesse ou en tout cas de leur prescrire des médicaments pour aider la maturation pulmonaire des bébés à naître.

L'accouchement se déroule habituellement avant terme et les deux (ou trois) bébés sont de petit poids. La moitié des jumeaux qui naissent pèsent moins de 2,5 kg à la naissance.

➘ La manière dont les bébés se présentent, ou leur position dans l'utérus, peut entraîner des accouchements plus compliqués. On note souvent un taux plus élevé de césariennes.

Les enfants nés par PMA

Toutes les études faites depuis bientôt 20 ans montrent que les enfants nés par PMA ont un développement physique et psychique tout à fait normal. Jamais n'a été mis en évidence le moindre problème dû à la congélation tant des gamètes que des embryons. Ces enfants n'ont pas de fragilité particulière mais sollicitent l'attention de leurs parents de manière tout à fait semblable à celle portée à des enfants adoptés.

Des enfants très choyés...

Les trois quarts des enfants nés d'une PMA sont uniques, un petit quart ont un frère ou une sœur, et un tout petit nombre, 1 %, ont plusieurs frères et sœurs.

Différentes équipes médicales ont étudié de près le comportement des parents dont les enfants ont été conçus par PMA. Aucune différence importante n'a pu être notée en rapport avec le type de traitement intervenu pour traiter la stérilité des parents.

Ces équipes se sont aperçues que ces enfants bénéficient généralement d'apports affectifs plus chaleureux que ceux conçus naturellement. La mère comme le père ont des échanges plus fréquents et plus intenses, mais les mères semblent surtout très soucieuses de la santé de leurs enfants. Cet hyper-investissement serait à l'origine chez eux de troubles plus fréquents du sommeil et de l'alimentation. Les mères consultent beaucoup plus que les autres mères dans la petite enfance, notamment pour des troubles ORL et broncho-pulmonaires, ou pour des problèmes dermatologiques. Les parents s'inquiètent encore d'une certaine agressivité et d'un retard dans l'acquisition de la marche.

... voire même précieux

Ces comportements chez les parents s'expliquent : leurs enfants leur sont d'autant plus précieux qu'ils sont nés à la suite de grossesses « périlleuses ». Une autre étude, menée sur plus de 400 enfants nés à l'hôpital Béclère par FIV, et âgés de plus de 5 ans et de moins de 13 ans, montre que ces enfants ont des niveaux scolaires légèrement meilleurs que dans la population générale de leur âge. L'étude confirme le surinvestissement parental.
Toutes ces études sont parfaitement fiables, puisque nous avons maintenant plus de 20 ans de recul et qu'elles portent sur l'enfance de personnes nées avec PMA, maintenant adultes.

ZOOM

Des parents souvent inquiets

Les enfants en difficulté, qui ont bénéficié d'une PMA, sont des consultants originaux. Les parents sont un peu dans une position intermédiaire, entre des parents biologiques et des parents adoptants. Il s'agit, peut-être, d'une troisième catégorie de parents !
Cette technique de procréation crée parfois une sorte de mystère autour de l'origine de l'enfant. La difficulté que rencontre l'enfant est souvent le résultat d'une maladresse des parents ou des équipes médicales qui, à force de répéter aux parents qu'il faut raconter aux enfants leurs origines, engendrent chez eux une grande culpabilité.
L'enfant, né après une longue période de stérilité, est un enfant précieux, souvent surinvesti. C'est lorsque parents et enfant traversent une période difficile que la notion de rejet surgit. Les parents ont alors tendance à se dire que la nature ne s'est pas trompée : ils ne sont pas faits pour avoir un enfant.
L'enfant handicapé, né par PMA, pose souvent des difficultés majeures.
Les parents viennent consulter pour un retard même léger, par exemple dans le domaine du langage, en précisant aussitôt qu'il est né par PMA, comme si l'explication de ces difficultés était toujours à trouver dans les conditions de sa venue au monde : il est né dans le froid, issu d'un embryon congelé.
Il y a dans la technique de la FIV quelque chose de non naturel qui peut inquiéter les parents. Ils font aisément une explication néorationaliste des dommages dont souffre l'enfant.

Des troubles pour attirer l'attention

Certains de ces enfants peuvent être victimes du mythe de l'enfant parfait. Leurs troubles sont alors le résultat de leur perception fine de l'hypersensibilité des parents, qui se manifeste par une préoccupation anxieuse prenant appui sur leur ancienne stérilité.

La FIV ne crée pas de pathologie particulière mais elle n'en prévient pas non plus.

L'enfant l'utilise pour en tirer des bénéfices secondaires. Il se crée des troubles pour attirer l'attention de ses parents. Ainsi, il y a des enfants assez futés pour perturber leur développement, histoire de ne plus fixer leurs parents dans leur bonheur à ne plus être stériles. Enfin, ces enfants ont des comportements d'enfants uniques.

Une naissance parfois compliquée

En fait, la plupart des différences viennent des conditions de la naissance de ces enfants : l'âge de la mère ou le fait qu'ils n'étaient pas seuls dans l'utérus maternel.

Ainsi, la moitié d'entre eux sont nés par césarienne et pratiquement le même nombre prématurément, soit entre la 31e et la 36e semaine de gestation. Les enfants les plus fragiles sont ceux nés à moins de 29 semaines et dont le poids de naissance se situe entre 1 kg et 1,5 kg.

Aujourd'hui, près de 100 équipes réalisent 50 000 tentatives de FIV par an. Cette technique a permis à ce jour la naissance de plus de 2 millions d'enfants dans le monde.

Sont encore plus en danger ceux nés à moins de 29 semaines et dont le poids est inférieur à 1 kg mais, heureusement, ces prématurissimes sont rares.

Malgré les progrès considérables de la médecine néonatale, tous ces enfants ne peuvent être sauvés. Les problèmes liés à leur survie sont très variables d'un bébé à un autre. Tout dépend particulièrement de la maturation des poumons et du cerveau. Ce sont les progrès fantastiques de la médecine néonatale qui permettent de les sauver, mais ce n'est pas toujours sans séquelles plus ou moins graves pour leur développement futur.

Parler à l'enfant de sa filiation

Les techniques de procréation, enfin celles qui modifient la filiation (à peine 3 % de l'ensemble des PMA), soulèvent toujours quelques difficultés : l'enfant appartient à une famille avec laquelle le lien biologique n'existe plus. Ce n'est jamais la technique médicale qui pose problème mais plutôt l'aveu à l'enfant qu'il n'est pas tout à fait l'enfant de sa mère ou de son père.

Les craintes du père

La crainte de dire la vérité à l'enfant repose sur des fantasmes d'image parentale et sur la construction toute personnelle du roman familial.

La rupture avec la filiation du père reste de loin la plus délicate. La mère, en ayant porté 9 mois son enfant, a le sentiment qu'il est entièrement de sa chair ; de plus il n'existe aucune rivalité entre la personne qui a fait don de ses ovocytes et elle, mais plutôt un sentiment de générosité et d'entraide.

Pour le père, raconter à son enfant qu'il est né grâce au sperme d'un donneur, c'est faire référence à sa stérilité, donner à l'enfant une image défaillante de lui sur le plan de sa sexualité et poser l'identité du géniteur. De nombreux témoignages montrent que c'est presque toujours l'homme infertile qui veut garder le secret vis-à-vis de l'enfant, mais également un grand nombre de personnes de son entourage.

La crainte la plus profonde du père est que l'enfant le rejette et parte à la recherche d'un père anonyme. Il redoute que l'enfant mette en doute son statut paternel, l'agresse ou l'humilie.

Une révélation qui doit être consentie

Souvent le couple craint que le secret soit rompu du fait de son entourage, si celui-ci s'est déclaré défavorable à la méthode de procréation. Pourtant, pour l'enfant, connaître son histoire, si elle est racontée simplement, ne doit pas le perturber. Bien au contraire, ces révélations seront structurantes.

Les parents choisissent pour la grande majorité d'entre eux d'en parler avec leur enfant lorsqu'il entre dans l'adolescence. Bien des psychologues pensent que c'est un peu tard. En effet, l'enfant traverse alors une période de défiance vis-à-vis de ses parents, et lui donner l'occasion de conforter son sentiment risque d'exacerber les conflits.

Refuser de dire à l'enfant la manière dont il a été procréé révèle souvent un sentiment d'insécurité de la part du père face à son rôle parental.

Malgré tout, certains parents demeurent incapables de confier leur secret. Les « forcer » à en parler serait sans doute dommageable pour l'enfant car il percevrait la gêne parentale et pourrait en conclure que toute cette histoire n'est pas nette, et que ses parents lui cachent certainement l'essentiel. Cette nouvelle pourrait alors être perçue comme une violence psychique.

Les parents, notamment le père, sont prêts à parler de leur stérilité lorsqu'ils ont refoulé ou éliminé de leur psychisme les représentations souvent insupportables qu'a pu faire jaillir autrefois l'annonce de leur stérilité.

Tout cela nécessite parfois du temps. Il semble que la volonté de conserver le secret à tout prix est souvent à mettre en relation avec l'absence de soutien familial, notamment de la part des grands-parents mais aussi d'un cercle d'amis réduit.

ZOOM

PMA et filiation

Il faut bien distinguer les différents degrés de filiation que l'on peut trouver dans les PMA. Les parents doivent se sentir prêts à parler de cela avec l'enfant.

Quand la FIV a été faite avec les gamètes des parents, il n'y a pas de perturbation dans la filiation. Dans ce cas, les parents qui veulent garder à tout prix le secret doivent se demander pourquoi.

Avoir peur d'en parler, c'est laisser supposer que quelque chose a pu se faire en dehors du couple, c'est encore penser que la technique médicale est un poids par rapport à la fécondation naturelle. Ce qui est faux.
En cas de don de gamètes, les pères ont plus de difficulté à en parler que les mères qui ont porté l'enfant, l'ont mis au monde et ont donc réintégré leur maternité.

Le bon moment pour révéler à l'enfant ses origines

Le meilleur âge pour parler des origines se situe entre 5 et 7 ans.

On peut dire à l'enfant : «Tu sais, ta mère et moi, on te désirait tellement que nous avons dû accepter une PMA.» Il faut aussi avoir le courage de lui dire : «Ta mère n'a pas eu besoin de moi pour que tu existes et nous avons choisi de faire appel à un donneur anonyme». Bien sûr, cela risque de poser un problème d'Œdipe.
Mais on peut sans honte ajouter :«J'ai souffert de la peur de ne pas t'avoir.» Le moment idéal pour ces révélations se situe lorsque l'enfant se pose naturellement la question de ses origines, c'est-à-dire entre 5 et 7 ans.
Mais encore faut-il le dire en accompagnant le parent stérile. Il faut surtout se garder de le redire trop souvent. Mieux vaut ensuite attendre les interrogations de l'enfant, qui se renouvelleront spontanément à l'adolescence et quant à son tour il deviendra parent.
L'adolescence est certainement le plus mauvais moment pour révéler des origines différentes car c'est le moment où se reconstruit l'image parentale. S'apercevoir que toute son enfance a été bâtie sur un mensonge ne peut être que perturbateur.

ZOOM

Ne pas trop tarder

Une étude sur la problématique du secret dans un groupe de plus de 400 enfants de 6 à 13 ans, nés par fécondation in vitro, a montré que le nombre d'enfants ignorant leurs origines baissait avec l'âge. Ainsi, les enfants entre 6 et 9 ans l'ignorent à 60 %, et 30 % à 11 ans.

En fait, les parents attendent souvent la puberté pour en parler. Il semble que la révélation est alors plus difficile que si elle est faite plus tôt : plus les parents tardent, plus ils culpabilisent de ne pas le dire.

C'est la fragilité psychique de l'enfant qui détermine la manière dont lui sera donnée l'information sur ses origines.

Quand envisager l'adoption ?

Bon nombre de couples confrontés à un ou plusieurs échecs de PMA vont se tourner vers l'adoption. Certains attendront d'avoir épuisé toutes les possibilités d'obtenir un enfant biologique avant de s'engager dans une procédure d'adoption, d'autres s'y décideront bien avant, sachant que les délais pour devenir des parents adoptifs sont toujours longs. Ainsi, une enquête du ministère de la Justice évaluait à 3 ans et 4 mois le temps nécessaire entre la naissance de l'enfant et le jugement établissant son adoption, et de 1 an et 10 mois le délai entre sa naissance et l'accueil dans son foyer adoptif.

Dès le premier échec

En France, la loi de bioéthique exige que, lors du consentement à une PMA, l'équipe médicale rappelle aux couples la loi sur l'adoption.

Le couple candidat à l'adoption partage avec le couple engagé dans une PMA la même préoccupation vis-à-vis du temps. Dans la pratique, il semble que les couples commencent leurs démarches d'adoption au plus tôt, dès le premier échec de PMA, rarement avant. Ils considèrent qu'il existe une compatibilité dans ces deux démarches, bien que les procédures soient très différentes puisque le recours à une PMA offre une possibilité de filiation biologique alors que l'adoption est une filiation de substitution.

Certains professionnels de l'adoption sont opposés à ces démarches conjointes, arguant que pour être de bons adoptants potentiels il est nécessaire de faire le deuil de l'enfant biologique que l'on n'a pas eu. Forts de leur opinion, ils découragent les couples qui entament une procédure d'adoption, alors qu'ils sont en traitement pour leur stérilité et que rien dans les textes légaux ne l'interdit.

L'adoption favorise le deuil psychique

De plus en plus de psychiatres et de psychologues s'insurgent contre cette pratique. En effet, pour eux, le deuil d'un être qui n'a pas existé ne veut rien dire et ils se demandent comment un professionnel, quel qu'il soit, est à même d'évaluer l'avancement de ce processus psychique toujours long, fait d'allers et retours, d'arrêts et de reprises. Certains affirment même que les couples en mal d'enfant ne parviendront à ce deuil qu'après et grâce à une adoption.

Peu de couples sont capables du double investissement que représentent la démarche d'entreprendre une FIV et celle de s'engager dans une démarche d'adoption.

C'est la prolongation du désir d'enfant, et en aucun cas son deuil, qui conditionnerait la réussite de l'adoption. Ils donnent l'exemple de couples qui, après une adoption, ont eu un enfant tout à fait normalement, d'autres encore s'engageant dans une PMA après avoir totalement réalisé leur désir d'enfant dans une adoption.

Celle-ci les a amenés à renouveler leur désir d'enfant sous une autre forme. Grâce à l'adoption, un couple devient parents et cela l'incite à l'être encore davantage.

ZOOM

Un temps de réflexion

Il faut impérativement avoir fait le deuil de sa fertilité pour avoir les capacités psychiques et héroïques d'adopter. Il faut laisser passer un certain temps de réflexion entre les deux démarches. Les parents candidats à l'adoption sont alors dans une problématique redoutable.

Ils vivent un double échec : leur stérilité les empêche d'avoir l'enfant tant désiré alors que quelqu'un d'autre a pu faire un enfant et l'abandonner. Les enjeux en ce qui concerne leur rôle d'éducateur sont énormes, il sont condamnés à réussir. Les adoptions ratées existent, il faut donc prendre beaucoup de précautions avant d'engager des parents dans cette aventure. Car il y a une grande différence entre le désir d'avoir un enfant à soi et le désir d'élever l'enfant d'un autre. On donne à son enfant toutes ses qualités quels que soient ses défauts et l'on retrouve chez l'enfant adopté les défauts de l'autre et les qualités à soi.

Les problèmes d'identification sont souvent compliqués pour les enfants adoptés mais les situations les plus dangereuses sont celles bâties sur le mensonge : le mensonge des origines.

Une démarche uniquement parentale

On ne peut pas prétendre que l'adoption soit une solution de remplacement lorsqu'il y a échec de PMA ou lorsque la stérilité ne peut être soignée. Adopter, ce n'est pas concevoir un enfant, c'est élever un enfant. Cette expérience est tout à fait honorable mais différente de celle d'avoir un enfant à soi.

Adopter, c'est montrer un sentiment profond d'altérité. Sur le plan de l'organisation des choses, ce n'est pas à l'équipe de la FIV de proposer l'adoption. L'équipe médicale qui a échoué ne peut pas donner l'impression de s'excuser en proposant une adoption. S'il doit exister une certaine coordination entre l'équipe médicale et les équipes sociales chargées de l'adoption, les deux équipes doivent être différentes, voire même dans des lieux autres.

En France, on estime que, parmi les couples stériles, 15 % font une demande d'adoption avant de commencer leur traitement par PMA, 46 % pendant et 38 % après. Malheureusement, le manque d'enfants adoptables français et étrangers ne permet pas toujours la réalisation de leur souhait. En effet, une demande sur dix aboutit à une adoption alors que seuls 5 % des candidats se voient refuser leur agrément.

Le seul vrai problème : dire les origines

Les adoptions d'enfants typés favorisent souvent le langage de vérité.

Dans la majorité des cas, les enfants adoptés se développent comme les autres enfants. Il faut juste tenir compte du fait qu'ils ont été particulièrement souhaités et que leurs parents peuvent alors être de trop bons parents, trop attentifs, trop proches, ne laissant pas assez d'espace et de dimension au hasard dans le développement. Le seul vrai problème est celui de l'origine. Il faut attendre que l'enfant ait accès au langage, qu'il comprenne bien ce qu'on lui dit pour en parler avec lui.

L'utérus artificiel

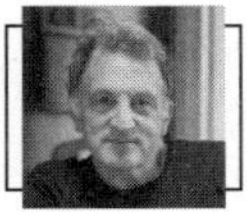

« **Les mécanismes biologiques qui se mettent en place dans les premières semaines de la grossesse sont extrêmement complexes** et certains restent d'ailleurs à explorer. Alors, penser les reproduire artificiellement est du domaine de la science-fiction. Lorsqu'on pratique une fécondation in vitro, l'embryon qui est implanté dans l'utérus maternel a 3 jours en moyenne, le temps nécessaire pour que l'œuf se divise en 4 ou 8 cellules. »

« Imaginer qu'un enfant puisse se développer en éprouvette, sans utérus maternel, est de l'ordre du fantasme, c'est totalement inenvisageable. »

« Dans l'utérus maternel, l'embryon entre alors dans une phase de construction intense où tous les organes se forment. **Cette élaboration du vivant dure 24 semaines,** ensuite le fœtus grandit et grossit. La première étape est particulièrement délicate, c'est en effet là qu'apparaissent les éventuelles malformations. La seconde étape est moins déterminante puisque l'enfant pousse mais reste pourtant fragile. **Tous les enfants qui naissent prématurément ne peuvent être sauvés et certains survivent au prix de séquelles parfois graves.** »

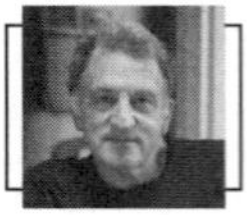

“ Bien que la néonatologie ait fait des progrès extraordinaires, elle ne peut venir au secours d'un enfant déjà formé. **Cultiver le vivant, c'est bien autre chose que, par exemple, d'installer une circulation extra-corporelle pour remplacer un cœur et ainsi prolonger une vie.** Malheureusement, les femmes qui font des fausses couches à répétition, ou qui développent des grossesses extra-utérines, ne peuvent pas attendre une aide du concept de l'utérus artificiel, **c'est un leurre.** ”

“ Dans l'utérus maternel, l'embryon entre alors dans une phase de construction intense où tous les organes se forment. **Cette élaboration du vivant dure 24 semaines,** ensuite le fœtus grandit et grossit. La première étape est particulièrement délicate, c'est en effet là qu'apparaissent les éventuelles malformations.
La seconde étape est moins déterminante puisque l'enfant pousse mais reste pourtant fragile. **Tous les enfants qui naissent prématurément ne peuvent être sauvés et certains survivent au prix de séquelles parfois graves.** ”

“ Rappelons que la gestation par mère porteuse interposée est interdite en France. Je crois à juste raison. ”

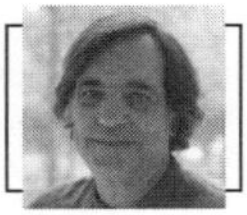

“ Je peux parier qu'un grand nombre d'enfants issus de mères porteuses seront des clients assidus des pédopsychiatres. En effet, **ce sont des enfants adoptés dont le travail psychique est très compliqué.** Ainsi, **les enfants adoptés supportent d'avoir été abandonnés par leur mère parce qu'ils se construisent un roman familial malheureux.** S'ils ont été abandonnés, c'est parce que leur mère ne pouvait pas faire autrement : elle était malade, indigente, folle ou défunte. ”

“ Pour les enfants nés d'une mère porteuse, c'est tout autre chose : **ils ont été abandonnés pour de l'argent et adoptés par de l'argent.** Leur mère a vendu son ventre sur la proposition de gens qui ont eu l'idée singulière de louer les organes d'une autre. **Ils sont victimes d'un abandon commercial !** ”

“ Un abandon expliqué par le malheur permet de pardonner à sa mère d'avoir commis le geste d'abandon pour ensuite être capable de se construire normalement. ”

“ Les enfants nés de mères porteuses ne peuvent pas accomplir le travail psychique d'abandon. ”

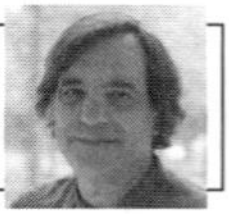

“ Il arrive même parfois qu'ils connaissent leur mère biologique et la voient, que les deux familles aient des relations amicales. **Je crois que cette situation est très perturbante.** ”

“ Je m'appuie pour cela sur les observations faites sur des enfants retirés à leurs parents et placés dans des familles d'accueil. On s'est aperçu qu'il était préférable pour l'équilibre de ces enfants et des deux familles que la famille biologique et la famille d'accueil ne se rencontrent pas. **L'enfant peut supporter, voire comprendre, la séparation à condition que la famille qu'il a quittée, ou qui l'a rejeté, ne lui semble pas particulièrement bonne.** ”

“ Je n'ose imaginer les dégâts et les souffrances des enfants de mères porteuses qui ont l'image d'une mère dont le travail consiste à fabriquer des enfants qu'elle vend à une autre famille. ”

5 Bientôt enceinte

Que votre grossesse ait été facile à obtenir ou qu'il ait fallu un petit « coup de pouce » de la médecine, votre bonheur sera le même. Votre histoire personnelle et familiale va être bouleversée.

Votre conjoint sera aussi père, votre mère deviendra grand-mère. Ainsi, votre arbre généalogique développera une nouvelle branche.

Les premières semaines d'une future maman sont remplies d'observations et de questions. Elle est attentive à tout ce qui pourrait dans son corps lui sembler différent, elle se projette déjà quelques mois plus tard.

Certains couples cacheront jalousement leur joie, d'autres multiplieront les annonces. Une certitude s'imposera : un gamète solitaire a rencontré un autre gamète solitaire à un moment précis, dans un lieu bien déterminé, pour donner la vie.

Dans l'ombre et la discrétion, un petit être va grandir.

Devenir mère

Vous allez rapidement constater que vous avez un don tout à fait extraordinaire pour vous attacher à ce petit être qui grandit en vous. Pour lui, vous vous êtes déjà imposé des contraintes en vivant autrement plus calmement, plus lentement. Certaines d'entre vous vont même jusqu'à arrêter de fumer.

Un lien se tisse

> **Très vite, vous ne direz plus : « Je suis enceinte » mais : « J'attends un bébé. »**

Des sentiments complexes vous font sentir votre bébé non seulement comme une partie de vous-même, mais aussi comme une personne à part entière, capable d'autonomie. Ce que vous ressentez sera encore plus intense quand, vers le 4e mois de votre grossesse, vous percevrez en vous ses premiers mouvements.

Très vite, vous lui attribuerez des actes volontaires, voire des sentiments personnels : il a le hoquet, il gambade... il est joyeux ou en colère, bref, c'est déjà un être volontaire. En fait, vous préparez dès maintenant vos relations de demain.

Au fil des jours, un lien entre vous et votre enfant se tisse, de plus en plus fort. C'est un processus qui prend du temps, s'étalant depuis l'avènement du désir d'enfant jusque tard dans l'enfance.

Cet attachement n'est pas constant, passe par des hauts (souvent au moment de la naissance), par des bas, voire parfois un rejet. Il n'est donc pas instantané, ni acquis d'emblée. Il est le résultat d'une convergence de forces où se rencontrent les désirs des parents, leurs capacités relationnelles, leur histoire ainsi que l'inné du bébé et le développement de ses propres capacités relationnelles.

Un retour sur soi

Cette époque est aussi marquée par un profond retour sur soi : la future maman s'observe, elle écoute son bébé, elle pense à lui. Des souvenirs d'enfance resurgissent ; l'amour qui, enfant, la liait à sa mère va profondément influencer ses sentiments pour son bébé.

Si elle était l'aînée d'une famille et qu'elle attend son premier enfant, elle revivra la façon dont elle a vécu ce rôle et l'attribuera, sans doute, à son enfant.

Beaucoup de jeunes femmes éprouvent alors le besoin de resserrer les liens affectifs avec leur mère, à laquelle elles s'identifient. On pense que l'amour maternel jaillit de cette gestation psychologique. La future maman éprouve aussi un grand désir de protection.

Des jours roses et des jours gris

C'est toute la diversité des émotions qu'elle ressent qui permet à la femme de se supporter, voire de s'aimer, transformée, encombrée par son ventre. Elle a le sentiment que tout cela n'a pas vraiment d'importance en comparaison de ce qui se passe en elle, de la responsabilité dont elle est tout à coup investie.

Il est faux de croire que tout est idéal dans la maternité. On ne devient pas mère d'un coup de baguette magique, c'est un long apprentissage, une maturation qui nécessite au moins 9 mois et dont l'interruption précoce, en raison d'une naissance prématurée, peut être cause de perturbation dans la relation mère–enfant.

Il est normal encore qu'une future maman, même si elle désire profondément son enfant, même si elle se réjouit de sa naissance, ait des moments de légère dépression.

Cette naissance va bouleverser sa vie. Il est logique qu'elle s'en inquiète, qu'elle se pose quantité de questions : sera-t-elle à la hauteur de la tâche ? Sera-t-elle la femme qu'elle était avant ? Saura-t-elle être mère et épouse ?

Il arrive même que, par moments, elle regrette de s'être engagée dans cette aventure. Un peu de fatigue, une déception familiale peuvent en être la cause. Ces 9 mois d'attente constituent une période de fragilité psychique, surtout lors d'une première grossesse.

L'amour maternel

- Pendant des siècles, on a parlé d'instinct maternel. Il semble aujourd'hui que plus personne n'y croit vraiment. Au moment de la rencontre, le lien mère-enfant est déjà une vieille histoire.
- Entre son désir d'enfant et l'amour du bébé qu'elle a porté 9 mois durant, la mère a cristallisé, dans la plupart des cas, des sentiments qui sont déjà puissants.
- Il semble que le travail psychique qui prépare à l'amour maternel se fasse en majorité dans les derniers mois de la grossesse, notamment lorsque les premiers mouvements sont perceptibles.

ZOOM

L'expérience rassure

Le vécu d'une seconde grossesse est souvent fort différent de celui d'une première. Bien des données inconnues ne le sont plus, bien des questions ont trouvé leurs réponses. De plus, déjà occupée par un premier enfant, la future maman a moins de temps pour s'observer.

Sur le plan physique, une seconde grossesse est souvent un peu plus fatigante que la première mais sans doute vécue plus sereinement sur le plan psychique.

D'ailleurs, on s'aperçoit que ces futures mamans sont beaucoup moins intéressées par les cours d'accouchement sans douleur, par l'haptonomie ou le yoga. Il est vrai aussi que l'épreuve de l'accouchement est moins redoutée. Sa douleur est connue, les moyens de la soulager aussi ; en outre, toutes ces mères savent que normalement la seconde naissance sera plus rapide que la première.

Se connaître déjà

- Pour toutes celles qui ont envie déjà d'échanges avec leur bébé, il existe un moyen fantastique de communiquer : le toucher.
- Par l'intermédiaire de caresses appuyées sur le ventre, la future maman envoie à son bébé des stimuli tactiles positifs et affectifs, et, souvent, bébé y répond.
- Les futures mamans ayant pratiqué une préparation à l'accouchement au cours de leur grossesse ont presque toujours l'impression, à la naissance, qu'elles connaissent déjà bien leur bébé.

Jusqu'à la rencontre

Le déroulement de l'accouchement est une étape primordiale, mais la rencontre du bébé imaginé et du bébé réel l'est davantage encore. Plus leurs deux images se superposent et mieux s'installe la relation affective. La naissance doit être vécue comme la continuité de la grossesse. Le geste, de plus en plus répandu, de placer l'enfant contre le ventre et la poitrine de sa mère quelques minutes après l'expulsion est un moment important dans la naissance du lien mère-enfant. La jeune femme peut alors examiner son bébé tout à loisir et prendre ainsi conscience de sa réalité.

Spontanément, elle lui parle doucement, affectueusement elle le caresse du bout des doigts, puis de la main. La magie de la rencontre opère. Et le plus étonnant s'accomplit : à la séduction de la mère répond celle du bébé.

Ce bien-être qui lui est donné le pousse à manifester à son tour son contentement : il vagit, il sourit, bientôt il la regardera droit dans les yeux, et la mère fond, étreignant toujours mieux son enfant.

Les tests de grossesse : du bon usage

Dès que vous allez constater un retard de règles, il y a toutes les chances pour que vous vous précipitiez chez le pharmacien le plus proche et achetiez un test de grossesse. Tous les tests reposent sur le même principe : la mise en évidence d'une hormone, la gonadotrophine chorionique, inscrite sur la plupart de vos résultats d'analyse, sous ces initiales : HCG.

Il vous est recommandé d'attendre 2 ou 3 jours après la date présumée des règles avant de pratiquer le test.

La sécrétion d'HCG

Cette hormone n'existe pas dans le corps d'une femme non enceinte, elle est sécrétée par le trophoblaste (couche cellulaire périphérique présente au tout début du développement embryonnaire et à l'origine du placenta), dès que l'embryon est installé dans la paroi utérine.
Voilà pourquoi il faut que vous attendiez environ 10 jours après la fécondation pour que cette hormone soit détectée. Le taux d'HCG va s'élever régulièrement au cours des 6 premières semaines de grossesse.

➘ Pour vous assurer de la bonne fiabilité du test, il est préférable que vous le fassiez avec les urines du matin. Très concentrées, celles-ci contiennent le plus d'HCG.

Rapidité et clarté

La plupart des tests donnent une réponse clairement lisible, dans un temps plus ou moins long (5 à 30 min) suivant le test employé (v. p. 62). Selon la marque, vous verrez apparaître soit un anneau brun au fond d'un tube, soit une coloration des urines en bleu ou en rose, soit un signe + sur une pastille.

Des tests sur bandelettes de papier ont été mis au point ainsi qu'un test à l'apparence d'une carte magnétique, qui réagit en faisant apparaître le signe + ou – lorsqu'on y dépose quelques gouttes d'urine.
Enfin, vous pouvez trouver en pharmacie un test affichant clairement le résultat : « enceinte » ou « pas enceinte ». Il est fiable à 99 % dès le 1er jour de retard des règles. Il peut se pratiquer à n'importe quel moment de la journée.

Si vous pratiquez bien la méthode dite « des températures », vous pouvez très facilement avoir la confirmation ou non de votre grossesse.

➘ Ces tests peuvent être gardés un certain temps avant leur utilisation à température ambiante. Ils ne doivent pas être mis au réfrigérateur ni près d'une source de chaleur ou d'humidité.

ZOOM

Mode d'emploi des tests

Vous pensez être enceinte et vous avez acheté un de ces fameux tests. La veille du jour « J », ne buvez pas trop le soir, ainsi vos urines seront plus concentrées en HCG, si cette hormone est présente.
Utilisez uniquement le récipient vendu avec le test, il est parfaitement stérile. La réaction visible, faite de particules colorées, est due à celle d'anticorps spécifiquement actifs contre l'hormone HCG.

Pas fiables à 100 %

- Le stérilet n'a pas un effet contraceptif à 100 %. Certains anti-inflammatoires comme l'aspirine contrecarrent l'effet du stérilet.
- De plus, il est toujours possible que celui-ci ne soit pas en bonne place, d'où l'importance de vérifier de temps en temps la présence du fil du stérilet, voire de pratiquer, en cas de doute, une échographie qui le localisera.
- Quant aux contraceptifs locaux, votre grossesse est sans doute le résultat d'une mauvaise manœuvre.

De plus en plus tôt

Selon une étude faite par l'Institut national de la consommation (INC), les tests de grossesse les plus performants sont : Prédictor, Abbott, Revelatest G3, Clear Blue, Évidence, Hansaplast et Primotest Minute. Enfin, le tout dernier, Indicatest, est le plus performant puisqu'il donne une réponse trois jours avant la date prévue des règles, soit 72 heures plus tôt que les autres tests.
Malgré tout, sachez que le résultat positif d'un de ces tests n'est pas la certitude d'une grossesse. En effet, bon nombre de grossesses ne se poursuivent pas et les règles surviennent avec quelques jours, voire plusieurs semaines de retard. Aussi, tout test de grossesse doit être confirmé par un dosage quantitatif de l'HCG circulant dans le sang.

➘ Si vous êtes enceinte, la température, qui normalement baisse quelques jours avant la date prévue des règles, reste élevée. Si elle persiste à un niveau élevé, supérieur à 37 °C, au-delà de 14 jours, vous êtes certainement enceinte.

Les analyses en laboratoire

Pour confirmer votre grossesse, vous allez faire appel à des tests pratiqués en laboratoire. Ceux-ci quantifient la fameuse hormone gonadotrophine chorionique (HCG) soit dans les urines, soit dans le sang. Chaque année, les laboratoires effectuent quelque 736 000 tests de grossesse et environ 1 100 000 dosages de l'HCG dans le sang.

➘ Ces examens sont remboursés par la Sécurité sociale sur prescription médicale.

À partir du 3e jour de retard des règles, vous pouvez, dans certains laboratoires, faire un test simple, uniquement à partir des urines, et obtenir un diagnostic sûr en quelques heures. À savoir : à ce stade, les tests sanguins sont les plus fiables.

Généralement, le laboratoire ne se contente pas uniquement de détecter la présence d'HCG, il dose aussi sa concentration.

Des dosages sanguins plus fiables que les dosages urinaires.

Sachez encore que les dosages par le sang permettent de diagnostiquer la grossesse un peu plus tôt que ceux effectués à partir des urines. Le taux d'HCG sanguin double tous les 2 jours et demi. Vers la 8e semaine de grossesse, ce taux avoisine 80 000 mUI. Il redescend ensuite pour des raisons physiologiques, le placenta prend alors le relais de l'ovaire et l'HCG initialement sécrétée pour stimuler l'ovaire n'est plus utile.

➘ En fait, passé la première semaine de grossesse, les dosages d'HCG sont inutiles lorsque tout se déroule sans troubles. L'évolution de la grossesse s'appréciera par une échographie et un peu de patience.

ZOOM

Les ratés de la pilule

Vous preniez la pilule et vous êtes enceinte, cas rare mais qui peut arriver. Il faut savoir que toutes les pilules n'ont pas la même efficacité en raison de mécanismes de contraception différents.

Les pilules dites combinées (œstrogènes et progestatifs en même temps) agissent sur l'ovulation, sur la qualité de la glaire cervicale et de la muqueuse utérine.

Les pilules dites séquentielles (œstrogènes puis progestatifs) n'agissent que sur l'ovulation, elles vous protègent à condition de bien en respecter le mode d'emploi. Un seul « oubli » de la pilule séquentielle suffit à modifier l'efficacité contraceptive.

Quant à la pilule combinée, comme il est impératif de respecter un temps de pause de 7 jours entre chaque plaquette, il est tout aussi indispensable de ne pas dépasser de 2 à 3 jours ce délai afin d'être protégée.

La micropilule, dont l'action modifie uniquement la glaire cervicale, a un taux d'échec reconnu de 1 à 3 %. Enfin, certains antibiotiques et certains tranquillisants peuvent modifier leur efficacité.

Un œuf unique

L'histoire du bébé commence par une rencontre, celle des cellules sexuelles de ses parents : l'ovule et le spermatozoïde s'unissent pour former la première cellule de l'œuf. Mais cet événement est en fait le résultat d'une concomitance d'événements.

Le rapport sexuel ne sera fécondant que s'il a lieu le jour même ou 2 à 3 jours avant le moment où un des ovaires de la femme libère un ovule. Celui-ci n'a qu'une courte durée de vie de 72 heures environ.

Union...

Alors que l'ovule est aussitôt happé par le pavillon d'une des trompes et commence à descendre à la rencontre des spermatozoïdes, le follicule de son côté évolue : il sera à l'origine des hormones œstrogènes et progestérone dont le rôle est de préparer la muqueuse utérine à la nidation de l'œuf.

Dix heures après la rencontre des deux gamètes, l'œuf est formé et commence à effectuer des synthèses ADN. Pendant quelques heures, les noyaux venus de l'ovule et ceux venus du spermatozoïde cohabitent côte à côte.

Puis ils s'unissent et se divisent. Trente heures après, l'œuf compte déjà 2 cellules, 2 à 3 jours après il en possède 4 à 8 et envoie des messages chimiques à tout l'organisme de la mère pour qu'il se prépare à l'accueillir.

... puis division

Au cours de la division cellulaire, dite « mitose », les 46 chromosomes de chaque cellule se dupliquent en se recopiant fidèlement. L'œuf met 3 jours à atteindre l'utérus maternel et, 2 jours après, il commence à s'implanter dans la muqueuse utérine. Croissance et différenciation cellulaires se font à un rythme très accéléré.

Mais dans la fécondation, il n'y a pas que les cellules de l'œuf qui sont importantes. De son côté, le muscle utérin se prépare à accueillir l'œuf nouvellement formé. La muqueuse qui tapisse ce muscle creux se modifie tout au long du cycle féminin sous l'effet de différentes hormones. Son évolution la conduit à être plus ou moins riche ou plus ou moins dense. Ainsi, en première partie du cycle, elle est pauvre alors que sous l'effet des hormones de la seconde partie, elle s'enrichit telle une prairie au printemps. Elle est parfaitement prête à accueillir l'œuf.
Si, pour une raison quelconque, il n'y a pas nidation, au 28e jour du cycle, l'inondation hormonale s'arrête et la muqueuse, d'un jour à l'autre, se dessèche. Elle desquame alors en provoquant une hémorragie superficielle des tissus : ce sont les règles.

Quelles sont vos chances ?

- La plupart des grossesses s'obtiennent dans les 6 mois qui suivent la décision de faire un bébé.
- Mais il faut savoir que, d'après les travaux statistiques des professeurs Schwartz et Spira, il est plus difficile de devenir enceinte après un long moment d'abstinence sexuelle.
- Ainsi, après un délai d'infertilité de 5 ans, le temps nécessaire moyen pour obtenir une grossesse est de 3 ans.

La naissance du placenta

Sept jours après la fécondation, l'œuf se niche dans l'utérus. À la surface de l'œuf, les cellules envoient des tentacules, les villosités, qui l'amarrent à la muqueuse de l'utérus. Ces cellules constitueront plus tard le placenta.
Les villosités atteignent les vaisseaux sanguins de la muqueuse placentaire (ou endomètre) apportant ainsi les éléments indispensables à la nutrition de l'œuf. L'extérieur de ces vaisseaux est tapissé de cellules capables d'une très grande activité de synthèse.
Vers le 18e jour de la conception, le réseau vasculaire du trophoblaste (ou placenta) va se raccorder aux vaisseaux sanguins de l'ombilic,

établissant ainsi une circulation sanguine entre la paroi utérine et l'embryon. Mais à aucun moment le sang de la mère et celui de l'enfant ne sont mêlés. Le sang part du placenta et gagne l'embryon par le cordon ombilical. L'échange se fait par l'intermédiaire de la paroi utérine.

Les cellules de l'embryon vont se différencier dès la 3e semaine de la grossesse. L'embryon s'isole du reste de l'œuf et n'est plus relié à lui que par le cordon ombilical qui se forme vers la 4e semaine.

➘ Le rôle du placenta est essentiel dans le développement de l'embryon. C'est lui qui assure la « survie » de l'enfant à naître et tous les échanges entre la mère et l'enfant.

Il fournit les apports en aliments et en oxygène nécessaires à l'activité cellulaire intense qui se manifeste tout au long de la grossesse.

Que deviennent les spermatozoïdes ?

- Après la fécondation, les spermatozoïdes qui n'auront pas atteint l'ovule vont disparaître. Ils sont alors absorbés par la paroi utérine.
- Le corps jaune, lui, va aussi être utile (v. p. 38). Il sécrète la progestérone qui permet à la grossesse de se poursuivre pendant 4 mois, et sert à la préparation de la paroi utérine.
- On sait aujourd'hui que l'embryon d'à peine quelques heures envoie déjà des informations sous forme chimique à tout l'organisme maternel pour qu'il puisse se préparer à la grossesse (v. p. 46).
- Les tests de grossesse mettent en évidence ce processus hormonal.

ZOOM

Un calendrier immuable

Tout le déroulement de votre grossesse va être programmé au moment même de la fécondation, et vous pouvez même connaître la date théorique de votre accouchement. Voici comment se fait le calcul.

Il faut d'abord définir la date de la fécondation, donc, à deux jours près, celle de l'ovulation. Elle est toujours approximative car, même si vous

connaissez bien la date du premier jour de vos dernières règles, date du début du cycle, vous ne savez jamais précisément la durée de la première partie du cycle, avant l'ovulation, car elle est variable d'un mois à l'autre et d'une femme à l'autre.

Le principe général de ce calcul se base sur un cycle de 28 jours : l'ovulation se produit donc le 14e jour ; si vous êtes réglée tous les 35 jours, l'ovulation se fait au 21e jour.

À partir de ces données, une date théorique d'ovulation est établie qui sera donc aussi la date théorique du début de la grossesse et déterminera ainsi la date de l'accouchement.

En France, les médecins (pour être en règle avec les prescriptions de la Sécurité sociale) comptent 39 semaines à partir de la date de la fécondation ou 41 semaines d'aménorrhée.

De la théorie à la pratique

- Mais la date de l'accouchement reste théorique car, mise à part l'influence des conditions de santé et de vie de la future maman, il existe des facteurs familiaux et des facteurs ethniques susceptibles de faire varier le calendrier.
- Ainsi on accouche plus tôt dans le Sud de l'Europe que dans le Nord.
- Certains facteurs physiques entrent encore en jeu, les femmes petites accouchant plus tôt que les femmes grandes.

Le jeu du hasard

On a longtemps cru que le sexe de l'enfant à venir était dû au bon vouloir de la mère... Eh bien, il n'en est rien et tout serait de la « faute » du père. À l'origine de tout, il y a la cellule. Celle-ci est différente suivant le rôle qu'elle joue dans l'organisme, mais elle est toujours composée d'un noyau fait d'une substance appelée chromatine.

Au moment de la division cellulaire, la chromatine change d'aspect et se fragmente en chromosomes. Une cellule compte normalement 46 chromosomes regroupés en paires. Chaque paire est constituée d'un chromosome maternel et d'un chromosome paternel.

Des X et des Y

Toutes les informations génétiques qui font un individu sont contenues dans ces chromosomes et plus particulièrement dans leur ADN. L'homme et la femme en ont 22 paires identiques, seule la 23e est différente, elle porte les chromosomes qui gouvernent la détermination du sexe. L'homme est porteur d'une paire XY et la femme d'une paire XX.

L'association XX donne naissance à une fille, l'association XY à un garçon.

Les cellules sexuelles se débarrassent de la moitié de leurs chromosomes, elles n'en comptent que 23. Ainsi, après la fécondation, une cellule de 46 chromosomes (23 + 23) est reconstituée. Chez la femme, tous les chromosomes sexuels sont X, chez l'homme, certains sont X et d'autres Y. Le sexe d'un enfant encore à l'état d'embryon est donc déterminé dès la fécondation par l'association des chromosomes particuliers X et Y.

À l'origine, tous pareils

Les gonades sont indéfinissables de la 6e à la 7e semaine du développement de l'embryon. Celui-ci possède également deux systèmes de canaux dérivés de l'appareil urinaire : les canaux de Wolff (mâles) et les canaux de Müller (féminins). Le chromosome Y, lorsqu'il est présent, est responsable de la fabrication de la testostérone et de l'hormone antimüllerienne qui provoque la régression de l'ébauche d'utérus et de trompes. Ce sont donc les mêmes cellules qui donneront naissance à un garçon ou à une fille. Ensuite, seulement, les gonades deviennent mâles ou femelles et conduisent à l'élaboration d'organes génitaux sexués.

Depuis longtemps, les généticiens étudient le chromosome Y. Ils pensent que c'est sans doute dans son ADN que se trouve le gène de la détermination du sexe masculin.

Les chromosomes étant porteurs de gènes, le sexe de l'enfant est-il déterminé par un seul gène sexuel ? Et comment agit-il ?

Grâce à la génétique moléculaire, les généticiens ont isolé tous les gènes du chromosome Y ne se trouvant sur aucun autre chromosome, établissant une véritable cartographie de celui-ci. Il en a été de même pour le chromosome X.

ZOOM

Le choix du roi

Dans tous les couples, il y a bien sûr une préférence pour le sexe de l'aîné. Une récente étude montre que la cote des filles a tendance à remonter mais que celle des garçons reste toujours largement en tête.

Ainsi 42 % des couples souhaitent avoir d'abord un garçon contre 24 % une fille. De même, si les parents ne devaient avoir qu'un seul enfant ou plusieurs enfants de même sexe, ils choisiraient à 37 % un ou des fils et à 27 % une ou des filles. Une chose est pourtant réconfortante : 72 % des couples ne sont pas prêts à « intervenir » pour modifier le destin. Ils refusent à une large majorité d'avoir recours à une méthode, même si elle est scientifique.

Actuellement, aucune méthode ne permet de concevoir un bébé du sexe voulu.

Moralité : la plupart des parents sont de bons joueurs. Enfin, bon nombre d'entre eux ne demandent pas à l'échographiste de leur révéler le sexe du fœtus et ne montrent aucune précipitation à le connaître au moment de l'accouchement.

Ressemblances entre frère(s) et sœur(s)

Les enfants d'un même couple n'ont jamais des patrimoines identiques bien que proches puisqu'ils sont issus des mêmes gamètes parentaux.
Il existe une seule exception à cette règle, les vrais jumeaux. Ceux-ci se développent après division d'un même œuf à différents moments de son développement.
En revanche, les grossesses gémellaires ou triples, qui sont le résultat de la fécondation de plusieurs ovules, donnent naissance à des enfants qui, sur le plan génétique, ont les mêmes caractéristiques que celles de frères et sœurs classiques. Ces grossesses multiples sont souvent le résultat de traitements qui ont pour but de stimuler la fonction ovarienne (v. p. 240). Les grossesses triples ont été multipliées par 3 en 20 ans et les grossesses quadruples, heureusement rares, ont été multipliées par 5.
Mais il existe aussi des cas extraordinaires et extrêmement rares de fécondation presque synchrone de deux ovules du même cycle par deux spermatozoïdes issus de deux partenaires différents, ou encore la fécondation à plusieurs jours d'intervalle de deux ovules du même cycle induisant des enfants d'âge différent à la naissance.

Le gène SRY

Aujourd'hui, le gène qui implique le sexe masculin a été identifié. Ce gène baptisé SRY (Sex Determiny Region of Y) a toutes les caractéristiques indispensables à la détermination du sexe masculin. Il a été conservé au cours de l'évolution de l'homme et se retrouve chez tous les mammifères où la masculinité est déterminée par le chromosome Y.

Le gène qui implique le sexe masculin chez l'homme est aussi présent chez un grand nombre de mammifères.

Certains biologistes proposent à partir d'un éjaculat de sperme de séparer les spermatozoïdes porteurs du chromosome X et ceux porteurs du chromosome Y. Cela consiste en fait à avoir, selon le milieu où le sperme est placé, une plus forte concentration de spermatozoïdes porteurs de l'un ou de l'autre.

Puis le médecin pratique une insémination avec le gradient correspondant au souhait des futurs parents, mais il apparaît que le taux de réussite de cette manœuvre soit de 60 % tout au plus. On gagne en réalité seulement 10 % de chances d'avoir un enfant du sexe souhaité puisque la règle des 50 % demeure. C'est sans doute payer un peu cher la réalisation d'un désir dont il faut peser le pour et le contre.

ZOOM

Les anomalies liées au sexe

On peut regretter qu'il n'existe aucun moyen d'aider les parents qui se savent porteurs d'une anomalie génétique liée au sexe. Il y a dans certaines familles, et heureusement dans des cas très rares, un sexe à éviter car certaines maladies n'apparaissent que chez l'enfant de sexe mâle.

On peut citer par exemple le syndrome de l'X fragile (v. p. 177) ou l'hémophilie, qui est transmise par la femme mais que seul l'homme reçoit. Les recherches génétiques nous donnent de plus en plus d'informations à ce sujet.

Trouver une méthode simple et non traumatisante qui permettrait de déterminer dans des cas très précis le sexe de l'enfant à venir au moment de la conception serait un vrai progrès médical. Mais se poseraient alors, comme presque toujours, des questions d'éthique et de limites si la demande devenait non plus médicale mais de convenance.

Aujourd'hui, la seule solution dont nous disposons pour rompre la chaîne de transmission de certaines maladies génétiques est la sélection d'embryons après fécondation in vitro, dans le cadre des examens pré-implantatoires.

Demain, il sera de même possible de traiter un embryon que l'on sait malade.

Bientôt votre bébé se nichera en vous

Il faut attendre quelques jours après la fécondation pour que l'œuf s'installe dans la paroi utérine, celle-ci n'étant pas encore prête pour l'accueillir. Il va alors flotter dans la cavité utérine, comme à la recherche de l'endroit le plus confortable pour s'installer. D'ailleurs, celle-ci aussi se prépare. L'ovule fécondé deviendra un œuf où pendant 24 heures les cellules venues de l'ovule et celles du spermatozoïde vont cohabiter côte à côte.

La division cellulaire

Puis, rapidement, ces cellules vont s'unir et se diviser en 2, puis 4, puis 16 cellules identiques. L'œuf prendra très vite l'aspect d'une petite mûre : c'est la morula (v. p. 47), entourée d'une membrane qui va absorber les éléments minéraux nécessaires au développement de l'œuf. Tant qu'il sera dans la trompe, l'œuf gardera la taille initiale de l'ovule. Arrivé dans l'utérus, il va commencer à changer de volume.

Jamais le sang maternel et le sang fœtal ne sont mêlés, les échanges se font exclusivement à l'échelle moléculaire.

Parallèlement, la morula va se creuser et ses cellules se spécialiser, certaines, plus petites, se regrouperont à la périphérie, les plus grosses, elles, se regrouperont au centre. La cavité va se remplir de liquide et un bourgeon saillant se formera à l'intérieur : c'est le futur embryon. La muqueuse utérine va se préparer à recevoir l'œuf. Sous l'effet de la progestérone, elle se transformera, s'épaissira, se plissera, se vascularisera un peu plus et ses glandes vont se mettre à produire en grandes quantités une substance sucrée, le glycogène, qui sera chargée de nourrir l'œuf, le temps qu'il se « connecte » à la circulation sanguine de la paroi utérine.

Le bourgeon embryonnaire

- Dès que l'œuf est lové dans la cavité utérine, il poursuit son développement. À un pôle de cet œuf croît ce que l'on appelle le bourgeon embryonnaire.
- Les cellules qui le composent vont se différencier et donner les différents organes de l'embryon.
- Les principales parties du corps humain se forment dans les tout premiers mois de la vie intra-utérine.
- Les cellules se multiplient vite, mais suivant un ordre bien établi.
- Chaque processus de différenciation est marqué d'une date.

Le contact va s'établir

Après la fécondation (v. p. 46), l'œuf (que l'on appelle alors blastocyste) se collera à l'endomètre dès la 2e semaine. L'enveloppe du blastocyste, le trophoblaste, va alors se diviser en deux tissus distincts : le premier (le syncytotrophoblaste) va « attaquer » l'endomètre, l'éroder et former une cavité où va s'installer l'œuf. Le deuxième (le cytotrophoblaste) va fournir les cellules nécessaires au travail et à l'extension du premier.

L'embryon représente un corps étranger pour l'organisme maternel ; seules des caractéristiques immunitaires particulières et uniques permettent leur cohabitation.

Sept jours après son arrivée dans l'utérus, les membranes protectrices de l'œuf envahiront le tissu maternel, elles seront l'ébauche du placenta. Les capillaires sanguins de l'endomètre vont libérer du sang maternel récupéré dans les plis du syncytotrophoblaste.

Une véritable circulation va alors s'établir. Mais l'organisme maternel va réagir et décider de limiter la progression du syncytotrophoblaste. Les cellules de l'endomètre vont se transformer et créer une barrière pour éviter que l'expansion de l'œuf n'attaque le muscle utérin. L'œuf, collé à la paroi utérine, va tisser un réseau de fins capillaires qui pénétreront dans les tissus maternels.

L'extérieur de ces vaisseaux est tapissé de cellules qui ont pour caractéristique de réaliser de nombreuses synthèses. Dix-huit jours se seront écoulés entre la simple phase de contact et le raccordement des vaisseaux sanguins qui vont irriguer le placenta à ceux de l'embryon. Face à l'agression des villosités du trophoblaste, la muqueuse utérine va réagir. Chaque brèche sera circonscrite à l'extrémité des villosités par la construction de petites chambres dont les parois seront irriguées par le sang maternel.

ZOOM

Le liquide amniotique

L'embryon baigne dans le liquide amniothique. Ce liquide est à la fois fourni par la mère et par l'enfant. Le fœtus en avale beaucoup, le régurgite souvent. Il reçoit notamment ses urines complètement aseptisées.

Le liquide amniotique d'une future maman en bonne santé est clair, abondant, en constant renouvellement (toutes les trois heures). Sa composition est proche de celle du sang.

Ce liquide unique, composé d'eau riche en sels minéraux à 95 % contient des cellules fœtales. Il sert aussi à maintenir le fœtus à température constante. C'est encore un merveilleux amortisseur de bruits et de chocs.

De plus, son asepsie en fait une précieuse barrière contre certaines infections. Vérifier l'état du liquide amniotique est un des éléments qui permettront, à terme, de contrôler le bon déroulement de la fin de la grossesse.

Cet examen se fait à l'aide d'un amnioscope, petit cône qui, introduit dans le col, permet au médecin d'observer l'aspect du liquide à travers les membranes.

Le cordon ombilical

- Il relie le fœtus au placenta. Il est constitué de trois vaisseaux sanguins enroulés sur eux-mêmes : un gros vaisseau, la veine ombilicale au centre, et deux plus petits, les artères ombilicales.
- Ils sont contenus dans une gaine faite d'une membrane souple et gélatineuse.
- La veine ombilicale assure les apports nécessaires à la vie du fœtus, les deux artères se chargeant d'évacuer les déchets de la vie fœtale.

À SAVOIR

Le rôle du placenta

Le placenta a un rôle hormonal important. C'est lui qui produit la fameuse HCG, hormone gonadotrophine chorionique, qui va permettre d'établir le diagnostic de grossesse.

Une double fonction

L'HCG stimule l'ovaire qui sécrète de l'œstradiol et de la progestérone, et empêche la venue des règles. Autre hormone produite par le placenta, l'hormone lactogène placentaire.
Le placenta, dès le 1er mois de grossesse, sécrétera encore les hormones œstrogènes et progestérone qui assurent le bon déroulement de la grossesse. C'est encore lui qui déclenchera l'accouchement en modifiant les dosages de ces deux hormones.

Un rôle de filtre

Le placenta est un filtre très sélectif – il arrête certaines substances et en laisse passer d'autres – et sa surface d'échanges est importante. Dans les derniers mois de la grossesse, on l'estime à 15 m^2. Le placenta filtre l'eau, le sodium, le potassium, l'urée, le gaz carbonique et l'oxygène. Dans d'autres cas, le transfert se fait à l'aide d'une molécule qui passe de part et d'autre de la membrane, c'est le cas du glucose. D'autres échanges se font par absorption, puis dégradation par des enzymes et enfin reconstitution des éléments.

Se sentir différente

Médicalement, une grossesse n'est réellement prise en compte qu'à partir de 2 mois d'aménorrhée (absence de règles). Et pourtant, bien avant, vous allez constater des bouleversements extraordinaires dans votre corps. Ils sont dus essentiellement aux modifications biologiques qu'entraînent en vous l'installation et le développement de l'embryon.

Plus qu'un seul signe, c'est l'accumulation d'un certain nombre qui peut faire penser à une grossesse.

L'absence de règles

Si vous êtes « réglée comme une horloge », si votre cycle menstruel est régulier, le premier signe révélateur de votre grossesse sera l'absence de règles.
Toutefois, quelques jours de retard ne sont pas suffisants, il faut attendre plus d'une dizaine de jours pour avoir un début de confirmation et, avant, peut-être ressentirez-vous un grand besoin de sommeil, avec des moments de lassitude après les repas ou en fin de journée.

Odeurs et saveurs plus fortes

Bien des femmes enceintes affirment ressentir très rapidement des changements physiques. Certaines odeurs leur paraissent plus fortes ou même, parfois, insupportables ; certains plats ne provoquent plus aucune envie tandis que d'autres deviennent tout à coup délicieux. D'une manière générale, il semble qu'au tout début d'une grossesse l'appétit diminue.
Peut-être vous sentez-vous « barbouillée », avec du mal à digérer les plats les plus lourds, les sauces ou les mets épicés. Cela peut sembler étonnant, mais certaines femmes perdent même du poids au cours des

premiers mois de leur grossesse. Il n'y a là rien d'inquiétant. Cela est souvent dû aux nausées et aux vomissements qui provoquent une perte d'appétit. Le poids mettra plus ou moins longtemps à se stabiliser, le temps que l'organisme maternel s'adapte à son nouveau statut hormonal.

Une poitrine généreuse et sous haute protection

Pour certaines femmes, le changement du volume des seins est réellement le premier signe. Ils deviennent durs, lourds, avec parfois des picotements.

L'aréole s'élargit et fonce, les petits renflements qui sont à sa surface, les tubercules de Montgomery, deviennent beaucoup plus apparents. Les bouts de seins sont aussi plus sensibles et mieux formés.

> **Le volume et la sensibilité des seins se modifient sous l'influence des œstrogènes.**

Certaines futures mamans ont la poitrine si lourde qu'il est préférable qu'elles gardent un soutien-gorge pour dormir. Dans ce cas, il est conseillé de choisir pour la nuit un modèle plus léger et de ne pas trop le serrer afin qu'il ne gêne en rien la respiration. Ce sous-vêtement peut paraître encombrant les toutes premières nuits, mais plus ensuite avec l'habitude.

Il est indispensable encore de protéger la peau des mamelons et du grand peaucier du cou qui soutient les glandes mammaires. Elle est particulièrement fine et sujette aux vergetures. Une douche fraîche quotidienne, suivie de l'application d'une crème, peut les prévenir efficacement.

Des débuts difficiles

Certaines futures mamans souffrent très précocement de nausées, dès les 15 premiers jours de gestation. Ces nausées s'accompagnent souvent de vomissements de bile et d'une salivation excessive. Celle-ci est un phénomène rare et encore inexpliqué. Des traitements peuvent être proposés mais ils ne sont pas toujours très efficaces.

➘ **Si les vomissements sont importants, il vous faut consulter un médecin pour prévenir tout risque de déshydratation.**

À ces troubles peuvent s'ajouter une constipation inhabituelle et un besoin d'uriner un peu plus fréquent que d'habitude. Assurément, il se passe quelque chose en vous.
Pourtant, certaines femmes ne ressentent aucun de ces signes ou n'y prêtent pas attention, et c'est beaucoup plus tardivement qu'elles découvrent leur grossesse, notamment si leurs cycles menstruels sont irréguliers. Le retard de leurs règles ne les alerte pas forcément.

Attention aux virus

Dès lors que vous envisagez une grossesse, vous devrez prendre un certain nombre de précautions pour éviter les virus. En effet, certaines infections peuvent se transmettre de la mère à l'enfant. Il est d'autant plus important que vous les connaissiez qu'elles ne se manifestent pas toujours visiblement chez la mère, alors qu'elles sont parfois redoutables pour l'enfant. Elles peuvent être à l'origine d'une fausse couche ou de malformations fœtales.

Évitez toute personne contagieuse

Vous pourrez en prévenir certaines, alors que pour d'autres il vous faudra être attentive au comportement de votre organisme. Au moindre doute, n'hésitez pas à consulter votre médecin. Si son diagnostic confirme vos doutes, il pourra mettre en œuvre un traitement thérapeutique adapté.
Virus, bactéries et parasites vont donc être vos principaux ennemis pendant 9 mois. Votre toute première préoccupation sera d'abord d'éviter d'être en contact avec une personne contagieuse. Ce n'est pas vraiment facile car la maladie n'est pas toujours évidente à identifier et bon nombre de malades ignorent qu'ils sont contagieux. Le problème est encore plus délicat lorsqu'il s'agit d'une personne de votre entourage, notamment vos autres enfants qui fréquentent la crèche ou l'école.

La rubéole est toujours à craindre

Le premier virus à redouter est celui de la rubéole, surtout si la maladie survient au cours du premier trimestre de grossesse. Heureusement, vous appartenez peut-être aux 90 % de femmes qui sont aujourd'hui immunisées contre la rubéole, soit parce qu'elles ont déjà contracté la maladie, soit parce qu'elles ont été vaccinées.

Mais 5 à 10 % des femmes susceptibles d'être mères ne sont pas protégées contre ce virus. Il leur est recommandé de faire pratiquer un examen sérologique à la rubéole les 4 premiers mois de leur grossesse.
La rubéole se manifeste d'abord comme un léger mal de gorge, suivi d'une éruption de boutons plus ou moins visibles.

Vous devez être particulièrement attentive aux signes de la rubéole si vous avez de jeunes enfants fréquentant une collectivité.

➘ En cas de non-immunisation contre la rubéole, il est conseillé de prévoir une vaccination avant d'envisager une grossesse. Celle-ci peut être faite 3 mois avant le début de la grossesse.

ZOOM

Se méfier de la varicelle

Aujourd'hui, et fort heureusement, bon nombre de maladies infantiles ont disparu grâce à la vaccination ; pourtant les femmes qui souhaitent programmer un bébé doivent encore se méfier de la varicelle si elles n'en sont pas naturellement immunisées. Elle peut être dangereuse pour le développement du fœtus si elle atteint la mère au cours du 1er trimestre de la grossesse.
Elle est aussi ennuyeuse si elle survient quelques jours avant l'accouchement, l'enfant pouvant alors souffrir de varicelle néonatale. La prévention à base de gammaglobulines (globulines sériques contenant la majeure partie des anticorps sanguins) est discutée. Le traitement se fait par administration intraveineuse et nécessite une journée d'hospitalisation.
Si la maladie a été contractée en cours de grossesse, le médecin contrôlera régulièrement le bon développement du fœtus par des échographies successives. Un bon suivi de la maternité est la meilleure prévention.

L'herpès est à bien surveiller

Il vous faudra aussi éviter un autre virus, celui de l'herpès. Il existe deux types d'herpès, l'herpès buccal et l'herpès génital, qui n'ont pas tout à fait les mêmes conséquences sur la maternité. L'herpès génital est une maladie sexuellement transmissible, donc virale et contagieuse. Dès la première atteinte herpétique (primo-infection), il faut craindre un avortement spontané ou un accouchement prématuré, selon l'âge de la gestation. Une fois contracté, l'herpès reste à vie dans l'organisme et réapparaît lors de poussées dont le rythme et l'intensité sont extrêmement variables. La contamination de l'enfant se fait pendant la grossesse si la future maman est atteinte pour la première fois par le virus. Dans les autres cas, c'est au moment de l'accouchement que le virus, présent dans les sécrétions vaginales, peut contaminer le bébé au moment de son passage au travers des voies génitales.

➘ Surveillez de très près toute manifestation dermatologique telle que démangeaisons, brûlures ou picotements au niveau des organes sexuels, elle pourrait être le signe d'une première poussée. Il est alors préférable d'en parler à votre médecin.

Si vous êtes déjà sujette à l'herpès par des crises récurrentes, ne vous inquiétez pas outre mesure, soyez simplement attentive à ses manifestations. En effet, l'herpès peut se soigner au cours de la grossesse par un traitement local. Si les poussées sont fréquentes, un traitement général peut être prescrit pendant la grossesse et jusqu'à l'accouchement.

L'herpès génital lors de l'accouchement

- La vraie difficulté se situe au moment de l'accouchement car l'herpès peut alors se transmettre à l'enfant par l'intermédiaire des sécrétions périnéales.
- L'accouchement par césarienne est décidé s'il se déclenche au moment d'une crise aiguë d'herpès.
- Celle-ci peut apparaître d'un jour à l'autre avec plus ou moins d'intensité, soit à la suite d'une contamination, soit brusquement, conjointement à une difficulté psychologique.
- En cas de crises répétées pendant la grossesse, le traitement antiviral s'impose.

Un suivi bactériologique

- Une seule infection urinaire au cours de la grossesse exige un suivi bactériologique jusqu'à l'accouchement afin de prévenir toute récidive.
- Il semble qu'il existe des personnes prédisposées à ce type d'infection. La future maman en souffre d'autant plus que le canal qui conduit l'urine des reins à la vessie est dilaté sous l'effet de la progestérone, et que ses défenses immunitaires sont amoindries.
- Une bonne prévention passe par l'absorption de beaucoup d'eau — 1,5 l par jour —, et par une bonne hygiène locale.

Toutes les hépatites ne se ressemblent pas

• **L'hépatite A** ne perturbe en rien la grossesse ni le développement du fœtus.

• En revanche, **l'hépatite B**, contractée avant ou pendant la grossesse, peut atteindre le bébé puisqu'elle se transmet par voie sanguine et que le virus, même après guérison des troubles, reste dans le sang. C'est pourquoi la recherche d'une contamination est obligatoire pendant la grossesse. S'il existe une hépatite active (antigène positif), l'enfant peut être contaminé au cours de l'accouchement. Le bébé doit alors être vacciné immédiatement contre l'hépatite B et recevoir une injection de gammaglobulines, assurant ainsi une protection immédiate et durable. En revanche, la présence d'anticorps contre le virus B indique une protection de la mère et n'est pas préoccupante, ni pour elle ni pour son enfant.

• Enfin, **l'hépatite C** se transmet par voie sanguine, son risque de transmission est très faible. Malgré tout, certains médecins recommandent d'éviter l'allaitement. Mais cela est en cours d'évaluation.

Les infections urinaires

Toute poussée de fièvre ne doit jamais être prise à la légère. Trop souvent mise sur le compte d'une légère grippe, elle peut en fait être le symptôme de diverses infections, causes de naissances prématurées. Il faut craindre notamment les infections urinaires tout au long de votre grossesse.

Elles se manifestent par de la fièvre, souvent légère mais qui va grimper fortement. Souvent une cystite, plus ou moins douloureuse, lui est associée. Les infections urinaires se reconnaissent facilement, elles s'accompagnent de brûlures en urinant.

Un traitement antibiotique réduit les risques d'infection chez l'enfant.

Une analyse en laboratoire (examen cytobactériologique avec antibiogramme) déterminera les microbes responsables, colibacilles ou entérocoques. Ils seront éliminés par un traitement à base d'antibiotiques. Toute infection urinaire doit être traitée au plus vite pour éviter une infection plus grave au niveau des reins.

Le cytomégalovirus

Les enfants en bas âge qui fréquentent une collectivité sont parfois porteurs du cytomégalovirus, présent dans leur salive et leur urine. Quelques précautions simples permettent d'éviter qu'ils ne contaminent la future maman.

➘ Ainsi, il vous est recommandé de n'utiliser que vos ustensiles personnels de repas, de ne goûter ni les biberons ni les aliments de votre nourrisson, de ne vous laver qu'avec des affaires de toilette personnelles, d'éviter d'embrasser votre bébé sur la bouche et de vous laver les mains à chaque change.

Le bilan sanguin réalisé au début de la grossesse permet, si la future maman le souhaite, de savoir si elle est immunisée contre ce virus. Si la réponse au test est négative, les mesures de prévention doivent être alors appliquées à la lettre.

Se protéger contre la toxoplasmose

Vous ignorez si vous êtes immunisée contre la toxoplasmose. Seule une prise de sang, en mesurant plusieurs types d'anticorps, vous permettra de le savoir. Si le test est positif, c'est-à-dire si vous possédez des anticorps IgG, il sera contrôlé 3 semaines plus tard afin de vérifier que leur taux reste fixe et qu'il s'agit donc d'anticorps dus à une maladie assez ancienne. Vous êtes alors protégée. À l'inverse, si le taux augmente entre les deux examens, l'atteinte parasitaire est récente. Si le test est négatif, vous devrez être particulièrement vigilante pendant toute votre grossesse.

Plus la contamination de la mère a lieu tôt au cours de la grossesse, moins il y a de chances que le virus passe la barrière placentaire, en revanche, s'il y parvient, l'atteinte peut être grave. À l'inverse, une contamination tardive montre un risque plus fréquent mais moins grave.

Rassurez-vous : 80 à 90 % des futures mamans possèdent des anticorps contre la toxoplasmose.

➘ Si vous n'êtes pas immunisée et enceinte, vous devrez être particulièrement suivie médicalement et, notamment, faire pratiquer un examen sérologique tous les mois.

ZOOM

La listéria

Cette maladie, bénigne pour la mère, est grave pour le fœtus. Dans 20 % des cas, elle est à l'origine de fausses couches ou de naissances prématurées d'enfants atteints de troubles neurologiques ou respiratoires ou encore de problèmes infectieux graves.

Mais si elle est détectée à temps, un traitement à base d'antibiotiques mettra l'enfant à l'abri de toutes complications.

➘ L'analyse de sang que votre médecin va vous prescrire lors de votre première visite médicale est essentielle pour faire le point sur votre santé. Elle va aussi vous permettre de savoir si vous êtes immunisée contre certaines maladies qui peuvent être graves au cours d'une grossesse, et qui peuvent être la cause d'un avortement spontané, d'un accouchement prématuré ou de malformations chez l'enfant.

À SAVOIR

Quelques précautions peuvent être prises pour éviter la listéria et la toxoplasmose. Ce sont des gestes simples et peu contraignants.

> **Ces maladies sont d'autant plus sournoises que leurs symptômes sont bénins pour la mère et qu'elles peuvent ainsi passer inaperçues.**

• Pensez à exclure :

– le lait cru, de vache et de chèvre ;

– les fromages à base de lait cru tels que brie, camembert, vacherin, fromage de chèvre.

• Éliminez les fromages et les charcuteries artisanales. Préférez des conserves stérilisées en boîtes.

• Mangez toutes les viandes très cuites, particulièrement le mouton.

• Lavez soigneusement et plusieurs fois les salades et les légumes. Évitez de manger des crudités au restaurant ou à la cantine.

• N'entreposez pas dans votre réfrigérateur des légumes encore souillés de terre.

• Lavez toujours abondamment les aliments qui portent des traces de terre, n'oubliez pas les herbes telles que le persil ou la ciboulette.

• Lavez-vous les mains avant les repas et chaque fois que vous avez touché de la viande crue, de la terre, des animaux de la ferme ou des animaux domestiques.

• Nourrissez votre chat ou votre chien exclusivement à partir de boîtes ou de croquettes. Ne nettoyez plus vous-même sa litière.

• Mettez des gants solides pour jardiner.

Alcool : pas une goutte !

Au pays du bon vin, les médecins prônent aujourd'hui la tolérance zéro en matière de consommation d'alcool par les futures mamans. En France, 6 000 à 7 000 mille enfants naissent avec des séquelles dues à son absorption au cours de la grossesse.

Ni avant, ni après bébé

Il est possible de boire 1 verre de vin de manière tout à fait occasionnelle, mais pas plus, au risque de perturber le bon développement du fœtus.

Ce n'est pas sans raison car le syndrome d'alcoolisme fœtal est la première cause de retard mental d'origine non génétique. On sait que 2 ou 3 verres par jour, ou même une ivresse occasionnelle de 5 verres, peuvent le provoquer. Mais, en réalité, le seuil de dangerosité de l'alcool n'est pas encore précisément connu, et il existe de grandes différences individuelles. Heureusement, toutes les futures mamans qui boivent modérément ne mettent pas forcément au monde un bébé malade. Mais par simple principe de précaution, il est préférable de ne boire ni vin, ni bière, ni cidre, ni apéritif, ni alcool pendant 9 mois, voire davantage, si la jeune maman souhaite allaiter. En effet, l'alcool passe dans le lait maternel et entraîne des retards de croissance ou des traumatismes chez le nourrisson.

On estime à 5 % le nombre de futures mamans qui consomment 1 verre d'alcool par jour.

L'alcool bu par la maman passe dans son sang, traverse la barrière placentaire et envahit le liquide amniotique. La concentration en éthanol (la molécule chimique de l'alcool) est alors la même que dans le sang maternel. Mais le bébé qui boit le liquide amniotique est d'autant plus intoxiqué que son foie et son tube digestif sont immatures et ne peuvent éliminer tout cet alcool.

Un syndrome bien connu

On appelle « syndrome d'alcoolisme fœtal » un ensemble de troubles dus à une exposition prénatale à l'alcool. Certains sont facilement identifiables dès la naissance comme l'anomalie de la face, le retard mental et le retard de croissance. Ce sont les suites d'un alcoolisme notable. D'autres perturbations se révèlent plusieurs années après la naissance. Des retards scolaires, des troubles du comportement à l'adolescence, ou encore une hyperactivité avec un déficit de l'attention sont les conséquences d'une consommation d'alcool faible ou moyenne pendant la grossesse. Il faut se souvenir que l'alcool reste l'un des produits les plus tératogènes connus.
La période la plus « fragile » est celle de la formation de l'embryon. L'alcool serait alors responsable de malformations cardiaques, rénales, osseuses ou dermatologiques. Une autre période est encore sensible, celle de la formation du cerveau qui subit tous les méfaits de l'alcool. À tous ces troubles, il faut ajouter une croissance du fœtus perturbée : les enfants naissent petits et avec un poids faible. La grossesse d'une maman consommatrice d'alcool est elle-même à risque : fausse couche, accouchement prématuré, grossesse extra-utérine et hémorragie rétro-placentaire sont les plus répandus.

ZOOM

Campagnes de prévention

À la manière des paquets de cigarettes, les bouteilles de vin portent dorénavant un avertissement spécialement destiné aux futures mamans. Sous la forme d'un logo, il présente une future maman de profil dont l'image est barrée d'un trait rouge comme sur les panneaux d'interdiction. Parallèlement, une campagne d'information sur le syndrome d'alcoolisme fœtal est menée dans les collèges et les lycées à destination des jeunes filles qui seront un jour de futures mamans. C'est le plus tôt possible qu'il faut combattre les mauvaises habitudes d'hygiène de vie.

Aucune drogue n'est douce pour les bébés

Le nombre de femmes qui fument du cannabis est en augmentation régulière. Elles commencent à l'adolescence et ne se débarrassent que très rarement de cette habitude à l'âge adulte, même lorsqu'elles s'engagent dans une maternité.

Un cocktail très nocif

On sait aujourd'hui que 1 joint fait de cannabis et de tabac produit beaucoup plus de monoxyde de carbone que 1 cigarette de tabac. Ce gaz mortel diminue l'oxygénation du fœtus, perturbant le développement des organes qui en sont les plus consommateurs, comme le cerveau et le cœur. Mais tous les bébés ne souffrent pas de la même façon sous l'effet de cette drogue. Il existe une relation avec l'indice de masse corporelle de la mère : plus elle est mince, plus le cannabis aura des conséquences sur son futur bébé. Ce phénomène est dû au fait que la substance active du cannabis se fixe majoritairement sur les graisses. Lorsque la future maman n'a pas beaucoup de tissus adipeux, elle se dirige vers le cerveau, le sien et celui du fœtus qui manifestera un retard de croissance.

Les médecins devraient oser demander à la future maman si elle est consommatrice de cannabis, et la mettre en garde vis-à-vis de cette addiction.

Mais après la naissance, on constate d'autres difficultés. Mis à part leur petite taille qui peut compromettre leur développement, les bébés souffrent souvent de troubles du sommeil.

Le produit lui-même

Des expériences réalisées sur des rats, dont le développement cérébral est comparable à celui d'un fœtus humain au 3e trimestre, font craindre une baisse importante de l'activité cérébrale pour les enfants de fumeuses de joints. Il serait caractérisé par une mauvaise mise en place des réseaux de neurones, provoquant des difficultés de mémorisation et donc d'apprentissage. Plus tard, entre 7 et 10 ans, les enfants seraient souvent hyperactifs, impulsifs, inattentifs, et présenteraient des troubles scolaires. Aux États-Unis, des études similaires ont été faites depuis plus de 20 ans. Ce recul permet de constater les effets du cannabis sur les enfants plus âgés. Cette drogue serait à l'origine de troubles psychologiques et comportementaux dans l'enfance et dans l'adolescence.

La quantité de joints fumés a une influence : 2 joints par semaine suffisent à provoquer un retard de croissance.

Les bébés en manque

- Certains bébés souffrent à la naissance d'un syndrome de sevrage : ils tremblent, pleurent très peu et réagissent mal aux stimulations lumineuses.
- Ces réactions sont observées lorsque la future maman est une consommatrice importante de drogue.

Plus dangereux que le tabac

- Le cannabis n'est pas une drogue aussi douce qu'on le dit. Selon l'enquête publiée par *60 millions de consommateurs*, la fumée de cannabis contient 7 fois plus de goudron et de monoxyde de carbone, et 2 fois plus de nicotine que celle d'une cigarette de tabac. Fumer 3 joints par jour équivaut donc à fumer 1 paquet de cigarettes.

ZOOM

Héroïne, cocaïne et crack

Quel que soit le produit, l'absorption de drogues pendant la maternité a des conséquences communes : fausses couches et accouchements prématurés, bébé de faible poids. Il est parfois difficile de savoir si ces difficultés sont uniquement dues à des problèmes médicaux tant les situations sociales des mères sont précaires. Pourtant, on sait que tous les opiacés traversent le

placenta et qu'ils atteignent le fœtus très rapidement. 30 % des nouveaux-nés dont la mère est héroïnomane ont un retard de croissance. Mais ils souffrent surtout du syndrome de sevrage. Il se déclenche dans un délai variable, de quelques heures à 10 jours. On le reconnaît à l'irritabilité, l'hyperactivité, des mouvements anormaux, l'hypertonie, des apnées et des diarrhées. La cocaïne entraîne une fréquence accrue de pathologies sévères pour la future la mère. Chez l'enfant, mise à part la naissance prématurée et de faible poids, on peut craindre de nombreuses lésions et des troubles variés. Ils sont dus à l'effet vasoconstricteur de la cocaïne responsable de lésions de face, de membres, du cœur et du système nerveux central.

La grossesse d'une future maman consommatrice de drogues exige, une prise en charge précoce avec un suivi psychologique et l'engagement dans des soins de sevrage.

La fausse couche, douloureuse à vivre

Une fausse couche survient dans 10 à 15 % des grossesses. En réalité, c'est un incident assez banal sur le plan médical et fréquent dans la vie des femmes. Certaines passent même totalement inaperçues et sont assimilées à des règles. Dans la plupart des cas, les femmes n'en font l'expérience qu'une seule fois dans leur vie. La majorité des fausses couches spontanées se produisent généralement un mois et demi à deux mois après la fécondation.

Un incident souvent naturel

Une fausse couche est toujours éprouvante physiquement et traumatisante au niveau psychologique.

Si cet incident vous arrive, surtout ne culpabilisez pas. Dans la plupart des cas, la nature expulse un œuf qui n'aurait pu donner naissance à un embryon normal. Dans 50 à 70 % des cas, les fausses couches sont dues à une anomalie de l'œuf que l'on appelle un œuf « clair ». C'est un œuf non fécondé, dont seul le placenta a commencé à se développer.

Dans d'autres cas, l'œuf est de mauvaise qualité et ne peut donc poursuivre son développement, notamment en raison d'une anomalie chromosomique. Cet incident fortuit s'est produit au moment soit de la formation des gamètes (cellules chargées de la reproduction), soit de la fécondation lors de la rencontre de l'ovule et des spermatozoïdes. Enfin, certaines fausses couches sont le fait d'une malformation utérine ou d'un déséquilibre hormonal.

Dans le cas d'une fausse couche spontanée, le médecin vérifiera que l'œuf a été complètement expulsé. S'il faut extraire l'œuf, cette opération s'effectuera habituellement sous anesthésie générale, par aspiration.

Des causes multiples

Il arrive que certaines infections soient à l'origine d'une fausse couche, telles que les infections urinaires. Il peut s'agir encore de causes mécaniques, comme une malformation de l'utérus, un fibrome ou une béance du col, un accolement de l'utérus survenu après un curetage, une interruption volontaire de grossesse.

Des causes hormonales peuvent être parfois invoquées, les ovaires en début de grossesse ne produisant pas assez de progestérone ou d'œstrogènes.

Certaines fausses couches peuvent encore avoir des causes physiques accentuées par de profondes perturbations psychologiques : le deuil d'une personne très proche, un accident de voiture ou une opération chirurgicale indispensable pour la survie de la future maman.

Les fausses couches plus tardives vers le 3e mois de grossesse sont souvent dues à un mauvais fonctionnement du placenta, qui ne réussit pas à assurer correctement son rôle nourricier.

Des difficultés d'ordre immunologique

- Certaines fausses couches précoces sont encore dues à des difficultés d'ordre immunologique.
- L'œuf et les tissus de la paroi utérine sont génétiquement différents et la nidation s'apparente à une greffe.
- Elle est possible grâce aux particularités de la barrière placentaire, faite de cellules fœtales très particulières : elles sont dépourvues de molécules HLA dont le rôle est de signaler l'identité génétique d'un tissu.

➘ Pour programmer une autre grossesse, les médecins recommandent d'attendre au moins un cycle afin de vérifier que les organes génitaux fonctionnent bien.

Pourquoi l'histoire se répète

Il arrive qu'une femme fasse plusieurs couches. On parle alors de fausses couches à répétition quand au moins trois fausses couches spontanées se sont produites. Il peut s'agir d'une infection ou d'une déficience en œstrogènes, en progestérone, de problèmes immunologiques. Le diagnostic se recherche par des dosages de sang ou d'urines. Un traitement approprié peut être proposé afin de permettre une grossesse normale.

> L'idéal serait de programmer une autre grossesse à partir du 3e mois après la survenue d'une fausse couche.

La thyroïde peut être encore à l'origine de certaines fausses couches à répétition, tout comme certaines malformations de l'utérus (cloisonné ou bicorne), et notamment la béance du col : l'anneau musculaire qui ferme le col de l'utérus a perdu l'élasticité et la tonicité nécessaires pour retenir l'œuf à l'intérieur de la cavité utérine. Dans ce cas, on pratique un cerclage.
La recherche des causes de ces avortements répétés se fait par élimination et par un interrogatoire précis sur les antécédents médicaux, l'examen clinique et quelques examens simples permettant d'établir un diagnostic sept fois sur dix.

ZOOM

Une urgence : la grossesse extra-utérine

L'œuf, au lieu de se développer dans l'utérus, grossit dans la trompe. Vous devez craindre sa rupture si vous constatez dès les premières semaines des pertes de sang foncé et surtout de fortes douleurs sur un côté du ventre.
Mais elle peut aussi se dérouler en silence et sans douleur. Dans ce cas, vous pensez être enceinte puisque vos règles se sont interrompues. Quelques malaises, des vertiges et surtout un utérus anormalement peu développé conduiront le médecin à s'inquiéter du bon déroulement de cette grossesse.
Au cours de la grossesse extra-utérine, l'examen gynécologique révèle un utérus plus petit que ne le voudrait l'âge de la grossesse et surtout l'existence d'une masse fréquemment douloureuse à côté de celui-ci.
Une échographie complète la plupart du temps le diagnostic, suivi le plus souvent d'une intervention chirurgicale en urgence afin d'éviter une hémorragie interne très importante.

Mais certaines équipes médicales choisissent d'injecter, sous échographie par sonde vaginale, un médicament qui inhibe la division cellulaire de l'œuf et le désagrège. Cette intervention se fait sans anesthésie générale et sans hospitalisation.
Un traitement médicamenteux intramusculaire peut également être proposé dans le cas de grossesse extra-utérine précoce.

Un accompagnement

- L'expérience psychiquement douloureuse de la fausse couche est trop souvent négligée. Cet incident est tellement banal pour les médecins qu'ils ne prennent pas toujours en compte ce que ressent leur patiente.
- Pourtant, aujourd'hui, grâce à la contraception, les grossesses étant pratiquement toujours désirées, l'accompagnement psychologique des femmes qui affrontent cette perte devrait être meilleur.
- Il est souhaitable de développer les expériences d'accompagnement psychologique qui ont été mises en place dans certains hôpitaux pour aider les femmes à « faire le deuil » de cet enfant qui n'a pas voulu s'installer.
- Ces consultations sont d'autant plus utiles que la fausse couche réveille parfois le souvenir d'une IVG souhaitée quelques années auparavant.

À SAVOIR

Reconnaître un début de fausse couche

Des petits saignements clairs en début de grossesse ne sont pas rares et ne la compromettent pas. Certaines futures mamans constatent un phénomène étonnant auquel les médecins n'ont pas d'explication physiologique, ce sont les règles anniversaires. Ces femmes ont des saignements plus ou moins abondants à la date habituelle de leurs règles.
La fausse couche se caractérise par des douleurs dans le bas-ventre ou au niveau des reins, des contractions, et des saignements abondants de sang rouge vif. Ces symptômes réclament la consultation immédiate d'un médecin ou le départ vers un service d'urgence.

Un moment de dépression

Une fausse couche est souvent suivie d'un moment de dépression. La déception est d'autant plus forte qu'elle succède à la période euphorique d'attente d'un bébé. Elle est accentuée par une brusque chute hormonale. Connaître les raisons médicales de cet échec aide à faire plus facilement le deuil de ses espoirs déçus.

Éviter une fausse couche

Si l'œuf ne doit pas poursuivre normalement son développement, il est préférable de laisser faire la nature. En revanche, il est recommandé aux futures mamans d'éviter de trop grandes fatigues et des situations de surmenage. Les efforts physiques doivent être mesurés, ce n'est pas la bonne période pour déménager ni pour envisager un mois de vacances itinérantes en voiture.

Quand la prudence s'impose

Avant même d'être enceinte, il semble légitime que vous vous inquiétiez de savoir si votre grossesse se déroulera sans difficulté. Cette crainte peut être d'autant plus forte que, dans votre entourage, une jeune maman a, par exemple, passé une grande partie de sa grossesse allongée. Un chiffre devrait vous rassurer : les « grossesses pathologiques », terme employé par les médecins, ne concernent qu'une future maman sur dix. Il s'agit essentiellement du risque des naissances prématurées.

Avant tout, se ménager

5 % des futures mamans sont susceptibles d'accoucher prématurément.

Il a tellement été dit que la grossesse n'était pas une « maladie » qu'aujourd'hui les futures mamans ne savent plus se ménager, et toutes revendiquent le droit de faire un bébé sans changer leur rythme de vie. Seulement voilà, vous n'avez pas toutes la même constitution et certaines grossesses demandent plus de précautions que d'autres.

Depuis quelques années, les services de santé se mobilisent pour combattre les naissances trop précoces qui mettent en danger la vie du bébé. Elles peuvent être dues à des facteurs obstétricaux comme la morphologie de l'utérus, à des accès de fièvre dans les premiers mois de la grossesse, à un choc violent sur l'abdomen lors d'un accident de la route ou à une chute.

Mais, le plus souvent, la prématurité est liée aux conditions de vie de la future maman. De nombreuses études médicales confirment la relation entre naissance prématurée et fatigue, notamment lorsque celle-ci s'accumule, par exemple lorsqu'à un travail pénible s'ajoute la charge d'une famille nombreuse ou l'obligation de longs trajets dans les transports en commun, debout au milieu de la foule.

Les conditions de travail pénibles se rencontrent surtout chez les ouvrières, les personnels de service et les employées de commerce. Parmi les facteurs de risque, il faut encore prendre en compte la durée du temps de transport, les étages à monter, les charges excessives et le stress.

Vivez « cool »

- Adoptez dès maintenant un autre rythme de vie. Si vous travaillez, profitez pleinement des week-ends pour vous reposer.
- Si vous avez d'autres enfants, n'hésitez pas à les confier pour un après-midi de détente.
- Si vous n'avez pas d'aide à domicile, sachez que lorsque votre grossesse sera engagée, vous pourrez faire appel à une entreprise spécialisée dans certains gros travaux domestiques.
- Repérez dans votre quartier les commerces qui livrent à domicile. Faites vos courses de base sur Internet et demandez à votre mari de porter les charges lourdes.
- Pensez encore à interroger votre mairie, peut-être pourrez-vous bénéficier d'une aide familiale.
- Prenez le temps de penser à vous. Faites le plus souvent possible un peu de marche dans des lieux calmes et aérés… et n'emportez pas de travail à la maison.
- Profitez de ce temps qui vous manquera plus tard quand votre bébé vous occupera jour et nuit.

Se relaxer souvent

À la base de la relaxation, il y a la connaissance de son corps et de son interaction avec l'esprit.

Se préparer à attendre un bébé, c'est préparer son corps et son esprit à cet événement. Si vous ne connaissez pas les bienfaits de la relaxation, c'est vraiment le moment approprié pour en découvrir tous les avantages. La relaxation est en effet idéale pour recouvrer son calme et sa forme, pour chasser le stress et libérer son organisme de bon nombre de blocages. Ce n'est pas non plus du temps perdu, puisqu'elle fait partie de pratiquement toutes les préparations à l'accouchement. Ses bienfaits ne se limitent pas à la grossesse et vous pouvez la mettre en pratique à tout moment. Elle est parfaite, notamment juste avant de se coucher, pour combattre « en douceur » l'insomnie.

Une bonne pratique s'obtient de préférence dans le calme et la pénombre. Elle ne demande qu'un peu de volonté et de technique. La relaxation « profonde » est bien différente des moments de détente et de farniente. La relaxation vous apporte une détente maximale grâce à une baisse des stimuli que procurent l'immobilité, la concentration sur soi et le silence.

Bien maîtrisée, elle provoque une décontraction de tous les muscles du corps, ceux qui animent notre squelette et ceux qui régissent nos organes. La respiration joue aussi un rôle important, car une bonne ventilation pulmonaire apporte une parfaite oxygénation de notre sang et procure une grande sensation de bien-être.

ZOOM

Comme un poisson dans l'eau

Vous vous sentez fatiguée, stressée, lourde, autant de raisons pour vous d'essayer la relaxation en piscine. Elle ne nécessite aucun exercice compliqué : il suffit tout simplement que vous vous laissiez flotter, soutenue ou non par un matelas de mousse. Le poids du corps disparaît alors, l'effet kinesthésique de l'eau le long du corps, le balancement des petites vagues suffisent à vous faire recouvrer votre calme.

La relaxation en piscine apporte toujours bien-être et détente. De plus, bien des futures mamans disent que c'est aussi un merveilleux moyen de lutter contre les insomnies. Elle est surtout très appréciée en fin de grossesse, lorsque le corps se fait particulièrement encombrant.

Une bonne position pour vous sentir totalement relaxée est de vous laisser porter par l'eau tout en respirant doucement : faites la planche, genoux légèrement fléchis et tournés vers l'extérieur (en semi-grenouille), talon contre talon, une main sur le haut du ventre, l'autre à la hauteur du pubis, la nuque souple et relâchée, les yeux fermés.

Les facteurs de risques médicaux

Les futures mamans avec des antécédents médicaux, comme celles qui sont hypertendues (v. p. 72), diabétiques (v. p. 71), cardiaques (v. p. 73), ou qui souffrent de phlébite, doivent être particulièrement suivies. Les grossesses très rapprochées – soit moins d'un an après le premier enfant – et les grossesses nombreuses, notamment après le quatrième ou le cinquième enfant, demandent aussi un suivi attentif.

La grossesse de l'adolescente (v. p. 87), celles qui se déroulent dans des conditions de vie et de travail difficiles, avec des transports longs et pénibles, et, bien sûr, des grossesses antérieures compliquées nécessitent également une surveillance particulière.

Évidemment, vous devrez être particulièrement vigilante si dans votre cas plusieurs de ces facteurs s'additionnent. Il est indispensable d'en parler à votre médecin. Il existe aussi toute une batterie d'examens qui permettent d'établir très précocement un pronostic et de mettre en route une thérapie adaptée.

Vivre différemment

La grossesse va provoquer en vous bien des métamorphoses. Si celles qui vont toucher votre silhouette seront dans quelques mois bien visibles, d'autres, plus précoces, s'installent en silence. Notamment, des modifications biologiques, indispensables au bon développement de votre futur bébé, vont s'opérer en vous. Vous allez devoir changer parfois vos habitudes.

Rangez vos talons hauts

Ou toutes les chaussures qui ne vous permettent pas de marcher sans fatigue. En effet, les futures mamans doivent prendre soin de leurs jambes car, au cours de la grossesse, le risque de crampes, de varices et de sensation de jambes lourdes est accru. Ces difficultés circulatoires ont des raisons physiologiques. En 9 mois, la quantité de sang qui irrigue le corps de la future maman va augmenter : de 4 litres, elle passe à 5 à 6 litres en fin de grossesse. Le volume sanguin étant plus important, la moindre contraction des tissus veineux provoque parfois une mauvaise circulation au niveau des jambes et entraîne pour certaines femmes des risques de varices.

➘ Vous redoutez peut-être l'apparition de varices sur vos jambes. Celles-ci se manifestent par de petites taches ou traînées bleues sous la peau, dues à une dilatation importante des veines. Elles peuvent également se trouver au niveau des cuisses et jusqu'à la vulve.

Les varices ont souvent des causes héréditaires, qui peuvent être accentuées par des conditions de travail pénibles, notamment la station debout, ou une mauvaise hygiène de vie. Les femmes souffrant d'une surcharge pondérale y sont également prédisposées. Toutes ces causes peuvent donner aux varices un caractère définitif.

Pourquoi la femme enceinte est-elle plus menacée ? En raison essentiellement de la grosseur de l'utérus, qui comprime les veines à l'intérieur du ventre : cette compression entraîne une accumulation de la quantité de sang dans les jambes, phénomène d'autant plus marqué que l'élasticité des tissus diminue, à cause d'une réaction hormonale.

➘ Pour lutter contre l'apparition des varices, faites quotidiennement un peu de gymnastique (battements des jambes, marche), et dormez les jambes surélevées. Des bains d'eau salée et des massages soulagent bien aussi les douleurs variqueuses, ou même simplement la sensation désagréable de lourdeur.

Petit massage des jambes

- Il se pratique couchée, jambes à la verticale, fesses appuyées contre la plinthe d'un mur.
- Commencez par un massage de la plante du pied, tout simplement avec l'autre pied, puis toujours avec le pied descendez à l'intérieur de l'autre jambe, sur toute sa longueur.
- Ensuite, massez vigoureusement la cuisse avec les mains. Recommencez avec l'autre jambe.
- Ce massage se fait des chevilles aux cuisses ; on chasse ainsi le sang de la racine des pieds à l'aine.
- Pour être efficaces, ces soins doivent être pratiqués pendant 10 minutes au moins, particulièrement le soir après une journée fatigante.

Voyagez en sécurité

Au cours de votre grossesse, vous pouvez vous déplacer tout à fait normalement et les voyages ne vous sont pas interdits. Toutefois, certains moyens de transport semblent mieux adaptés que d'autres à votre état. Vous serez attentive à éviter les secousses et la fatigue. Selon les parcours, vous avez le choix entre la voiture, l'avion ou le train.

Que vous soyez conductrice ou passagère, vous devez toujours voyager attachée.

En voiture, évitez la fatigue en fractionnant votre voyage d'étapes repos tous les 20 km. Les secousses peuvent pourtant entraîner un relâchement des ligaments et provoquer des contractions. Elles se manifestent après un long trajet et sont un signe de fatigue qui nécessite quelques jours de repos. Mais le risque le plus grave encouru par la route est celui de l'accident, lié souvent au non-respect des limitations de vitesse.

➘ Pour mettre correctement sa ceinture et ne pas risquer de choc de l'abdomen, il faut que vous glissiez la partie inférieure de celle-ci sous le ventre. Elle doit être tendue. Vous devez voyager avec la ceinture au cours des petits comme des grands trajets.

Pour les longues distances, le train est idéal à condition de choisir les grandes lignes confortables. L'avion est bien sûr le moyen de transport le mieux adapté aux très longues distances, la plupart des compagnies acceptant les futures mamans jusqu'au 8e mois de gestation.

Demander une dispense

- Les futures mamans de facteur Rhésus négatif peuvent en théorie demander une dispense du port de la ceinture en raison du danger plus important que représente pour elles une hémorragie placentaire en cas de choc.
- Pourtant cette dispense ne semble pas raisonnable en comparaison des dangers de la route.

Bougez un peu, mais pas trop

Même pour une future maman, le sport c'est la santé, à la seule condition de le pratiquer raisonnablement. L'intensité de l'effort est particulièrement à surveiller au cours du premier trimestre, car il provoque une montée anormale de la température du corps. La redistribution du sang vers les muscles et la peau se fait alors au détriment de l'apport en oxygène à l'embryon.

Prenez l'habitude de dormir les jambes légèrement surélevées et faites un peu de marche ou de vélo.

➘ Éliminez les sports violents qui peuvent être à l'origine de chutes. Le ski, le patinage, l'équitation, l'athlétisme et la majorité des sports d'équipe sont généralement déconseillés. Les médecins spécialistes estiment qu'une future maman ne doit jamais dépasser plus de 70 % de ses possibilités.

ZOOM

Les sports autorisés

À la natation et au golf, vous pouvez ajouter le golf en amateur, la voile, le ski de promenade, la bicyclette de loisir, la gymnastique traditionnelle, la danse et le yoga. Ces disciplines peuvent se pratiquer tout au long de la grossesse.

Les exercices qui mobilisent un grand nombre de muscles ont l'avantage de maintenir la future maman en forme et la préparent même à l'épreuve sportive de l'accouchement.

Vous arrondir... pas tout de suite

Il n'y a aucune raison pour que votre alimentation soit différente de celle que vous aviez avant si elle était équilibrée. Une alimentation équilibrée est faite de protéines, de glucides, de lipides, de vitamines et de sels minéraux. Ce qui importe avant tout pour la mère et le futur bébé est leur juste répartition. En début de grossesse, pour enrayer toute anémie, il est indispensable que votre régime soit riche en vitamines, en acide folique et en oligo-éléments.

Ne pas manger pour deux

Aux 2 000 calories habituelles vont s'ajouter environ 200 à 300 calories supplémentaires par jour.

Le travail de la grossesse va demander un peu plus de calories que la normale. En début de grossesse, presque la moitié des calories vont être stockées sous forme de graisses et de protéines. Un tiers des calories absorbées sont nécessaires à l'effort que l'organisme fournit pour la formation du placenta et à l'énergie supplémentaire qu'il brûle lors du développement de la poitrine et de l'utérus.
Enfin, le reste de ces calories va être nécessaire au développement de la masse sanguine qui alimente le futur bébé. En fin de grossesse, lors du dernier trimestre, le bébé aura besoin de 100 à 150 calories par jour pour lui seul afin d'achever son développement.
Concrètement, les nutritionnistes estiment que la quantité de protéines quotidiennes doit passer de 90 à 100 g au lieu des 80 g habituels et que les lipides ne doivent pas dépasser 10 % de toutes les calories journalières.
La prise de poids au cours de la grossesse est progressive. Elle est très faible les 3 premiers mois, puis passe de 250 à 300 g par semaine du 4e au 5e mois, de 350 à 400 g du 6e au 7e mois, et enfin de 450 à 500 g jusqu'au terme de la grossesse avec un plateau les 15 jours précédant l'accouchement.

Des normes précises à ne pas dépasser

La prise de poids normale au cours de la grossesse se situe entre 10 et 12 kg. Ceux-ci sont souvent pris les 6 derniers mois, le 1er trimestre étant quelquefois marqué par une perte de 1 à 2 kg. Bien sûr, cette prise de poids est fonction de la corpulence initiale.

On a remarqué que les femmes maigres ont tendance à prendre davantage de poids que les femmes rondes mais, en revanche, leurs enfants ont toujours un poids plus faible que ceux des femmes rondes. Il faut pourtant savoir qu'aucune femme ne grossit de la même façon.

Seules les prises de poids brusques et anormales, 2 kg par semaine par exemple, sont à signaler au médecin. Il en est de même si aucune variation de poids n'est constatée sur une période de 15 jours.

Si la future maman souffre de surpoids, sa ration alimentaire peut être réduite à 1 500 ou 1 800 calories, sous contrôle médical. Vous ne devez exclure aucun féculent de votre alimentation à condition de ne pas trop y ajouter de matière grasse. La prise de poids normale admise aujourd'hui au cours de la grossesse est de 10 kg environ.

➘ Pour ce qui est du contrôle du poids, il se fait comme celui de toute femme soucieuse de sa ligne, soit une fois par semaine, le matin à jeun, nue ou en sous-vêtements, et surtout toujours sur la même balance.

ZOOM

Les kilos de la jeune maman

Différentes études médicales montrent que le phénomène de la grossesse a une grande influence sur la prise de poids des femmes. Ainsi les simples modifications hormonales physiologiques entraînent en moyenne une prise de 8 kg pour près de la moitié des femmes.

Ce phénomène atteint particulièrement les futures mamans qui ne limitent pas leur excès de poids, au cours de la grossesse, à 10-12 kg. Elles ne se voient pas grossir et se disent qu'il sera toujours temps de se mettre au régime dans 9 mois.

D'autres recherches ont mis en évidence une grande différence de prise de poids au cours de la grossesse selon les femmes. Ainsi, elle est moins importante si la future maman a moins de 20 ans, elle augmente dès que celle-ci atteint 25 ans. Les fumeuses et les femmes enceintes pour la deuxième fois grossissent moins que les primipares.

Surveillez votre poids

- Les médecins estiment qu'une future maman a 2 ou 3 fois plus de risque de souffrir d'hypertension ou de diabète lors d'une trop grande prise de poids au cours de la grossesse.
- L'accouchement sera d'autant plus délicat que l'enfant est gros, par exemple plus de 4 kg. Si, au cours des 9 mois de gestation, vous avez multiplié les cellules graisseuses dans votre organisme, vous pouvez redouter le commencement d'une véritable obésité, plus difficile à vaincre que celle acquise dans d'autres circonstances.
- En outre, manger plus que la normale n'a pas vraiment d'influence sur le poids de naissance de l'enfant.
- En fonction des rations alimentaires des femmes enceintes, différentes études ont montré, sur des populations entières, des variations de 125 à 200 g sur le poids de naissance.
- Il faut savoir aussi que le nombre de grossesses joue un rôle non négligeable dans la probabilité de l'apparition de l'obésité.

De l'eau et des tisanes...

Rares sont les femmes qui boivent suffisamment au cours de leur grossesse. Il est pourtant important de veiller à ne pas être déshydratée. En buvant 1,5 l à 2 l de liquide par jour, vous faites fonctionner correctement vos reins et vous luttez efficacement contre la tendance à la constipation, commune à toutes les futures mamans.

L'eau est bien sûr la meilleure boisson. Généralement, ce sont les eaux peu minéralisées qui conviennent aux futures mamans. Parmi celles-ci, citons : Évian, Valvert, Volvic. Mais si vous avez soif et que l'eau ne vous dit pas grand-chose, vous pouvez la remplacer par des infusions qui peuvent être bues chaudes ou glacées. Les plus courantes sont la menthe, la verveine, le tilleul, la camomille, l'eau de fleur d'oranger.

➘ Les tisanes sont, pour la plupart, sédatives et peuvent vous aider à lutter contre l'insomnie. Parmi les boissons qui n'apportent pas de calories, vous pouvez encore penser au bouillon de légumes, il contient tous les sels minéraux des légumes.

Attention aux boissons caloriques

- D'autres boissons apportent malheureusement des calories. La moins riche, le bouillon de viande dégraissé, a l'avantage de stimuler les sécrétions de l'estomac.
- Les jus de fruits frais sont riches en vitamines, mais aussi en sucre.
- Les boissons aromatisées aux fruits sont, à l'inverse, pauvres en vitamines, mais riches en sucre, tout comme les limonades et les sodas.

ZOOM

Le café et le thé

L'absorption de café doit être très limitée. Des études américaines mettent en cause la caféine dans les risques de fausse couche au cours du 1er trimestre : la consommation journalière d'une future maman devrait être de 1 tasse et demie à 3 tasses de café.
Le thé n'est pas non plus à boire en trop grande quantité. En effet, comme le café, il contient des tanins qui nuisent à l'assimilation du fer dont la future maman et son bébé ont particulièrement besoin. Le thé et le café contiennent des substances qui ont pour effet l'accélération du rythme cardiaque et peuvent donc être à l'origine de contractions utérines lorsque la concentration de ces substances est trop forte dans le sang. Sachez aussi que l'état de grossesse modifie le temps de métabolisation de ces produits : ils sont éliminés moins rapidement chez la femme enceinte. Enfin, pensez à limiter votre consommation de boissons gazeuses contenant de la caféine.

Choisir son praticien

Selon que vous vivez à la ville ou à la campagne, tout au début, le médecin qui répondra à vos questions sur votre projet d'enfant est un généraliste, un gynécologue ou une sage-femme. Vous pouvez aussi profiter d'une consultation pour un autre motif pour poser toutes vos questions.

Le même médecin du début à la fin

Pourtant, une fois la grossesse engagée, il semble préférable de vous faire suivre par le médecin qui va vous accoucher ou par la sage-femme dont c'est la spécialité. Ils suivront l'évolution de votre grossesse et seront donc les mieux informés pour pratiquer votre accouchement.

Mais les choses ne sont pas toujours aussi simples, surtout lorsque l'on habite à la campagne. Dans ce cas, le suivi de la grossesse peut être effectué chaque mois par un généraliste. Il est pourtant conseillé, au dernier trimestre, de prendre rendez-vous avec le médecin qui procédera à l'accouchement, si possible le responsable du service de la maternité que vous avez choisie.

Il est également possible de réserver les visites obligatoires des 3ᵉ, 4ᵉ, 6ᵉ et 8ᵉ mois à un spécialiste, et de vous faire suivre les autres mois par un généraliste ou une sage-femme à proximité de votre domicile. De toute façon, les praticiens ont l'habitude de correspondre entre eux afin d'assurer un parfait suivi médical.

De vrais spécialistes

Vous avez décidé de vous faire suivre par un gynécologue accoucheur. C'est un médecin spécialiste ayant obtenu le diplôme d'études spéciales de gynécologie-obstétrique. Sa formation est de 5 ans d'internat soumis à un concours.

Sa présence au moment de l'accouchement dépend du lieu où vous accoucherez et des circonstances. Il sera sûrement là si vous accouchez dans une maternité privée ; il ne sera présent dans une maternité conventionnée et surtout dans une maternité hospitalière que si votre accouchement demande une intervention médicale telle qu'épisiotomie, césarienne, péridurale.

L'autre « spécialiste » de la maternité est la sage-femme. Le nombre de sages-femmes en France est en augmentation. La plupart exercent en milieu hospitalier, mais un pourcentage d'entre elles ont une pratique libérale. En 4 ans d'études, elles deviennent de véritables spécialistes de l'obstétrique normale.

La présence de la sage-femme lors de l'accouchement, avec laquelle vous aurez lié des liens amicaux, vous sera d'un grand soutien.

Ce sont elles aussi qui ont la charge des cours de préparation à l'accouchement. Il est encore possible, si vous avez été suivie par une sage-femme au cours de votre grossesse, de demander qu'elle soit là lors de votre accouchement.

➘ Si vous souhaitez accoucher dans un établissement particulier, il est temps de vous renseigner sur les conditions d'inscription. En effet, certaines maternités bénéficient d'un tel renom qu'il est recommandé de prendre contact très vite dès que vous êtes certaine d'être enceinte.

Les visites médicales obligatoires

- La surveillance de la maternité passe par plusieurs visites, avant le 3e mois, et tous les mois à partir du 4e mois.
- Leur non-respect est sanctionné par l'interruption du versement des allocations.
- Ces visites sont un minimum imposé et sont entièrement remboursées.
- Une autre visite importante est prévue au 9e mois. Elle est également « obligatoire », mais n'est pas soumise à sanction...
- La dernière visite a lieu après la naissance.

Rendez-vous chez le dentiste

Avant de s'engager dans une grossesse, il est souhaitable de se rendre chez son dentiste pour une visite de contrôle. La moindre carie sera ainsi débusquée et soignée. Un bon détartrage reste aussi un vrai geste de prévention. Le dicton « un bébé, une dent » n'a plus de raison d'être aujourd'hui. Plus aucune jeune maman, à l'alimentation équilibrée, ne souffre de décalcification.

Mais il n'est pas rare de voir s'installer lors de la grossesse une gingivite persistante dite gingivite gravidique. Elle touche 85 % des futures mamans. Elle s'explique par une fragilité des vaisseaux sanguins et peut s'accentuer au cours des 9 mois de grossesse avec l'apparition de tartre et de plaque dentaire.

Cette affection est sans gravité à condition de la traiter dès les premiers signes et de respecter une hygiène dentaire très rigoureuse. Elle consiste en un brossage des dents 3 fois par jour et en l'utilisation quotidienne de fil dentaire.

La prévention des caries est importante et à plus forte raison des abcès. Ceux-ci peuvent provoquer des infections, libérant des bactéries dans la circulation sanguine de la mère, susceptibles d'atteindre le fœtus.

Les maternités en réseau

- Les maternités sont mises en réseau. Ils sont de deux types.
- Le premier relie les maternités classiques aux maternités spécialisées, ce qui permet de transférer la future maman qui présente une difficulté vers le centre le mieux adapté pour l'accueillir, parfois juste quelques jours, le temps d'un examen ou d'un soin spécifique et pour y accoucher si son état l'exige.
- Le second réseau relie les maternités spécialisées entre elles afin de pouvoir toujours accueillir une future maman en difficulté sans la séparer de son enfant.
- Dans un avenir très proche, les médecins qui suivent les futures mamans devraient faire partie d'un réseau national regroupant des assistantes sociales, des psy et des pédiatres afin d'élaborer un suivi commun.

ZOOM

Des établissements de plus en plus sûrs

Une grossesse normale, et qui n'a aucune raison de mal se passer, doit être suivie par une structure médicale simple, la plus commode d'accès par rapport au lieu de vie.

Pour une future maman, être suivie dans un milieu hospitalier trop spécialisé alors que son état ne le justifie pas engendre plutôt pour elle des sentiments d'angoisse. Depuis quelques années, le système de suivi de la grossesse a beaucoup évolué.

Les maternités sont maintenant classées selon leur type de 1 à 3 en fonction de leur activité en obstétrique, néonatalogie et en réanimation néonatale. Le premier niveau est chargé d'accueillir les grossesses sans problème, le niveau 2 associe aux soins d'obstétrique de base une unité de réanimation néonatale. Enfin, le niveau 3 est attribué aux maternités hautement spécialisées.

Les futures mamans ayant une grossesse difficile peuvent donc s'adresser à l'établissement qui correspond à la pathologie dont elles souffrent, qu'il soit public ou privé.

De plus, depuis peu, se mettent progressivement en place dans les régions des « comités de la naissance ». Ils regroupent des professionnels libéraux et hospitaliers mais aussi des usagers. Ils ont tous ensemble pour mission d'élaborer un travail de réseau.

Ainsi, les futures mamans seraient prises en charge par différents acteurs de la périnatalité selon leurs besoins. Un vrai travail en complémentarité permettrait par exemple des consultations dans un lieu proche du domicile de la future maman, un accouchement si nécessaire dans une unité spécialisée, et après la naissance, un suivi à domicile.

Votre premier rendez-vous médical

C'est au cours du 3e mois de la grossesse que cette première visite est légalement obligatoire, mais il n'est pas rare qu'une future maman consulte avant, trop impatiente de savoir si elle est enceinte et si tout se déroule comme prévu. Cette visite se fera, sans doute, chez le praticien que vous avez choisi pour suivre votre grossesse et qui, si possible, assistera à votre accouchement.

Le médecin va établir votre dossier médical qui vous suivra pendant 9 mois.

➘ Si cette consultation se fait à l'hôpital, prévoyez une plage assez large dans votre emploi du temps car, à la consultation, s'ajoutent les examens de sang et d'urine.

Un examen systématique

En général, au cours de cette première visite, votre médecin examinera les points suivants :

• **Votre histoire gynécologique :** Quand avez-vous eu vos premières règles ? Quelle est la régularité de votre cycle ? De quand datent vos dernières règles. C'est à partir de ces indications que votre médecin va fixer la date prévisionnelle de votre accouchement, soit 41 semaines après la date des dernières règles.

• **Votre histoire médicale :** Avez-vous subi des opérations chirurgicales ? Avez-vous connu des grossesses et accouchements antérieurs ? Vous est-il arrivé d'avoir des allergies, des infections virales, des maladies, des accidents et surtout avez-vous déjà eu des problèmes de diabète ou d'hypertension ou encore des difficultés d'ordre cardiaque ?

• **Votre histoire sociale :** Êtes-vous une mère célibataire, mariée ou vivant maritalement ? Travaillez-vous ?

➘ Si vous pratiquez un sport, demandez à votre médecin dans quelles conditions vous pouvez le poursuivre. De même, si vous habitez un sixième étage sans ascenseur ou si vous avez quotidiennement plusieurs heures de transport pour vous rendre à votre travail, il faut le lui signaler.

C'est, bien sûr, le moment de poser toutes les questions qui concernent votre nouvel état et le déroulement des 6 prochains mois. Puis suivront l'examen du poids et de la taille, l'auscultation cardiaque et pulmonaire, la prise de la tension artérielle et enfin l'examen gynécologique.

➘ Vous pouvez prendre l'habitude de noter sur un petit carnet toutes les questions que vous souhaitez poser à votre médecin et ce dès que vous y pensez. Ainsi, vous aurez des réponses immédiates et rassurantes.

Se déclarer officiellement

- Le meilleur moment pour consulter le médecin se situe 6 à 8 semaines après le retard des règles.
- Aussi, pour détecter toute grossesse difficile, la première visite prénatale devrait obligatoirement se faire à la fin du 2e mois.
- Au cours de cette consultation, le médecin vous remettra un formulaire de déclaration de grossesse (un calcul permet d'établir la date de votre accouchement, v. p. 327).
- Il doit être envoyé à votre centre de Sécurité sociale qui, plus ou moins rapidement, vous enverra votre carnet de maternité. La déclaration de grossesse doit être faite avant la fin de la 15e semaine d'aménorrhée.
- Elle permet le versement des allocations dont bénéficient toutes les femmes enceintes.

Quelques analyses essentielles

Le médecin vous prescrira des examens de laboratoire. Ainsi, tout au long de la grossesse, la présence ou non d'albumine dans les urines sera contrôlée par bandelettes. Si la mesure se révèle positive lors

d'un contrôle des urines de toute une journée (24 heures), cela signifie que le rein ne joue pas correctement son rôle de filtre. En effet, normalement, il ne doit laisser passer que quelques traces de cette protéine.
En cas d'albumine reconnue dans les urines, le médecin vous prescrira des examens complémentaires afin de s'assurer que vous ne souffrez pas d'une affection rénale ou urinaire.
On recherche aussi les sucres dans les urines. Là encore, si le taux est anormal, des examens sanguins complémentaires seront pratiqués pour confirmer le diagnostic.

Des examens complémentaires

Au cours de la première visite, le médecin vous a peut-être demander aussi un frottis. Cela consiste à recueillir sur une spatule en bois des cellules desquamées du col de l'utérus ou du vagin afin de les analyser. Cet examen permet de dépister les prémices d'un cancer du col de l'utérus. Un examen des pertes vaginales (s'il y en a) peut aussi être effectué afin de rechercher une éventuelle infection.
Tous ces contrôles seront eventuellement complétés par divers examens : cœlioscopie (exploration interne de tous les organes génitaux), dosages hormonaux faits à partir des urines recueillies dans les 24 heures et analyse « numération-formule sanguine ».
À chaque consultation, votre médecin prendra votre tension artérielle et vous demandera régulièrement de faire effectuer une analyse d'urine.

La visite médicale du père

- Un feuillet du carnet de grossesse prévoit son remboursement par la Sécurité sociale, mais elle est facultative.
- Relativement peu de pères vont à cette visite et bien des médecins le regrettent, car c'est pour eux l'occasion de mieux connaître l'environnement de la future maman.

À SAVOIR

À chaque consultation, votre médecin prendra votre tension artérielle et vous demandera régulièrement de faire effectuer une analyse d'urine.

L'importance de la prise de la tension artérielle

Cette mesure est systématique au cours de tout examen de la grossesse. Elle vise à dépister au plus vite une hypertension qui peut être grave (v. p. 72). Celle-ci touche une femme enceinte sur dix et peut entraîner un retard de croissance du fœtus. De plus, elle s'accompagne souvent d'une protéinurie (présence d'albumine dans les urines) qui parfois se complique d'une éclampsie (affection caractérisée par des convulsions associées à une hypertension artérielle) mettant en jeu la vie de la mère et de l'enfant.
Normalement, la tension d'une femme enceinte est plus basse que celle qu'elle avait avant la grossesse. Cela est dû à l'augmentation de son réseau de circulation sanguine qui irrigue le placenta et le fœtus.

La recherche de sucre et d'albumine

Des examens simples pour détecter la présence de sucre dans l'organisme vont rythmer votre grossesse. La recherche de sucre, comme l'albumine, peut se faire simplement en utilisant des bandelettes urinaires de papier réactif. Si un taux anormal est détecté dans les urines, des examens de sang complémentaires, à jeun et après ingestion de sucre, confirmeront le diagnostic de risque de diabète et permettront la mise en place de mesures diététiques, voire d'un traitement si nécessaire.

La visite du 4e mois

Elle va devenir un rendez-vous important. Elle est destinée à faire le point sur l'hygiène de vie de la future maman et à lui apporter des informations de prévention. Le médecin ou la sage-femme y consacrera beaucoup de temps pour examiner tout ce qui, dans l'environnement de la future maman, pourrait perturber sa grossesse.

Travail et maternité

Si vous appartenez à la catégorie des futures mamans qui travaillent, et qui constituent la grande majorité des femmes enceintes pour la première fois, sachez que vous n'êtes pas obligée d'avertir votre employeur immédiatement, sauf si votre métier est « à risque ». En revanche, n'attendez pas non plus que votre silhouette soit telle qu'il n'ait pas vraiment de doute sur votre état.

Avertir à temps son employeur

En effet, il est important pour vos relations futures qu'il ne soit pas le dernier averti, bien que, sur le plan du droit du travail, vous soyez seulement tenue à lui indiquer vos dates de départ et de retour de congé de maternité. Avertis à temps, les responsables de l'entreprise où vous travaillez vont pouvoir s'organiser durant votre absence.

La loi ne permet aucun aménagement d'horaire pour la future maman.

➘ Profitez d'un moment où votre employeur semble ne pas avoir trop de soucis et demandez-lui un rendez-vous. Cette annonce ne peut se faire au détour d'un couloir.

Si vous avez un poste à responsabilités, réfléchissez à l'organisation possible de votre service en votre absence. Les futures mamans sont généralement angoissées à l'idée d'annoncer la nouvelle, mais, rassurez-vous, même si sur le moment votre patron prend la chose de manière assez froide, voire désagréable, quelques jours plus tard il se sera fait une raison.

L'annonce à vos collègues de bureau est souvent plus simple. Vous constaterez que certains se révèlent sous des jours nouveaux, les plus distants peuvent se montrer sympathiques et prêts à vous aider. Mais ne comptez quand même pas trop sur leur solidarité, surtout si votre grossesse entraîne de nombreuses absences de votre part. Pensez que, pour quelques jours, vous ne serez pas remplacée et qu'il leur faudra faire votre travail en plus du leur.

Quelques aménagements

Le droit du travail vous accorde quelques prérogatives. Ainsi, vous pouvez vous absenter pour vous rendre aux visites médicales obligatoires, soit une fois par mois à partir du 4e mois de grossesse. Pratiquement toutes les conventions collectives prévoient la possibilité d'un aménagement de poste et d'un allégement d'horaires de 5, 15 ou 30 minutes, en fonction de votre temps de transport.

➘ Et si votre emploi est trop fatigant ou votre état de santé non compatible avec votre métier, sachez que vous pouvez changer provisoirement d'emploi, tout en gardant le même salaire.

Quarante pour cent des femmes demandent à leur employeur des modifications de leurs conditions de travail : réduction des horaires ou aménagement de leur poste de manière que leur travail soit moins fatigant. Mais tout n'est pas rose en la matière.

Quelques études confirment une relation entre naissances prématurées et fatigue. Ainsi, l'Inserm a démontré la relation existant entre la prématurité et le cumul de fatigue : les conditions de travail pénibles se rencontrent surtout chez les ouvrières, les personnels de service et les employés de commerce.

À ces sources de fatigue s'ajoutent celles liées aux transports. Plusieurs enquêtes ont montré que 15 % des femmes enceintes effectuent un trajet simple de plus de 30 minutes tous les jours, 81 % utilisant les transports en commun.

ZOOM

Des facteurs de risques identifiés

Une enquête de l'Inserm sur l'ensemble des facteurs de fatigue professionnels et familiaux a été menée auprès de femmes venant d'accoucher dans la maternité Claude-Bernard de Lyon et l'hôpital de Haguenau (en Alsace). La moitié de ces jeunes mères ont exercé une activité professionnelle durant la grossesse. Parmi les facteurs de risques, il faut encore prendre en compte le travail sur certaines machines, sources de vibrations ou de trépidations et les tâches trop répétitives. D'une manière générale, il faut éviter le surmenage.

De façon subjective, 70 % des femmes estiment leurs conditions de travail et leur environnement agréables en temps normal, mais 35 % les trouvent pénibles, voire très pénibles pendant la grossesse, et pour 15 % ils deviennent insupportables.

Disparité hommes-femmes

- La naissance d'un premier enfant ne change pratiquement rien à la vie professionnelle des pères.
- Un père de deux enfants consacre 71 % de son temps à son travail contre 29% à sa famille, alors qu'une mère active, qu'elle ait 1 ou 2 enfants, se partage quotidiennement entre ses deux vies, ne voulant sacrifier ni son travail ni ses enfants.
- Les femmes sont 75 % à conserver une activité professionnelle lorsqu'elles ont 1 enfant, 65 % avec 2 enfants et 35 % seulement avec 3 enfants.

Un temps de réflexion

La psychologue clinicienne Nathalie Loutre-du-Pasquier propose d'assurer un minimum de garanties aux mères engagées professionnellement. Notamment elles devraient disposer d'une période de réflexion suffisamment longue après la naissance de leur enfant pour prendre le temps de décider la reprise de leur travail.

D'autre part, après avoir recommencé à travailler, elles devraient avoir des aménagements d'horaires pour s'adapter à leur nouvelle situation.

C'est dès la confirmation de votre grossesse qu'il faut vous mettre à la recherche d'un mode de garde pour votre bébé.

À SAVOIR

Les femmes enceintes salariées sont normalement protégées par la loi, mais il y a parfois des aménagements qui ne leur sont pas favorables, ainsi selon l'Inserm :

- 41 % des femmes salariées ont bénéficié d'une réduction quotidienne de leur temps de travail ;
- 8 % seulement des futures mamans ont eu la possibilité (comme la loi l'autorise) de changer de poste ;
- 2 % ont été licenciées pendant leur grossesse (sont touchées en priorité les ouvrières et les employées de commerce) ;
- 5 % des femmes engagées avec un contrat à durée déterminée ont vu, en raison de leur grossesse, leur contrat de travail non renouvelé.

À qui va-t-il ressembler ?

Tous les futurs parents se demandent quels traits les caractérisant vont bien pouvoir apparaître sur le visage de leur bébé. En fait, la ressemblance de parents à enfants est essentiellement due à des facteurs d'hérédité ; elle a pour origine une cellule mixte, résultat du mélange de deux patrimoines génétiques.

L'apport des gènes

Les chromosomes issus de cette cellule se présentent comme des filaments microscopiques sur lesquels les chercheurs ont trouvé des petits grains : ce sont les gènes supports de notre hérédité.

Ils se répartissent par milliers le long des chromosomes et déterminent la personnalité de tout individu, chacun de ces gènes correspondant à une caractéristique : la couleur des yeux, la taille, le caractère, une partie des possibilités intellectuelles, etc.

Chaque paire des 46 chromosomes que nous possédons est formée d'un chromosome maternel et d'un chromosome paternel. Chaque gène a donc son double. Mais en fait, un seul gène peut être responsable de plusieurs caractères et tous les gènes n'ont pas la même valeur.

Quand les X et Y s'emmêlent

- Il arrive que la nature ne fasse pas toujours bien son travail, heureusement rarement.
- Certaines femmes naissent ainsi avec des chromosomes X et Y en plus ou en moins.
- Il existe des êtres humains qui vivent avec un seul X, d'autres avec trois X, d'autres encore ont deux Y et un X ou deux X et un Y.

De parents à enfant

Les traits du visage de votre futur bébé sont donc largement décidés à l'avance. Parmi les caractères dominants, on compte la forme du nez

et du lobe de l'oreille, l'épaisseur des lèvres, le type de menton et les plis des paupières.
La couleur des cheveux est due à un seul gène, les teintes foncées et les cheveux crépus l'emportant sur les teintes claires et les cheveux bouclés. Il en est de même pour les yeux, le gène marron étant dominant sur le gène bleu.
Même les taches de rousseur sont héréditaires. En revanche, la couleur de la peau est liée à une hérédité complexe, qui est due à l'action combinée de plusieurs gènes, tout comme la taille ou la corpulence.

Familles de filles ou de garçons

- Une configuration particulière du sperme pourrait également jouer un rôle dans la détermination du sexe, ce qui expliquerait les familles de « filles » ou de « garçons ».
- Un homme sur cinq serait dans ce cas.
- On observe aussi qu'une diminution de la quantité et de la qualité du sperme s'effectue au détriment des spermatozoïdes à chromosomes Y, favorisant ainsi la procréation de filles.

Plusieurs générations après...

En fait, nous savons encore peu de chose sur ces mécanismes compliqués. Car l'enfant ne ressemblera pas pour moitié à son père et pour moitié à sa mère. Les caractères héréditaires des grands-parents, d'oncles, de tantes, peuvent resurgir après une ou plusieurs générations.
Reprenons l'exemple de la couleur des yeux. Un enfant aux yeux marron, qui est né d'une mère aux yeux bleus et d'un père aux yeux marron, ou inversement, garde en réserve le gène « yeux bleus » de sa mère.
Si, lorsqu'il est devenu adulte, il conçoit un enfant avec un partenaire possédant aussi dans son hérédité un gène « yeux bleus » (sans que celui-ci ait pour autant lui-même les yeux bleus), l'enfant pourra naître avec de grands yeux bleus.

L'intelligence : un débat sur l'acquis et l'inné

Les ressemblances sur le plan de l'intelligence ont de tout temps fait débat. Les uns prétendent que l'on naît intelligent ou pas et que l'éducation n'a qu'un rôle relatif.

Les autres, tout au contraire, affirment que chaque enfant naît avec le même potentiel et que le développement de son intelligence est alors sous l'influence du milieu.

> **Toutes les études scientifiques montrent aujourd'hui que s'il faut à l'enfant un potentiel inné, c'est l'acquis qui lui donne toute sa valeur.**

Un caractère génétique ne s'exprime pas toujours ou pas forcément avec la même intensité dans une même famille. Les facteurs environnementaux sont capitaux et peuvent modifier les données génétiques.

C'est pourquoi on considère aujourd'hui que l'intelligence est transmise héréditairement dans une proportion de 80 %, les 20 % restants étant apportés par l'environnement. Ces 20 % d'acquis sont essentiels dans le développement de l'intelligence car, sans cet acquis, les 80 % d'inné ne peuvent rien faire.

ZOOM

Histoire de l'X et de l'Y

Dans les minutes qui suivent la fécondation, l'identité sexuelle de votre futur bébé est déterminée, mais elle n'existe pas encore. Il faudra que vous attendiez 6 ou 7 semaines pour que son sexe soit défini selon son évolution. Voici son aventure : le spermatozoïde et l'ovule sont les seules cellules de l'organisme à n'avoir que 23 chromosomes. Sur ces 23 chromosomes, 22 sont semblables et le 23e détermine le sexe de l'enfant. Chez la femme, la paire de chromosomes « sexuels » se compose de 2 chromosomes identiques appelés X. Ceux de l'homme sont X et Y.

Tous les spermatozoïdes n'ont pas la même formule, certains ont 22 chromosomes + 1 X, d'autres 22 + 1 Y. Si le spermatozoïde fécondant comporte 22 chromosomes + 1 Y, il naîtra un garçon. Ainsi, c'est toujours le père qui détermine le sexe de l'enfant.

Théoriquement, il devrait y avoir autant de spermatozoïdes à chromosomes Y que de spermatozoïdes à chromosomes X. Mais la réalité est toute différente. On a observé en effet que les spermatozoïdes à chromosomes Y étaient plus nombreux et plus rapides que ceux à chromosomes X. Il naîtrait donc une majorité de garçons. Et, de fait, on compte 106 naissances de garçons pour 100 filles.

L'échographie en 3D

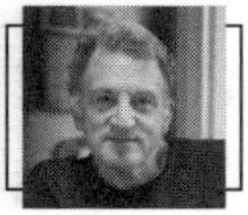

“ Ce type d'échographie, qui permet de voir le bébé en volume, peut être médicalement intéressant car **il permet de mettre en évidence certaines malformations.** Grâce aux progrès de l'imagerie médicale, on peut aujourd'hui visualiser par exemple le squelette du bébé et ainsi diagnostiquer d'éventuelles anomalies.

Le grand réalisme de l'image, obtenu grâce à la construction en volume, peut être perturbant. ”

“ C'est une image à caractère anatomique n'ayant plus rien de comparable avec le cliché noir et blanc habituel, qui, lui, laisse une place à l'imaginaire. ”

“ Il y a quelque temps, voulant introduire l'art à l'hôpital, j'ai affiché des échographies en 3D, réalisées par un médecin artiste. J'ai dû renoncer à mon projet car **ces images étaient vécues comme dérangeantes par les patientes, tout comme par le personnel soignant**. Ils reprochaient à ces images naturalistes leur manque d'intimité. Cette réaction m'a conduit à conseiller à mes confrères échographistes, soumis à la pression de leurs patients, **d'avertir les futurs parents de l'objectivité crue des images en 3D**. ”

“ Les images en 3D nécessitent un bon accompagnement. ”

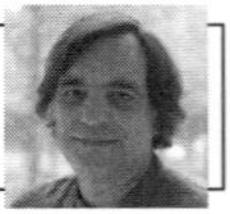

« **Cette visualisation de la vérité ne laisse pas beaucoup de place au rêve**. Dans la maternité, comme d'ailleurs dans un certain nombre de situations, **il est souhaitable de supposer plutôt que de matérialiser**. C'est sans doute pour cela que la photo souvenir et le cinéma en 3D ne se sont pas imposés. D'ailleurs, je ne suis pas sûr que les parents qui réclament ce type d'échographie regardent réellement l'écran. »

« L'image en 3D donne une étrangeté inquiétante à l'embryon ou au fœtus. Celui-ci semble venu d'une autre planète, flottant dans son milieu aquatique. »

« L'étrangeté du procédé réside aussi dans le fait qu'il provoque une rencontre anticipée entre l'enfant et ses parents mais sans le « peau à peau » et le croisement des regards qu'offre la naissance. En fait, **c'est une fausse rencontre car l'enfant qui est là, sur l'image, est un embryon en pleine construction** ; ce n'est pas l'enfant qui naîtra dans quelques mois **Je ne crois pas que les parents doivent assister en direct à l'embryogenèse de leur enfant, c'est sa part de secret.** »

« Cette technique crée une fureur de voir alors qu'une attente paisible de la rencontre est rassurante. »

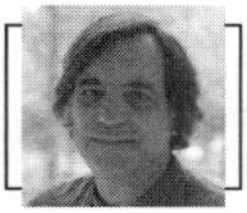

“ **L'échographie traditionnelle stimule les fantasmes de grossesse**, les fantasmes d'enfant et permet à la mère de présenter l'enfant à son père. Les parents la maîtrisent parfaitement. L'échographie en 3D est un progrès de la radiologie médicale au service du diagnostic anténatal. **La plus grande difficulté de cette technique est de laisser aux parents un espace à l'imaginaire.** ”

“ Rêver son enfant, c'est aussi important que de le voir. ”

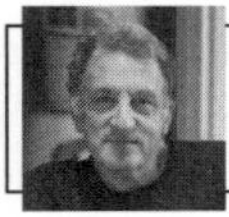

“ **L'échographie en 3D se pratique surtout lors du premier examen.** Elle peut donc être impressionnante pour les parents. Le travail de l'échographiste consiste à examiner les organes les uns après les autres dans leurs moindres détails, alors que **la première préoccupation des parents est de vérifier que ce qu'ils pensent devoir être là est en place.** ”

“ Sur l'image en 3D, les parents découvrent un être en construction, plus proche de l'animalité que du poupon qu'ils souhaitent voir naître. ”

Annexes

L'embryon et la loi

Les découvertes en génétique, les progrès faits dans les techniques de procréation médicalement assistée soulèvent bien des questions de société et d'éthique. Il est donc indispensable que toutes les pratiques médicales qui touchent à ce domaine soient parfaitement encadrées par la loi.

Les lois sur l'IVG

Les lois de 1975 et 2001 autorisent l'interruption volontaire de grossesse avant la 12e semaine de grossesse. L'IVG est soumise à des règles et doit être impérativement pratiquée dans un centre médical agréé, public ou privé.

L'avortement thérapeutique peut être pratiqué jusque dans les dernières semaines de la grossesse. C'est à la patiente d'en décider après que deux médecins ont établi un diagnostic attestant que la vie de la mère est en danger, ou que les examens laissent fortement suspecter un enfant porteur de malformations gravement handicapantes. Ce sont ces règles qui permettent de pratiquer une réduction embryonnaire, lorsque, à la suite d'une stimulation ovarienne ou de la réimplantation d'un nombre important d'embryons, on peut craindre une grossesse multiple trop difficile, tant pour la mère que pour les enfants à naître.

Les lois sur la bioéthique

Les lois de 1994 et 2004 s'intéressent à la bioéthique et définissent des règles fondamentales dont la transgression est judiciairement répréhensible.

Ainsi en France, aujourd'hui, l'examen des caractéristiques génétiques d'une personne n'est autorisé qu'à des fins médicales ou de recherche scientifique et, en cas de diagnostic d'une anomalie génétique grave, cette personne est tenue d'en informer les membres de sa famille potentiellement concernés, si des mesures de prévention et de soins peuvent être prodiguées.

La loi établit des règles précises sur le prélèvement de tissus ou de cellules et sur les pratiques de don. Elle institue un certain nombre d'organismes de contrôle et d'agrément. Elle confirme toutes les possibilités d'assistance médicale à la procréation, proposées jusqu'alors.

Elle autorise le diagnostic prénatal par un laboratoire agréé dans le cas des grossesses naturelles, ainsi que le diagnostic pré-implantatoire qui consiste à retirer une cellule de l'embryon de trois jours, conçu en éprouvette, afin de l'analyser et ainsi de s'assurer que celui-ci n'est pas porteur d'une maladie génétique très précise, qui hypothéquerait son bon développement. Un médecin, appartenant à un centre de diagnostic prénatal pluridisciplinaire, doit attester qu'il y a une forte probabilité que l'enfant soit atteint d'une maladie génétique reconnue comme incurable au moment du diagnostic. Le couple doit exprimer par écrit son accord à cette recherche.

La loi interdit le clonage, qu'il ait pour finalité la reproduction, la recherche ou la thérapie. La recherche sur l'embryon humain est interdite. Par dérogation, et pour une période limitée à 5 ans, les recherches peuvent être autorisées sur l'embryon et les cellules embryonnaires lorsqu'elles sont susceptibles de permettre des progrès thérapeutiques majeurs, et qu'elles ne peuvent pas être poursuivies par une autre méthode. Seuls les embryons « abandonnés » officiellement par les couples sont susceptibles de servir à de telles recherches.

Pour les juristes, le statut de l'embryon humain n'est pas défini et à aucun moment la loi ne dit clairement quand commence la vie. Le fœtus n'est pas une personne et l'enfant n'existe en réalité qu'après la naissance.

Les PMA et la loi

La loi définit précisément le cadre qui permet d'avoir recours aux PMA.

Elles ont pour but de pallier une stérilité médicalement reconnue ou d'éviter la transmission à l'enfant d'une maladie particulièrement grave et incurable. Elles s'appliquent à des couples, hommes et femmes en âge de procréer, vivants et consentants. Les dons de sperme, d'ovules ou d'embryons sont autorisés et assimilés aux dons d'organes : ils doivent être gratuits et faire l'objet d'un « consentement éclairé ».

Un embryon ne peut pas être conçu avec des gamètes ne provenant pas d'un au moins des deux membres du couple. Les embryons surnuméraires non réimplantés sont congelés et conservés à la demande des couples pour une durée de 5 ans, sauf si ces couples ne souhaitent pas d'autre transfert. Dans ce cas, ils peuvent en faire don par écrit à la recherche.

Chaque année, les couples sont interrogés sur leur projet parental vis-à-vis de ces embryons surnuméraires. S'ils n'ont pas de projet parental, ou si l'un des membres du couple est décédé, les embryons peuvent être accueillis par un autre couple, faire l'objet d'une recherche ou être éliminés. Les couples doivent exprimer leur choix par écrit et le confirmer 3 mois plus tard. Il est mis fin à la conservation des embryons au terme des 5 ans de conservation, lorsque les couples n'ont répondu à aucun courrier, ne se sont jamais manifestés ou sont en désaccord sur le maintien du projet parental.

L'Agence de la biomédecine

Prévu par la loi de bioéthique de 2004, cet établissement public administratif a été créé en mai 2005. L'Agence est compétente dans les domaines des greffes, de la reproduction et de la génétique humaine. Sa mission est donc d'encadrer toutes les activités médicales qui touchent à l'utilisation d'éléments du corps humain, à l'exception du sang. À ce titre, elle joue un rôle important dans l'assistance médicale à la procréation et l'embryologie. Elle participe si besoin à l'élaboration de règles de bonnes pratiques, édite des recommandations et assurel'information du parlement et du gouvernement sur le développement des connaissances et des techniques dans ce domaine de la médecine.

Parmi ses tout premiers objectifs, améliorer la prise en charge des couples en demande d'assistance est essentiel. Pour cela, en collaboration avec les médecins et les biologistes des centres agréés, l'Agence souhaite faire une évaluation de résultats pour chaque centre. Ces bilans permettraient aux patients de mieux connaître les caractéristiques du lieu qui les accueille, et ses performances, en termes de grossesses obtenues.

En Europe

Les lois sur la bioéthique sont très disparates en Europe. La loi française interdit aujourd'hui toute recherche et expérimentation sur l'embryon humain conçu in vitro notamment à des fins eugéniques. Si la France a fait le choix d'une législation très restrictive, ce n'est pas le cas en Angleterre et en Espagne où, notamment, des recherches sur l'embryon humain sont autorisées jusqu'au quatorzième jour du développement sous certaines conditions et sous le contrôle d'un comité d'éthique. La Belgique ne s'est toujours pas dotée d'une législation alors que l'Allemagne interdit toute forme de recherche sur l'embryon humain.

Des pratiques médicales étroitement encadrées

Dans notre pays, toutes les pratiques médicales qui touchent aux PMA doivent être effectuées dans des centres publics ou privés agréés, dont l'activité est annuellement contrôlée par un groupe d'experts.

Leur avis permet la délivrance d'une autorisation valable 5 ans par le ministre de la Santé. Chaque établissement et chaque laboratoire doivent présenter tous les ans un rapport annuel d'activité permettant son évaluation. Tous les dons de gamètes et d'embryons doivent être consignés dans un registre.

Le médecin qui excerce dans ce type d'établissement doit être nommément agréé et c'est sous sa responsabilité que sont pratiqués les actes cliniques et biologiques. Comme pour les établissements, son agrément est de 5 ans, délivré par l'Agence de la biomédecine. Selon la nature des actes pratiqués, le praticien devra être en possession d'une formation ou d'une expérience dans ce domaine.

Le médecin a l'obligation d'avoir plusieurs entretiens avec le couple venu en consultation, afin de lui exposer les raisons du choix de la méthode qu'il leur propose, ses avantages et ses inconvénients, et les résultats escomptés exprimés en taux de naissances attendues par cycle traité ou en taux cumulatif sur une période fixée selon la technique employée. Il doit enfin leur remettre un dossier guide et une information sur l'adoption. Tout manquement à la loi et aux règles est susceptible d'entraîner une sanction administrative. Tout exercice illégal de la médecine de la reproduction est passible d'emprisonnement et d'une forte amende.

Les patients soumis à des règles

Pour avoir accès à une PMA, un couple doit être marié ou vivre en concubinage depuis 2 ans.

Pour ces derniers, la preuve peut être apportée sous forme d'un certificat mais aussi de témoignages verbaux ou écrits. De plus, le couple doit être en âge de procréer, apporter la preuve médicale de sa stérilité ou de sa qualité de porteur d'une maladie héréditaire grave pour l'enfant à naître et enfin apparaître comme très motivé. Le couple s'engagera par écrit en signant un formulaire de « consentement à l'assistance médicale à la procréation ». Le couple doit être en âge de procréer et ses deux membres doivent être vivants. En cas de divorce ou de séparation, les démarches en vue d'une PMA sont suspendues.

Religions et embryon

Les religions chrétienne, judaïque, musulmane et bouddhique se sont exprimées sur le statut que chacune d'entre elles veut donner à l'embryon. Leurs positions ont une incidence sur les pratiques médicales comme l'interruption médicale ou volontaire de grossesse et sur les techniques de procréation médicalement assistée.

La position de l'église catholique

L'embryon possède une âme, toute atteinte à son intégrité, qu'il soit vivant ou non, est donc un crime. Pourtant l'église catholique ne va pas jusqu'à donner à l'embryon le statut de personne, elle affirme simplement qu'il est, dès sa conception, sous le regard de Dieu, et exige qu'il soit considéré « comme » une personne humaine.

La position des églises réformées

Leur position repose sur un principe : le couple humain, la procréation humaine, l'enfance humaine ne se mesurent pas seulement en termes de processus biologiques. Ce principe leur permet d'établir que les techniques de procréation médicalement assistée sont de simples « parenthèses techniques » dans l'apparition de la vie.

La position de l'islam et du judaïsme

Cette position du respect du cas par cas est encore plus affirmée dans les deux grandes autres religions que sont l'islam et le judaïsme. L'islam comme le judaïsme supposent une animation différée de l'embryon. Pour ces deux religions, si la vie a un caractère sacré, elle comporte un état de latence – de 40 jours selon le Talmud, de 40 ou 120 jours dans les textes islamiques – où la science peut trouver sa place.

La religion bouddhiste

Cette religion étant celle de la liberté et de la tolérance, elle ne pose pas d'interdit. Elle laisse ses disciples libres de décider d'avoir recours ou non aux progrès scientifiques.

La recherche : une nécessité

L'exemple le plus flagrant de l'urgence de la recherche est sans doute celui de la congélation des ovocytes. Le problème éthique majeur que soulèvent actuellement les procréations médicalement assistées est celui des embryons surnuméraires. Si nous parvenions à congeler des ovocytes et avions la certitude que ces ovocytes non seulement seraient fécondables, mais en outre ne présenteraient pas d'anomalie particulière, c'en serait fini de la production d'embryons surnuméraires.

D'autres objectifs sont fondamentaux, Nous ignorons tout des raisons qui expliquent la formidable létalité embryonnaire. Il est impossible de comprendre ce phénomène sans effectuer de recherches sur l'embryon. Certes toutes les recherches ne sont pas bonnes à faire. Il faut exclure du champ de la recherche les embryons destinés à un projet parental, interdire aussi les recherches n'ayant pas de finalité médicale ou éthiquement indéfendables, ainsi que celles réalisées sur l'embryon in vivo.

Le don de gamètes et d'embryon lui aussi soumis à des règles

Tout d'abord, le don doit être gratuit et anonyme.

À cela, il faut ajouter que le donneur ou la donneuse et son conjoint doivent signifier leur accord par écrit, avoir un ou plusieurs enfants et se montrer très motivés. Le don de gamètes d'une même personne ne peut être à l'origine de plus de 10 enfants afin de limiter les risques de consanguinité.

L'insémination artificielle ne peut être faite avec un sperme frais ou un mélange de spermes. Les gamètes destinés au don doivent subir des examens biologiques permettant de s'assurer qu'ils sont exempts des virus 1 et 2 de l'immunodéficience humaine, des virus HTLV 1 et 2, des marqueurs biologiques des hépatites B et C, du CMV (cytomégalovirus) et enfin de la syphilis. Les embryons destinés à être « adoptés » doivent être soumis à des tests de dépistage de maladies infectieuses. La receveuse de gamètes ou d'embryons doit consentir au don par écrit devant un juge ou un notaire. Celui-ci a pour mission d'expliquer les conséquences juridiques de ce geste sur la filiation. Un acte authentique est alors établi. Ce consentement peut être remis en cause à tout moment par l'un des membres du couple.

Une science sans limites

Les questions d'éthique en matière de procréation sont nombreuses.

Elles touchent aussi bien le délicat sujet de la parentalité — toute personne désirant un enfant est-elle en droit de demander l'assistance des scientifiques afin de l'aider à résoudre son projet ? — que le devenir de l'enfant : doit-on décider de l'avenir d'un enfant alors qu'il n'est pas encore conçu ? A-t-on le droit de refuser la vie à des êtres selon des critères de conformité établis par la société ?

Toutes ces questions sont d'autant plus d'actualité que les résultats scientifiques sur la manipulation des cellules humaines adultes et embryonnaires sont de plus en plus probants. Ainsi, les techniques de clonage représentent à la fois une véritable avancée scientifique et engendrent les craintes les plus folles. Même si le clonage humain reste encore du domaine de la science-fiction, l'embryon est au cœur du débat. En effet, ses cellules dites « totipotentes » (cellules capables de participer à la formation de tous les tissus de l'organisme et dont la différenciation est

Une instance consultative pour des avis autorisés

Le Comité consultatif national d'éthique (CCNE) pour les sciences de la vie a été créé en février 1983. C'est la première institution de ce genre dans le monde. Il se compose d'un président, de deux présidents d'honneur, de 39 membres dont 5 personnalités appartiennent aux principales familles philosophiques et spirituelles, 19 sont choisies en fonction de leurs compétences en matière d'éthique et 15 viennent de la recherche. Elles sont toutes désignées pour 4 ans et leur mandat peut être renouvelé une fois. Le CCNE a une fonction consultative. Il donne son avis sur les problèmes d'éthique et les questions de société, soulevés par les progrès des connaissances en biologie.

soumise à des facteurs chimiques ou biologiques) semblent particulièrement intéressantes dans le traitement de maladies dues à des lésions cellulaires. L'embryon pourrait alors devenir source de « matières premières » au service de la médecine. Ce sont bien sûr les embryons congelés issus de la procréation médicalement assistée qui pourraient être ainsi utilisés.

Autre sujet qui touche les problèmes d'éthique : les recherches sur le génome humain. Il vient d'être totalement séquencé, c'est-à-dire que chaque chromosome a été déchiffré afin de connaître la totalité du code génétique. Ces informations sur la structure et le fonctionnement de l'organisme de l'homme devraient permettre de lutter très efficacement contre toutes les maladies génétiques.

Enfin, tous ces travaux ouvrent largement la porte à l'eugénisme, la recherche de l'être parfait. Pourtant l'eugénisme se heurte à deux problèmes. D'abord une définition claire et commune à tous de la perfection. Mais aussi au fait scientifiquement contrôlé que si la part génétiquement innée de chaque individu est majoritaire dans son expression, elle reste sous la dépendance totale de l'environnement, sujet, lui, à toutes les fantaisies. Le débat est loin d'être clos.

L'adoption

Chaque année, 5 000 enfants environ sont adoptés, dont près de 4 000 bénéficient d'une adoption plénière. Presque tous ces enfants sont d'origine étrangère.

Les candidats à l'adoption doivent patienter au minimum 3 ans avant d'accueillir un enfant. C'est sans doute la raison pour laquelle plus de la moitié des postulants abandonnent leur projet.

Conditions pour adopter

Toute personne de plus de 28 ans peut demander l'agrément.

Les couples mariés peuvent adopter avant cet âge s'ils sont unis depuis plus de 2 ans. La différence d'âge entre adoptant et adopté doit être d'au moins 15 ans. Un célibataire peut donc adopter mais le lien de filiation ne sera établi qu'à son égard. Seuls les couples peuvent adopter de manière plénière.

La phase administrative, menée par l'Aide sociale à l'enfance sous le contrôle du conseil général, examine l'agrément nécessaire pour les pupilles de l'État et les enfants étrangers. L'agrément constitue « un certificat de bonne vie et mœurs » avant le jugement d'adoption prononcé par le tribunal de grande instance. En cas de refus d'agrément, les adoptants peuvent saisir le tribunal administratif qui jugera s'il y a eu ou non erreur d'appréciation. Toute demande doit être présentée au tribunal de grande instance du domicile de l'adoptant qui a 6 mois pour statuer. Une enquête sociale confirme que la famille adoptante est capable d'accueillir un enfant.

L'adoption plénière

C'est la plus fréquente pour les enfants de moins de 15 ans.

Si l'enfant a plus de 13 ans, le tribunal demandera son consentement. Elle peut être faite à la demande d'un couple marié ou d'une personne célibataire âgée de plus de 30 ans. L'adoption plénière est irrévocable et donne à l'enfant adopté tous les droits d'un enfant légitime.

L'adoption simple

Elle est permise quel que soit l'âge de l'enfant.

L'enfant garde des liens de sang avec sa famille d'origine. Cette adoption lui donne des droits de succession et elle peut être révoquée.

Le secret des origines

En France, les enfants candidats à l'adoption sont souvent des enfants nés sous X, c'est-à-dire que leur mère a demandé que son identité soit tenue secrète au moment de son admission à la maternité pour accoucher. Ils peuvent aussi avoir été confiés par leurs parents aux services de l'Aide sociale à l'enfance avec la demande du secret de leur identité. Pourtant, ils sont de plus en plus encouragés à laisser une trace de leur existence sous pli fermé et avec la garantie que le Conseil national pour l'accès aux origines n'en révélera le contenu qu'avec leur accord et à la demande de l'adopté.

L'adoption d'un enfant étranger

Environ 5 000 enfants adoptés en France sont originaires de près de 70 pays à travers le monde.

Les représentations françaises (ambassade et consulat) doivent maintenant les accompagner dans leurs démarches. Ainsi, elles ont reçu une note signée du ministre délégué à la Famille et du ministre des Affaires étrangères afin qu'elles offrent aux adoptants accueil et écoute. Une délégation à l'adoption doit être nommée dans chaque ambassade ou consulat.

Les informations relatives au lieu de naissance et à l'environnement direct de l'enfant doivent être collectées afin de permettre aux familles et aux enfants de mieux connaître leurs origines. Enfin, il est recommandé aux familles de ne pas changer le prénom d'origine de l'enfant. Les délais d'acquisition de la nationalité seront raccourcis en cas d'adoption simple.

Depuis février 1998, la loi française en matière d'adoption s'est alignée sur la Convention internationale de La Haye, qui concerne tout particulièrement l'adoption d'enfants venus de l'étranger.

Cette convention cherche à garantir que toute adoption est faite dans l'intérêt supérieur de l'enfant et le respect de ses droits fondamentaux. Elle définit un cadre de coopération juridique entre les États d'où sont originaires les enfants et ceux des parents adoptants. Ainsi il est obligatoire que :

– le pays d'origine de l'enfant s'assure, notamment, de l'adaptabilité de l'enfant ;

– le principe de subsidiarité soit respecté : l'enfant adopté par une famille étrangère ne peut l'être que par une famille de son pays d'origine, afin de lui permettre, entre autres, d'être élevé dans sa culture ;

– les pays d'accueil s'assurent que les familles adoptives offrent toutes les garanties. L'agrément des services sociaux est obligatoire ;

– les enfants adoptés soient autorisés à entrer et à séjourner sans restriction dans les pays d'accueil.

Afin d'assurer le respect des ces règles, les États ont l'obligation de mettre en place des autorités centrales de contrôle. Toutes les démarches d'adoption internationale doivent d'abord s'adresser à leurs services.

Deux organismes doivent voir le jour en remplacement de la Mission d'adoption internationale : l'Agence française de l'adoption et l'Autorité centrale d'adoption internationale. En théorie, les candidats à l'adoption peuvent, selon leur choix, faire appel à une association agréée ou effectuer une démarche individuelle mais en respectant cette loi. De plus, un organisme constitué de professionnels aux compétences pluridisciplinaires est créé afin d'améliorer la prise en charge des familles confrontées à une difficulté, notamment médicale, avec l'enfant adopté. Enfin, afin de compenser le coût élevé d'une adoption à l'étranger, la prime à l'adoption est portée à 1 600 € auxquels s'ajoute la prestation d'accueil du jeune enfant (la PAJE), identique à celle versée pour une naissance.

La France est le deuxième pays d'accueil après les États-Unis. La majorité des enfants adoptés sont originaires de Russie, d'Ukraine, d'Éthiopie, d'Haïti, de Madagascar, de Colombie, de Chine et du Népal.

Simplification des démarches

Pour accompagner les parents dans leurs démarches et les soutenir, les organismes privés habilités pour l'adoption, 38 en France, ont été regroupés et modernisés. Le régime d'autorisation et d'habilitation est réformé et unifié, leur financement a été accru pour faire d'eux des organismes professionnels.

Le Conseil supérieur de l'adoption a été chargé d'harmoniser le contenu des enquêtes afin de faire disparaître le côté inquisitoire. Ainsi la notion de famille moralement « parfaite » n'a plus lieu d'être. Elle a par le passé entraîné bien des obstacles administratifs et, par exemple, interdit l'adoption aux familles recomposées.

Autre mesure, l'ouverture à l'adoption des enfants pupilles de l'État âgés de plus de 8 ans, appartenant à une fratrie ou porteurs d'un handicap ; 2000 enfants seraient dans cette situation. Les familles d'accueil peuvent maintenant adopter plus facilement (adoption simple) les enfants dont elles ont la charge.

Depuis 2006, il existe une agence française de l'adoption. Son rôle est de simplifier et d'harmoniser les procédures selon les départements. Elle sert aussi d'intermédiaire entre les parents et les différents pays d'origine des enfants. Mais pour l'instant les candidats adoptants sont déçus ; les documents complémentaires au dossier d'adoption demandés par cet organisme retardent de 6 mois toutes les démarches. Pour l'agence, c'est le temps nécessaire pour faire correspondre les projets des parents et les exigences des pays proposant des enfants à l'adoption ; celles-ci ont d'ailleurs tendance à devenir de plus en plus restrictives.

Vingt-cinq mille familles bénéficient en France d'un agrément, 5 000 environ adoptent un enfant venu de 1 des 70 pays qui n'ont pas fermé leurs frontières à l'adoption. Les deux tiers de ces familles font seules les démarches dans le pays qu'elles ont choisi. Afin d'éviter qu'elles ne soient pas exploitées, les représentations françaises doivent maintenant les accompagner dans leurs démarches.

Un guide pratique

Afin de soutenir les adoptants dans leur parcours, le ministère de la Famille a soutenu, il y a quelques années, l'édition d'un petit guide de 40 pages. Bien que datant un peu, il explique dans le détail les démarches et les étapes de la procédure tant pour les enfants français qu'étrangers. Les postulants à l'adoption y trouvent également des conseils psychologiques car, comme les familles biologiques, les parents doivent apprendre à construire les liens qui unissent une famille. Il conseille les candidats avant, pendant et dans les mois qui suivent l'adoption.
Ce guide est diffusé sur le net : www.famille-enfance.gouv.fr

Le régime des PMA

Les soins relatifs aux procréations médicalement assistées entrent dans le cadre de l'assurance maladie. Certains sont remboursés, d'autres non.

Mais, avant tout, il faut être affilié à un régime général de couverture sociale auquel peut s'ajouter une mutuelle complémentaire. Le régime de Sécurité sociale concerne les salariés, les chômeurs. Les personnes non salariées, telles que les agriculteurs, les artisans, les commerçants, les membres de professions libérales, les travailleurs indépendants, ont des régimes de protection sociale qui leur sont propres.
Enfin, certaines personnes ont des régimes spéciaux, c'est le cas par exemple

De quoi serez-vous remboursée ?

Les traitements de la stérilité sont pris en charge à 100 % par l'Assurance maladie dans la limite de 4 tentatives complètes et à condition que la femme ait moins de 42 ans.
Les actes doivent être pratiqués dans des centres agréés après une entente préalable avec l'équipe médicale et la Caisse de Sécurité sociale.
Voici un ordre de grandeur des coûts de ces traitements. Ils sont susceptibles de variations importantes d'un cas à un autre, et les prix donnés ne le sont qu'à titre indicatif. Ils peuvent varier à la hausse ou à la baisse dans des proportions allant parfois jusqu'à 50 %.
À titre indicatif, sachez qu'une fécondation in vitro a un prix de revient de 3 000 € et qu'une ICSI a sensiblement le même coût. Une insémination avec donneur est beaucoup moins onéreuse, 450 € environ.
Le caryotype fœtal est remboursé à 100 %, sur la base de 52 € à condition qu'il soit prescrit chez une femme de 38 ans et plus, en cas d'anomalie chromosomique parentale, d'antécédent de caryotype anormal au cours de précédentes grossesses, de maladie génétique liée au sexe, lorsque des signes échographiques font apparaître des anomalies et enfin pour les grossesses dépistées comme étant à risque par les dosages des marqueurs sériques.

des militaires, des agents de la SNCF ou des étudiants, et de ceux et celles affiliés à la couverture Maladie universelle.
Seules les personnes immatriculées et affiliées peuvent prétendre aux remboursements de certains frais médicaux. Mais il faut avoir cotisé déjà un temps défini pour un salaire ou un revenu précis. Les personnes à la charge du cotisant, les ayants droit tels que conjoint et enfants (avec une limite d'âge), sont couverts par la même assurance.

Le suivi de la maternité

La déclaration de grossesse

Pour bénéficier de tous les avantages et de tous les droits que donne une grossesse, il est indispensable de la déclarer dans les 14 premières semaines (soit avant la fin du troisième mois).

Cette reconnaissance officielle est faite par le médecin. Ce praticien peut être un médecin généraliste, un gynécologue, ou un médecin de PMI (Protection maternelle et infantile). À l'issue de cette visite, il remet à la future maman un formulaire signé, composé de quatre feuillets.

Les visites obligatoires

Ces visites sont au nombre de sept.

• **La première visite** est celle qui correspond à la déclaration de grossesse et elle a lieu obligatoirement avant la fin du troisième mois. Seul un médecin est habilité à la faire.

• **Les autres visites obligatoires** peuvent être faites auprès d'une sage-femme. Elles ont lieu à peu près une fois par mois, dès le début du quatrième mois jusqu'à l'accouchement.

Aux examens cliniques classiques s'ajoutent des surveillances spécifiques adaptées aux cas particuliers. C'est notamment le cas des grossesses dites « pathologiques ». Tout examen complémentaire est remboursé à 100 % par la Sécurité sociale sur justification médicale.

L'examen du quatrième mois est particulièrement important car il est destiné à faire le point sur toutes les conditions d'environnement qui pourraient perturber le bon déroulement de la grossesse.

Quels feuillets envoyer ?

• Les deux premiers feuillets (bleus) sont à adresser à l'organisme chargé des prestations familiales (CAF, Caisse de mutualité sociale, organisme spécifique) ;

• le troisième feuillet (rose) est destiné à l'organisme d'assurance maladie-maternité, ainsi que les feuilles de soins des différents examens médicaux et de laboratoire que le médecin aura prescrits. À la réception de ce dossier, la Sécurité sociale établit le carnet de maternité ;

• à l'issue des examens de contrôle, le quatrième feuillet (bleu) doit être envoyé, avant la fin du quatrième mois, à la Caisse d'allocations familiales.

Vous et votre employeur

Le contrat de travail

Les femmes enceintes salariées sont protégées par les contrats à durée indéterminée.

Quelle que soit leur ancienneté, l'employeur ne peut pas les licencier pendant toute la période de la grossesse, excepté pour faute grave non liée à l'état de grossesse ou en cas de maintien impossible du poste pour des raisons dites économiques.

• **Pour les contrats à durée déterminée** : jusqu'à la date du terme normal du contrat, l'employeur ne peut pas licencier la future maman. De plus, le non-renouvellement du contrat, si celui-ci était prévu, ne peut être lié à l'état de grossesse.

• **Pour les femmes en période d'essai** : l'employeur ne peut prendre pour motif la grossesse pour arrêter l'essai. Cependant, en cas de rupture pour motif déguisé, la future maman devra apporter la preuve que c'est bien la grossesse qui est la cause de l'interruption de la période d'essai.

• **Pour celles qui sont à la recherche d'un emploi** : aucun employeur ne peut invoquer l'état de grossesse pour refuser une embauche. Lors de l'entretien d'embauche, la future maman n'est pas tenue de le révéler. De même, le médecin du travail, suite à la visite médicale d'embauche, n'a pas à en informer l'employeur.

• **S'il y a licenciement malgré tout** : la future maman dispose d'un délai de 15jours à partir de la notification de licenciement pour adresser à l'employeur, par lettre recommandée avec accusé de réception, un certificat médical attestant la grossesse. Ce certificat aura pour effet soit d'annuler le licenciement, soit d'obliger l'employeur à verser la totalité des salaires qu'elle aurait dû percevoir pendant la durée de protection légale.

Les formalités vis-à-vis de l'employeur

À aucun moment, la future maman n'est tenue légalement d'informer son employeur.

Cependant, pour bénéficier de la protection sociale et percevoir les indemnités journalières durant la période du congé, il est indispensable qu'elle l'informe dès que possible, par lettre recommandée avec accusé de réception, de la date légale de son départ en congé de maternité ainsi que de celle prévue pour la fin du congé. Elle doit aussi y joindre un certificat médical attestant la grossesse.

La mutation temporaire

Si l'état de santé de la future maman l'exige, elle peut demander à son employeur un changement provisoire de type ou de poste de travail. Elle devra alors présenter un certificat médical établi par le médecin traitant. En cas de désaccord entre le médecin et l'employeur, c'est le médecin du travail qui tranchera.

Les conditions particulières de travail

La démission

Durant la grossesse, la future maman peut démissionner sans effectuer de préavis ni avoir d'indemnités de rupture de contrat à payer.

Les garanties liées au contrat de travail...

Pendant le congé de maternité, le contrat de travail est provisoirement suspendu, mais la future maman continue à faire partie des effectifs de l'entreprise.

De ce fait, la période de congé de maternité est prise en compte dans le calcul tant des congés payés que de la retraite, tout comme des droits liés à l'ancienneté.

... et à la reprise du travail

Lors de la reprise du travail, elle retrouve dans l'entreprise le poste qu'elle occupait initialement.

De plus, elle bénéficie d'une protection complémentaire contre le licenciement durant les 4 semaines qui suivent la fin du congé de maternité.

Le congé de maternité

Prévu sur 16 semaines pour une première grossesse qui se déroule bien, sa durée varie selon le rang de l'enfant à venir et le nombre d'enfants à charge.

Depuis 2006, ce congé est conçu comme un ensemble de 16 semaines dont la mère peut disposer, selon ses besoins, avant et après la naissance. Seule une durée de 3 semaines avant la naissance est incompressible. Ce départ différé doit être expressément souhaité par la future maman ; il est soumis aussi à l'avis favorable du médecin. Le congé postnatal ne peut donc excéder 13 semaines.

En cas de grossesse à risque ou pathologique, et sur prescription médicale, le repos prénatal peut être prolongé de 2 semaines, à prendre à tout moment de la grossesse. Si l'accouchement a eu lieu plus tôt, le repos postnatal est prolongé d'autant.

Si l'accouchement se produit alors qu'aucun congé de maternité n'a été pris, le repos postnatal est de 16 semaines. Si l'accouchement a lieu plus tard, la durée du congé postnatal sera maintenue. Les indemnités versées par la Sécurité sociale ne peuvent dépasser le temps légal des congés, soit 16 semaines.

Pour bénéficier des prestations, notamment des indemnités journalières, il est obligatoire que la future maman arrête de travailler au moins 2 semaines avant la date de l'accouchement et 6 semaines après, soit une période minimale de 8 semaines.

En cas de grossesse multiple

Dans le cas d'une première grossesse gémellaire, il est possible d'ajouter 4 semaines au congé prénatal.

Mais la période postnatale en est réduite d'autant, à moins que la jeune maman ne demande une prolongation de ce congé pour raison médicale. Si la future maman a déjà un ou deux enfants à charge, le congé prénatal peut être augmenté de 2 semaines sans justification médicale.

Si, en raison d'une difficulté à l'accouchement ou d'une naissance prématurée, le bébé est encore hospitalisé 6 semaines après l'accouchement, elle peut reprendre le travail et garder les 2 semaines restantes du congé postnatal pour accueillir l'enfant lors du retour à la maison. Cette disposition est soumise à l'accord du centre de Sécurité sociale.

À partir de la naissance d'un troisième enfant, le congé postnatal est de 18 semaines.

Le congé pour adoption

Les parents adoptifs ont droit à 10 semaines de congé à partir de la date d'arrivée de l'enfant dans la famille.

Si cet enfant est le troisième enfant de la famille, ce congé est porté à 18 semaines et, si l'adoption est multiple, à 22 semaines. Il peut être pris par la mère ou le père, est fractionnable en deux à condition qu'il ne soit pas de moins de 4 semaines. Si c'est la mère qui en profite, le père a droit aux 3 jours accordés à tout nouveau papa. Les indemnités journalières sont calculées sur la même base que celles accordées pour une maternité. Toutes les clauses du droit du travail lié à la maternité sont également identiques.

Le congé du père

Depuis le 1er janvier 2002, les pères peuvent bénéficier de 11 jours supplémentaires aux 3 jours accordés et payés par l'employeur.

En cas de naissance multiple, sa durée est de 18 jours. Ils doivent être pris dans les 4 premiers mois qui suivent la naissance ou l'adoption. Lors de ce congé, le contrat de travail est suspendu, le salarié n'est plus rémunéré, mais il touche une indemnité. S'il appartient au régime général de la Sécurité sociale, elle est égale à 100 % du salaire brut dans la limite du plafond de la Sécurité sociale.

Pour les autres régimes, c'est une indemnité de remplacement qui est accordée à 1/60e du plafond mensuel de la Sécurité sociale pour les chefs d'entreprise et à 1/28e pour les conjoints collaborateurs.

Les gestes techniques de la fécondation in vitro

Depuis plus de 20 ans, le protocole de la fécondation in vitro est toujours le même quelle que soit l'équipe médicale qui la pratique.

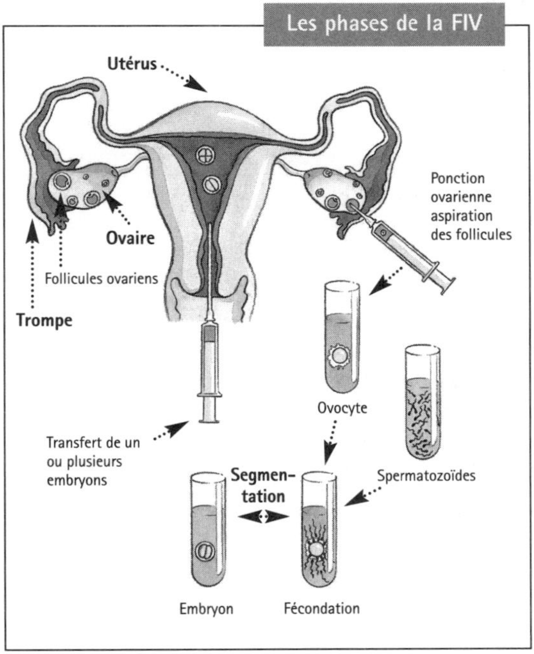

Les ovaires de la femme sont stimulés afin de déclencher l'ovulation sous contrôle médical. Les ovocytes, il y en a toujours plusieurs, sont recueillis par voie endovaginale, puis placés dans une éprouvette pour être mis au contact des spermatozoïdes.

Les embryons ainsi obtenus sont mis en culture jusqu'à ce qu'ils comptent quelques cellules. Selon le souhait du couple et les pratiques de l'équipe médicale, 2 à 3 embryons sont transférés dans l'utérus maternel où ils se nichent très naturellement.

La ponction d'ovocytes

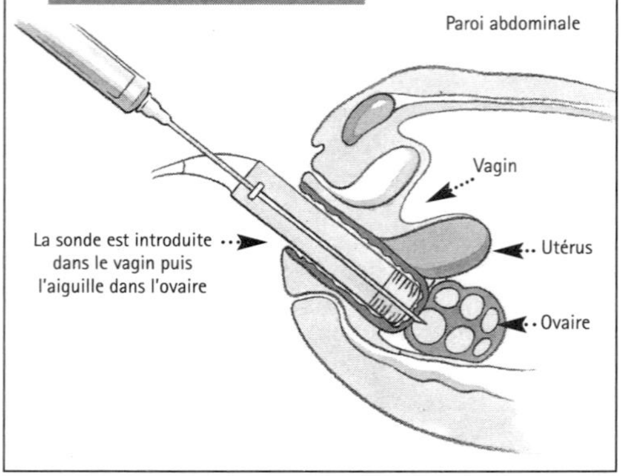

La maturité des follicules de l'ovaire est contrôlée par une échographie. Leur ponction est aussi réalisée sous échographie et avec le recours d'une légère anesthésie générale. C'est tout le contenu des follicules qui est aspiré de manière endovaginale par une aiguille placée dans une sonde. L'opération dure une dizaine de minutes environ.

Le transfert d'embryons

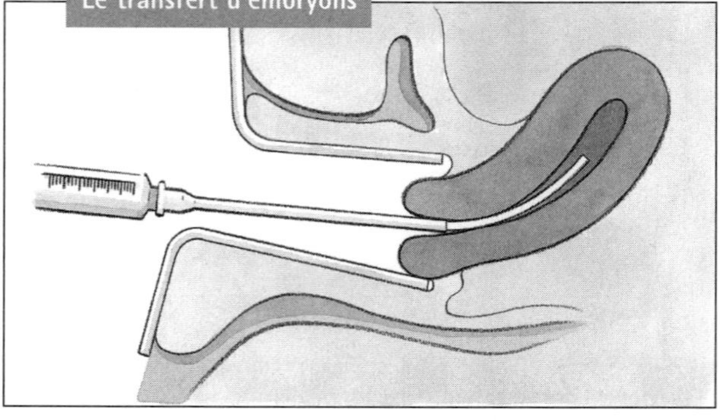

Le médecin introduit dans la cavité utérine un tube de plastique d'un diamètre extrêmement fin contenant les embryons. Ceux-ci sont poussés à l'intérieur. Le transfert ne dure pas plus de 10 minutes et est totalement indolore.
Le couple devra attendre une dizaine de jours pour savoir si la grossesse est engagée.

Glossaire médical

A

Acide folique : vitamine que l'on trouve dans le foie et la plupart des végétaux verts, indispensable pour un bon déroulement de la grossesse.

Acrosome : petit sac qui coiffe le noyau de chaque spermatozoïde. Rempli d'enzymes, il permet la pénétration du gamète mâle dans l'ovule.

Adhésiolyse : opération consistant à éliminer les adhérences gênant la perméabilité des trompes.

ADN ou acide désoxyribonucléique : substance appartenant au noyau de la cellule et constituant notamment les chromosomes.

Agglutinine : anticorps réagissant en présence d'un antigène correspondant. L'agglutination est un phénomène biologique qui caractérise l'accolement de cellules ou de microbes sous l'action d'un corps dit agglutinine. L'étude de l'agglutination permet le diagnostic de l'attaque virale ou microbienne.

Albumine : protéine pouvant avoir diverses origines. Celle qui est synthétisée par le foie est la sérumalbumine. Le taux de cette albumine est constant dans le sang. Tout changement dans ce taux est signe de mauvais fonctionnement organique.

Alpha-fœtoprotéine : nom d'une protéine que l'on trouve dans le sang et dont l'élévation invite à pratiquer une échographie à la recherche d'une anomalie fœtale.

Aménorrhée : absence des règles chez la femme.

Amnios : fine membrane qui tapisse la cavité où flotte le fœtus, entourant aussi le cordon ombilical jusqu'à sa jonction avec le fœtus. Elle est séparée de la paroi utérine par une autre membrane, le chorion.

Anaphrodisie : désir sexuel totalement absent ou se manifestant très rarement.

Anastomose tubérine : ablation d'une partie de la trompe endommagée et assemblage des extrémités saines.

Androgynie : nouvelle spécialité traitant de problèmes de sexualité et de fertilité chez l'homme.

Anémie : réduction du nombre de globules rouges. Les causes peuvent être nombreuses. Se signale par une peau très pâle.

Anérection : impossibilité de parvenir à une érection.

Anticorps : substance produite par l'organisme pour se défendre de l'attaque de virus ou de microbes appelés antigènes. À chaque antigène correspond un anticorps qu'il rend inactif.

ARN ou acide ribonucléique : acide nucléique du cytoplasme et du noyau cellulaire. Son rôle est important dans le transport des messages génétiques et la synthèse des protéines.

Autosomes : variété de chromosomes ne déterminant pas le sexe de l'individu. L'homme possède 44 chromosomes autosomes et 2 chromosomes sexuels (XX ou XY). Les altérations des chromosomes autosomes provoquent des maladies héréditaires touchant les deux sexes.

B

Bébé-éprouvette : formulation populaire pour parler des enfants obtenus par fécondation in vitro.

Biopsie : prélèvement d'un fragment de tissu en vue d'analyse. Le tissu prélevé est analysé au microscope ou au microscope électronique ; il est étudié sur le plan chimique ou mis en culture, par exemple pour l'étude d'un caryotype.
On pratique des biopsies de l'endomètre et du testicule.

C

Caryotype : étude des chromosomes d'une cellule permettant le diagnostic d'une maladie génétique.

Cecos ou banque de sperme (Centre d'étude et de conservation des œufs et du sperme) : organisme chargé de récolter les dons, de préparer le sperme pour en faire des « paillettes » et de les fournir aux centres pratiquant l'insémination avec donneur. Les contrôles génétiques et sanitaires sont de leur responsabilité.

Chorion : tissu enveloppant le fœtus, servant d'appui à l'amnios et soudé à la muqueuse utérine. De nature différente au niveau de l'implantation de l'œuf dans la cavité utérine (chorion placentaire) et dans les autres parties (chorion lisse). Le chorion placentaire a de très nombreux vaisseaux sanguins où s'implantent les villosités choriales, en contact direct avec la muqueuse utérine.

Chromatine : substance présente dans toute cellule vivante. Lors de la division cellulaire, c'est la chromatine qui est à l'origine de la formation des chromosomes.

Chromosome : élément en forme de bâtonnet, présent dans toute cellule vivante. Sur les chromosomes, on trouve les gènes, matériel héréditaire de tout être vivant. Chaque espèce a un nombre de chromosomes déterminé. Toute différence entraîne une anomalie, dite maladie génétique.

Cœlioscopie : examen pratiqué avec un endoscope, tube optique muni d'un éclairage pour examiner les organes internes abdominaux et pelviens. L'endoscope est introduit par le nombril.

Corps jaune : partie de l'ovaire qui sécrète la progestérone ; sa fonction est transitoire et périodique. C'est une véritable glande endocrine qui, s'il n'y a pas fécondation, se flétrit et dégénère.

Cryoconservation : conservation des cellules mâles ou femelles et des embryons dans de petits tubes plongés dans de l'azote liquide à - 196 °C.

Curetage : à l'aide d'une curette, on enlève les fragments de tissu restés accrochés à la paroi utérine, notamment après un avortement spontané.

Cycle menstruel : manifestation physiologique caractéristique de l'appareil génital de la femme. Dans la grande majorité des cas, le cycle menstruel dure 28 jours, aboutissant aux menstruations ; ce mécanisme est essentiellement placé sous la commande de l'hypophyse.

Cytomégalovirus : ce virus est fréquent dans les communautés de jeunes enfants. Il a la particularité de rester plusieurs mois présent dans leur salive et leurs urines. Son dépistage n'est pas obligatoire mais conseillé aux futures mamans. En effet, le virus peut se transmettre de la mère au fœtus et, dans quelques cas rares, il peut être à l'origine de troubles de l'audition qui se révèlent tardivement dans l'enfance.
La prévention passe par le lavage fréquent des mains, notamment après les changes, et par quelques précautions avec les enfants

fréquentant la crèche : ne pas utiliser leurs ustensiles de repas, ne pas « goûter » les biberons, ne pas utiliser leurs accessoires de toilette, ne pas les embrasser sur la bouche.

Cystite : irritation de la vessie due habituellement à une infection.

D

Doppler : appareil permettant de mesurer la vitesse de circulation du sang dans les vaisseaux. Son principe est la réflexion sur les globules rouges d'ultrasons qu'il émet.

Dorsalgie : douleur du dos au niveau de la colonne vertébrale.

Dyspareunie : douleur éprouvée par la femme lors des rapports sexuels.

E

Ectoblaste : feuillet de l'embryon à l'origine de la peau et du système nerveux.

Embryogenèse : formation des différents organes de l'organisme humain.

Embryon : chez l'homme, on parle d'embryon de la fécondation à 3 mois de gestation, où il devient fœtus.

Endoblaste : feuillet intérieur du disque embryonnaire. À l'origine, pour une part, de la formation de l'intestin primitif, puis du tympan, d'une partie de l'appareil respiratoire, des amygdales, de la thyroïde, du foie, du pancréas, du thymus et de la vessie.

Endométriose : affection signalée par la présence de muqueuse utérine hors de sa localisation normale : sur le muscle utérin, les trompes, les ovaires, le péritoine ou la vessie.

Épididyme : organe constitué d'un fin canal, situé sur le testicule et qui reçoit les spermatozoïdes. C'est là qu'ils deviennent mobiles et fécondants.

Eugénisme : nom de la « science » dont le but est d'améliorer l'espèce humaine, et consistant à ne garder que les êtres « parfaits ».

Exsanguino-transfusion : remplacement du sang de l'enfant dès sa naissance par le sang d'un donneur, notamment dans les cas d'incompatibilité entre les Rhésus maternel et fœtal. L'opération se fait par l'intermédiaire de la veine ombilicale.

F

Fécondation in vitro (FIV) : technique qui consiste à provoquer la fécondation en éprouvette puis à réimplanter dans l'utérus maternel l'œuf ainsi obtenu.

- Le GIFT (Gamete Intra Fallopian Transfer) : la fécondation est obtenue dans les trompes maternelles après y avoir replacé les ovocytes préalablement ponctionnés et les spermatozoïdes « préparés » au laboratoire.
- Le ZIFT (Zygote Intra Tallopian Transfer) : la fécondation est réalisée en éprouvette, l'œuf est réimplanté sous 24 ou 48 heures dans la trompe.

Fibrome ou fibromyome de l'utérus : tumeur bénigne qui se forme à partir du muscle utérin.

Fœtoscopie : examen permettant de voir le fœtus in utero par introduction d'un endoscope (appareil muni d'un éclairage) à travers la paroi utérine.

Follicule de De Graaf : ensemble de cellules déterminant une cavité à la surface de l'ovaire, où se forme l'ovule.

Folliculine : hormone sécrétée par l'ovaire.

FSH (Folliculo Stimulating Hormone) : hormone folliculo-stimulante.

G

Gammaglobuline : globuline du sérum sanguin. Elle est le support de la majorité des anticorps. Elle est aussi utilisée en prévention de certaines maladies infectieuses.

Gène : minuscule fragment d'ADN qui conditionne la synthèse des protéines. L'homme est constitué de 30 000 gènes.

Génome : ensemble des caractères héréditaires contenus dans l'ADN d'une espèce.

Glaire cervicale : sécrétion produite par les tissus du col de l'utérus au moment de l'ovulation. Ce liquide transparent, de la consistance du blanc d'œuf, joue à la fois le rôle de filtre et de conducteur. La glaire cervicale guide les spermatozoïdes vers l'utérus et les trompes. Pendant la grossesse, cette glaire s'épaissit et protège le fœtus de toute infection. Le jour de la naissance ou les quelques jours qui la précèdent, elle redevient souple et abondante ; elle est alors expulsée. C'est ce qu'on appelle le bouchon muqueux.

Gonade : organe destiné à fournir des cellules reproductrices. La gonade mâle est le testicule, la gonade femelle est l'ovaire.

Gonadotrophine chorionique ou hormone gonadotrope (HCG) : elle est produite par le placenta ; on la dose dans les urines. Elle témoigne de la grossesse.

Gravidique : qui a rapport à la grossesse.

Glycogène : substance sucrée dont se charge l'endomètre afin de se préparer à recevoir l'œuf fécondé. Elle est sous l'influence de la progestérone.

H

HCG : voir gonadotrophine chorionique.

Hémoglobine : protéine colorée caractéristique des globules rouges, assurant le transport de l'oxygène.

Hémophilie : maladie héréditaire du sang touchant uniquement les garçons mais transmise par les femmes. Se caractérise par des difficultés de coagulation.

Hémorroïde : dilatation d'une veine de la paroi rectale. Elle peut être interne ou externe. Elle est favorisée durant la grossesse par la compression du système veineux.

Hépatite : inflammation du foie due à des substances toxiques mais aussi à des virus ou à une infection. La plus fréquente est l'hépatite virale qui est due soit au virus A, soit au virus B ou C.

Hétérozygote : se dit d'un caractère génétique porté par l'individu mais non exprimé.

Hormone : substance chimique produite par les glandes endocrines. Elle joue un rôle essentiel dans le fonctionnement du corps.

Hydramnios : quantité anormale de liquide amniotique qui augmente. Cette abondance excessive a des causes multiples, liées à la formation ou à la non-résorption de ce liquide.

Hyperglycémie : taux de glucose dans le sang anormalement élevé révélant un diabète dit sucré.

Hypoglycémie : chute brutale du taux de glucose dans le sang, pouvant entraîner des malaises.

Hypophyse : glande endocrine située sous l'encéphale et qui produit de nombreuses hormones. Elle commande notamment les ovaires et la plupart des glandes de notre corps. Sous l'effet du LHRH (hypothalamus), elle libère deux autres hormones, la FSH et la LH ; l'une est destinée à faire grandir et mûrir le follicule qui contient l'ovule, l'autre agit sur le follicule pour libérer l'ovule et en modifier certaines cellules afin de donner naissance au corps jaune.

Hypotension : abaissement au-dessous de la normale de la tension artérielle.

Hypothalamus : il est situé à la base du cerveau et régule tout le système hormonal ; il contrôle la température du corps, l'appétit, le poids, les émotions. Il traduit les influx nerveux venus du cerveau et de toute autre partie du corps ; ses agents de liaison : les hormones. La substance hormonale qu'il libère, le LHRH, atteint toutes les 90 minutes l'hypophyse par l'intermédiaire du sang. L'hypothalamus a encore un rôle régulateur dans toute la sécrétion hormonale de l'organisme.

Hypotrophe : qualificatif attribué à un enfant de petit poids.

Hypoxémie : diminution du taux d'oxygène dans le sang.

I

IAC : insémination avec le sperme du conjoint.

IAD : insémination avec le sperme d'un donneur.

ICSI (Intracytoplasmic Sperm Injection) : cette technique consiste à féconder l'ovule en introduisant un spermatozoïde prélevé par biopsie testiculaire ou un spermatide directement dans le noyau de l'ovule.

Immunoglobuline : anticorps qui assure l'immunité. Elle est présente à l'état naturel dans le sang.

Insuline : hormone qui a pour effet de faire baisser le taux de glycémie. L'insuline est employée dans le traitement du diabète.

Interruption thérapeutique de grossesse : arrêt volontaire de la grossesse pour des raisons médicales, en cas de danger pour la vie de la mère ou si l'on a la certitude de voir naître un enfant gravement malformé. En France, elle peut être pratiquée à tout moment de la grossesse.

K

Kyste : cavité pathologique située dans un tissu ou un organe, tel l'ovaire. Il peut être dû à un problème pathologique : la rupture du follicule libérant l'ovule ne se fait pas et le follicule continue à grossir. Il peut également être organique ; il est alors permanent et sa taille ne varie pas quel que soit le moment du cycle.

L

Listériose : maladie infectieuse due à un germe qui se transmet à l'homme par l'intermédiaire de la viande contaminée. Elle se dépiste essentiellement dans le sang maternel lors d'un syndrome grippal.

M

Maturation in vitro (MIV) : technique de PMA qui traite les stérilités de nature ovarienne et qui consiste, après prélèvement, à provoquer la maturation des ovocytes in vitro avant la pratique d'une ICSI.

Méiose : mécanisme très particulier qui permet aux gamètes mâles et femelles de ne diviser que 23 chromosomes à partir des 46 cellules mères.

Mésoblaste : feuillet intermédiaire de l'embryon.

Métabolisme : phénomène de construction et de dégradation organique des cellules du corps humain, complexe et incessant.

Métrorragie : saignement anormal.

Morula : premier stade du développement embryonnaire.

Mucoviscidose : maladie héréditaire récessive qui se manifeste par une altération des sécrétions des muqueuses. Cette maladie atteint les appareils respiratoire, digestif, pancréatique et hépatique. L'évolution de cette maladie est souvent fatale. Un enfant sur 3 500 en est atteint. Malheureusement son dépistage est souvent tardif : 60 % avant 1 an et 90 % à 5 ans. Le dépistage précoce existe et, s'il ne permet pas de guérir l'enfant, il aide à améliorer sensiblement sa qualité de vie. Depuis 2001, la Caisse nationale d'assurance maladie des travailleurs salariés a décidé de financer sur 3 ans la mise en œuvre progressive d'un dépistage systématique chez les nouveau-nés. Après accord des parents, il consiste, à 3 ou 4 jours de vie, à prélever une goutte de sang au talon. Cet examen sera mis en place en priorité dans les régions équipées d'un réseau de soins spécialisés. Un régime alimentaire particulier, des manœuvres de kinésie respiratoire quotidienne, un traitement antibiotique font espérer une meilleure qualité de vie.

Multigeste : qui a eu plusieurs grossesses.

Multipare : qui a eu plusieurs enfants.

Mycose : affection provoquée par un champignon atteignant la peau, les ongles, le cuir chevelu et les orteils.

Myopathie : maladie des fibres musculaires. La plus connue, d'origine héréditaire, la myopathie de Duchenne, est transmise par la femme et n'atteint que les garçons. En revanche, la myopathie facio-scapulo humérale atteint les deux sexes.

N

Néonatalogie : spécialité médicale s'intéressant au nouveau-né et à l'enfant né prématurément.

Neurone : cellule nerveuse comprenant un corps central, l'axone, et des prolongements, les dendrites.

O

Ocytocine : hormone d'origine posthypophysaire qui renforce d'une manière générale la contraction des muscles et plus particulièrement celle du muscle utérin.

Œdème : infiltration de liquide dans les tissus conjonctifs, provoquant un gonflement.

Œdème malléolaire : œdème au niveau des chevilles.

Œstrogènes : hormones sécrétées par l'ovaire, par les surrénales, par le placenta et, chez l'homme, en faible quantité par les testicules.

Œstradiol : catégorie d'hormone appartenant aux œstrogènes.

Oligo-amnios : manque de liquide amniotique en fin de grossesse (moins de 200 cm^3).

Oligo-éléments : éléments minéraux présents dans l'organisme. Certains jouent un rôle important dans le fonctionnement de la cellule. Parmi les oligo-éléments : le fluor, l'iode, le magnésium, le manganèse...

Ovocyte : cellule femelle de reproduction n'ayant pas encore effectué les deux phases de méiose.

Ovule : cellule née de l'ovaire après maturation d'un follicule. Gamète femelle.

P

Parturiente : nom donné à la femme enceinte.

Périnéoplastie : réparation chirurgicale du périnée.

Péritoine : membrane qui tapisse l'abdomen, en contact avec les intestins.

pH : cotation pour mesurer l'acidité ou l'alcalinité d'un liquide. On peut mesurer ainsi le pH du sang et celui des urines. Le sperme, de pH alcalin, rencontre dans le vagin un pH normalement acide ; plus ce milieu sera acide, moins il sera favorable à la survie des spermatozoïdes.

Phlébite : inflammation d'une veine avec formation d'un caillot bouchant celle-ci.

Placenta prævia : c'est une implantation trop basse et donc anormale du placenta. Il s'ensuit des hémorragies souvent graves, bien qu'indolores, au cours de la grossesse. Elles nécessitent une hospitalisation immédiate.

Plancher pelvien : région située en bas du petit bassin et constituant un plancher musculaire qui soutient les organes génitaux externes et l'anus.

PMA (procréation médicalement assistée) : terme générique qualifiant toutes les techniques médicales permettant à un couple de procréer.

Polypes : tumeurs bénignes s'installant sur les muqueuses des cavités naturelles.

Primipare/primigeste : femme ayant pour la première fois un enfant/une grossesse.

Progestérone : hormone sexuelle de la femme, sécrétée par l'ovaire après l'ovulation.

Prolactine : hormone de l'allaitement.

Prolapsus : nom scientifique donné à la descente d'organes ; descente de l'utérus et du vagin à la suite d'un relâchement des muscles du périnée.

Prophylaxie : thérapeutique destinée à prévenir la maladie.

Prostaglandine : substance, présente notamment dans le liquide séminal, qui, selon sa nature, agit sur le muscle utérin en le relâchant ou en en augmentant sa tonicité.

Protéine plasmatique : protéine contenue dans le plasma sanguin.

Protéinurie : recherche d'albumine dans les urines.

Ptyalisme : sécrétion excessive de salive.

R

Radiopelvimétrie : radiographie permettant de mesurer le diamètre du bassin.

S

Salpingectomie : ablation d'une trompe malade afin de conserver à l'autre toute son intégrité.

Séquençage : lecture lettre par lettre des bases qui forment l'ADN. Un fragment d'ADN est constitué de l'enchaînement de centaines d'exemplaires de quatre constituants désignés par les lettres A, C, G, T. Le séquençage consiste à déterminer l'ordre et l'enchaînement de ces lettres en découpant l'ADN en petits bouts, puis en reconstituant le puzzle.

Spéculum : instrument permettant d'élargir les cavités du corps. En obstétrique, le spéculum permet de voir la cavité vaginale et le col de l'utérus.

Spermatide : cellule qui sera à l'origine de la naissance d'un spermatozoïde.

Spermatozoïde : gamète mâle composé d'une tête, porteuse du patrimoine génétique, et d'un flagelle, assurant sa mobilité.

Spermogramme : étude au microscope du nombre des spermatozoïdes et de leur mobilité dans un éjaculat.

Synapse : partie de la cellule nerveuse qui assure le contact entre deux neurones.

T

Tératogène : qui peut être cause de malformations. Les facteurs tératogènes peuvent être génétiques ou dus à une agression au cours du développement fœtal.

Testostérone : hormone mâle sécrétée par les cellules de Leydig situées dans les testicules.

Tétracyclines : nom de divers antibiotiques.

Thalassémie : désordre sanguin entraînant des maladies graves, observées le plus souvent sur le pourtour de la Méditerranée.

Toucher vaginal : toucher de la cavité vaginale avec deux doigts, pour étudier le col de l'utérus.

V

Vaginisme : contraction douloureuse et involontaire du muscle du vagin due à des troubles psychiques ou organiques.

Vaginite : inflammation de la muqueuse du vagin.

Varice : dilatation anormale et permanente d'une veine.

Villosités placentaires : franges vasculaires par lesquelles s'effectuent les échanges mère-enfant au niveau du placenta.

Carnet d'adresses

CENTRES, MÉDECINS ET BIOLOGISTES AGRÉÉS

Département 03

Polyclinique La Pergola
75, allée des Ailes
03200 Vichy
Clinicien agréé : M. Manthes.
Pas de centre biologique.

Département 06

CHR Hôpital Saint-Roch
5, rue Pierre-Devoluy
06000 Nice
Cliniciens agréés : MM. Bongain, Chevallier, Gillet, Toubol.

Laboratoire de biologie de la reproduction et cytogénétique
Hôpital de l'Archet
151, route de Saint-Antoine-Ginestière
06000 Nice
Biologistes agréés : Mme Donzeau, M. Fenichel.

Clinique Saint-Georges
2, avenue Rimiez
06100 Nice
Cliniciens agréés : MM. Barbeault, Charpentier, Nahmanovici.

Laboratoire Chaudon-Daumas
10, avenue Durante
06100 Nice
Biologistes agréés : Mme Richelme-Duforestel, M. Pierre.

Laboratoire Soubiran-Combet
31, rue de Paris
06000 Nice
Biologistes agréés : Mme Delpech, M. Soubiran.
Pas de centre clinique.

Département 08

Centre hospitalier
Centre d'AMP
45, avenue de Manchester
08000 Charleville-Mézières
Clinicien agréé : M. Mereb.
Pas de centre biologique.

Département 13

CHR de la Conception - Centre d'AMP
147, boulevard Baille
13005 Marseille
Clinicienne agréée : Mme Galice-Melone.

Laboratoire de biologie de la reproduction
Hôpital de la Conception
147, boulevard Baille
13005 Marseille
Biologistes agréés : Mme Salas-Magnan, MM. Grillo, Luciani.

Hôpital Saint-Joseph
Unité de médecine de la reproduction
26, boulevard de Louvain
13008 Marseille
Cliniciens agréés : MM. Albert, Martino, Pascal, Tourame.

Laboratoire de biologie de
la reproduction
Fondation hôpital Saint-Joseph
26, boulevard de Louvain
13008 Marseille
Biologiste agréé : M. Boyer.

Clinique Wulfram-Puget
33, rue Wulfram-Puget
13008 Marseille
Cliniciens agréés : Mme Hermanowicz,
MM. Chincholle, Franquebalme,
Khouzami.

Laboratoire d'analyses et de biologie
médicales
6, rue Rocca
13008 Marseille
Biologistes agréés : MM. Giorgetti,
Terriou.

Hôpital de la Belle-de-Mai
23, rue François-Simon
13001 Marseille
Cliniciens agréés : MM. Gamerre,
Noiozet.

Laboratoire Hubert-Lumbroso
29, rue Louis-Astruc
13005 Marseille
Biologiste agréé : M. Celse-L'Hoste.
Pas de centre clinique.

Département 14

Centre d'AMP du CHU de Caen
Clinique de gynécologie obstétrique
CHU Clemenceau
14000 Caen
Cliniciens agréés : MM. Barjot,
Herlicoviez, Von Theobald.

Laboratoire de cytologie génitale
CHU Côte-de-Nacre
14000 Caen
Biologistes agréées : Mmes Denis,
Herlicoviez, Sauvalle.

Département 21

CHU de Dijon - Service de gynécologie
obstétrique
2, boulevard de Lattre
21000 Dijon
Clinicien agréé : M. Sagot.

Laboratoire de biologie de la reproduction
Maternité du blocage - CHU Dijon
2, boulevard de Lattre
21000 Dijon
Biologiste agréée : M. Zahnd.

Laboratoire Bourgeon-James
7, rue Vaillant
21000 Dijon
Biologiste agréée : Mme Laurin.

Clinique de Chenove
42, boulevard Henri-Bazin
21302 Chenove
Clinicien agréé : M. Halfon.
Pas de centre bioloque.

Laboratoire régional de biologie médicale
11, place Auguste-Dubois
21000 Dijon
Biologiste agréé : M. Curie.
Pas de centre clinique.

Département 24

Clinique Francheville
34, boulevard de Vésone
24000 Périgueux
Cliniciens agréés : MM. Girard,
Hourcabie, Malauzat.

Centre de biologie médicale
4, rue Guynemer
24000 Périgueux
Biologiste agréé : M. Amouroux.

Département 25

CHRU de Besançon - Hôpital Saint-Jacques
2, place Saint-Jacques
25030 Besançon
Clinicien agréé : M. Agnani.

Cecos Besançon - CHU Saint-Jacques
2, place Saint-Jacques
25030 Besançon
Biologistes agréés : Mme Clavequin, MM. Bresson, Roux.

Polyclinique « Les Cigognes »
4, rue Percy
25000 Besançon
Cliniciens agréés : MM. Guedj, Lellouche.

Laboratoire Museur et Bertrand
2, rue de l'Église
25000 Besançon
Biologistes agréés : MM. Bertrand, Museur.

Département 26

Centre d'AMP de Valence
95, avenue Victor-Hugo
26000 Valence
Cliniciens agréés : Mme Grelat, M. Allegre.

Laboratoire d'AMP
13, rue Farnerie
26000 Valence
Biologistes agréés : MM. De Clercq, Lavaud.

Département 28

Hôpital général Victor-Jousselin
44, avenue Président-John-Kennedy
28100 Dreux
Clinicien agréé : M. Tribalat.
Pas de centre biologique.

Département 29

CHRU du Morvan
Service de gynécologie obstétrique
5, avenue Foch
29609 Brest Cedex
Cliniciens agréés : Mme Le Marthelot, M. Collet.

Laboratoire de biologie de la reproduction
CHRU du Morvan
5, avenue Foch
29609 Brest Cedex
Biologistes agréés : Mme Amice, M. Amice.

Clinique Pasteur-Saint-Esprit
Unité de FIV
29-34, rue du Moulin-à-Poudre
29200 Brest
Cliniciens agréés : Mme Hassoun, M. Chabaud.

Laboratoire d'analyses biologiques
29-34, rue du Moulin-à-Poudre
29200 Brest
Biologistes agréés : MM. L'Emeillat, Velez de la Calle.

Département 30

Hôpital Carémeau
Service de gynécologie obstétrique
Rue du Professeur-Debré
30029 Nîmes Cedex 04
Cliniciens agréés : Mmes Ripart-Neveu, Tailland, M. Mares.

Laboratoire de FIV - Hôpital Carémeau
Rue du Professeur-Debré
30029 Nîmes Cedex 04
Biologiste agréé : M. Archambault.

Laboratoire Selarl-Regnier-Vigouroux
35, avenue Jean-Jaurès
30900 Nîmes
Biologistes agréés : MM. Regnier-Vigouroux, Soulié.
Pas de centre clinique.

Département 31

CHU La Grave
Place Lange
31052 Toulouse Cedex
Cliniciens agréés : MM. Monzories, Pontonnier.

Laboratoire de FIV - CHU La Grave
Place Lange
31052 Toulouse
Biologiste agréé : M. Parinaud.

Clinique Saint-Jean-Languedoc
20, route de Revel
31400 Toulouse
Cliniciens agréés : MM. Degoy, Gautier.

Laboratoire de biologie clinique
SCP Montagut-Bourdoncle-Prola-Rousselle
20, route de Revel
31400 Toulouse
Biologiste agréé : M. Montagut.

Clinique de l'Union et du Vaurais
Chemin Ratalens
31240 Saint-Jean
Clinicien agréé : M. Favrin.
Pas de centre biologique.

Département 33

Clinique Saint-Sernin-Ifreares
124, rue Abbé-de-l'Épée
33000 Bordeaux
Clinicien agréé : M. Audebert.

Laboratoire Ruffie et Associés
30, allée de Tourny
33000 Bordeaux
Biologiste agréé : M. Seroussi.

Hôpital Pellegrin
Service de gynécologie obstétrique A
33076 Bordeaux Cedex
Cliniciens agréés : MM. Hocke, Leng.

Biologie de la reproduction - Maternité
Hôpital Pellegrin
33076 Bordeaux Cedex
Biologistes agréés : Mmes Mathieu, Papaxanthos, MM. Berjon, Mayer.

Hôpital Pellegrin
Services de gynécologie obstétrique B et C
33076 Bordeaux Cedex
Cliniciens agréés : M. Dallay (service C), M. Horovitz (service B).

Département 34

Hôpital Arnaud-de-Villeneuve
371, avenue du Doyen-Girard
34059 Montpellier
Clinicien agréé : M. Hedon.

Laboratoire de biologie
de la reproduction
Hôpital Arnaud-de-Villeneuve
371, avenue du Doyen-Girard
34059 Montpellier
Biologistes agréés : Mme Arnal, MM. Chalet, Humeau.

Clinique Saint-Roch
45, rue du Faubourg-Saint-Jaunas
34000 Montpellier
Cliniciens agréés : Mme Rouard, MM. Carbassi, Lelaidier.

Clinique Champeau
32, avenue Albertini
34500 Béziers
Cliniciens agréés : MM. Denjean, Tournier.
Pas de centre biologique.

Département 35

CHRU Hôpital Fontenoy
17, boulevard de Bulgarie
35200 Rennes
Cliniciens agréés : Mme Laurent, MM. Giraud, Grall, Poulain.

Cecos de l'Ouest - CHRU Rennes
Unité de biologie de la reproduction
Hôtel-Dieu
1 bis, rue de la Cochardière
35000 Rennes
Biologistes agréés : MM. Griveau, Le Lannou.

Clinique mutualiste de la Sagesse
4, place Saint-Guénolé
35013 Rennes Cedex
Cliniciens agréés : MM. Bouchet, Broux, Priou, Levêque, Priou, Riou, Vialard.

Laboratoire Richier
rue Ferdinand-Pelloutier
35018 Rennes Cedex
Biologiste agréé : M. Colleu.

Département 37

CHU Bretonneau
Unité de biologie de la reproduction
Département de gynécologie obstétrique et reproduction humaine
37044 Tours Cedex 9
Cliniciens agréés : Mme Couet, M. Lansac.

CHU Bretonneau
Unité de biologie de la reproduction
Département de gynécologie obstétrique et reproduction humaine
37044 Tours Cedex 9
Biologistes agréés : Mme Barthélémy, MM. Hamamah, Royère.

Clinique du Parc
12, allée des Tilleuls
37170 Chambray-lès-Tours
Cliniciens agréés : MM. Forveille, Gallier, Vannier.

Laboratoire Arnaud
40, rue Jules-Simon
37010 Tours Cedex
Biologiste agréé : M. Dudragne.

Laboratoire Métadier
4, rue de Clocheville
37014 Tours Cedex
Biologiste agréé : M. Painsonneau.

Département 38

Hôpital de la Tronche
Service de gynécologie obstétrique et de médecine de la reproduction
38000 Grenoble
Cliniciens agréés : Mmes Farah-Villar, Grefenstette, MM. Racinet, Rambeau.

CHU de Grenoble
Laboratoire de biologie de la reproduction
38000 Grenoble
Biologistes agréés : Mmes Bergues, Rousseaux, M. Sele.

Centre d'AMP Grenoble-Belledonne
23, boulevard Maréchal-Leclercq
38000 Grenoble
Cliniciens agréés : MM. Allouch, Bellaiche, Benbassa-Monod, Muet, Reynes, Sage.

Laboratoire Chouteau
Centre commercial Les Charmettes
38120 Saint-Egrève
Biologiste agréé : M. Chouteau.

Département 42

Clinique Michelet
40, rue Michelet
42000 Saint-Étienne
Cliniciens agréés : Mme Sorg, M. Griot.

CHU Hôpital nord
Laboratoire d'histologie, embryologie cytogénétique - Unité de la reproduction
42055 Saint-Étienne Cedex
Biologiste agréé : M. Maubon.

Centre d'AMP du CH de Roanne
28, rue de Charlieu
42300 Roanne
Cliniciens agréés : Mme Manier, MM. Blache, Lemonon.

Laboratoire du centre d'AMP
28, rue de Charlieu
42300 Roanne
Biologistes agréés : Mme Neyron, M. Szymanowicz.

Département 44

CHU HME
Service de gynécologie obstétrique
7, quai Moncousu
44093 Nantes Cedex 1
Cliniciens agréés : MM. Lopes, Mensier.

Laboratoire du CHU
7, quai Moncousu
44093 Nantes Cedex 1
Biologistes agréés : MM. Barrière, Jean.

Polyclinique de l'Atlantique
Avenue Claude-Bernard
44800 Saint-Herblain
Cliniciens agréés : MM. Cousin, Ripoll.

Centre de biologie médicale
40, boulevard Jean-Ingres
44100 Nantes
Biologistes agréés : MM. Emard, Plouchart.

Clinique Notre-Dame-de-Grâce
26, rue Octave-Feuillet
44000 Nantes
Cliniciens agréés : Mme Marchand, MM. Alphandary, Pousset.

Département 49

CHU - Service de gynécologie obstétrique
4, rue Larrey
49933 Angers Cedex 9
Clinicien agréé : M. Denis.

Laboratoire de FIV - CHU
4, rue Larrey
49933 Angers Cedex 9
Biologiste agréé : M. Chrétien.

Département 51

CHU Reims
45, rue Cognacq-Jay
51092 Reims Cedex
Cliniciens agréés : MM. Gabriel, Harika, Lardennois, Quereux.

Laboratoire de cytogénétique, biologie de la reproduction
Hôpital Maison-Blanche - CHU Reims
45, rue Cognacq-Jay
51092 Reims Cedex
Biologistes agréées : Mmes Melin, Blocqueaux, Pigeon.

Polyclinique Courlancy
38, rue de Courlancy
51100 Reims
Cliniciens agréés : MM. Amory, Chaste, Glacomini.

Laboratoire Gillard
27, rue du Clou-dans-le-Fer
51100 Reims
Biologiste agréé : M. Gillard.

Laboratoire Leulier
27, boulevard Foch
51100 Reims
Biologistes agréés : MM. J. Leulier, P. Leulier.

Département 54

Maternité A.-Pinard
Unité fonctionnelle d'AMP
10, rue du Docteur-Heydenreich
54000 Nancy
Cliniciens agréés : Mmes Barbarino-Monnier, Guillet-May, Zaccabri, M. Hubert.

Laboratoire de biologie sexuelle
Maternité A.-Pinard
10, rue du Docteur-Heydenreich
54000 Nancy
Biologistes agréés : Mme Touati, MM. Foliquet, Gérard.

Plyclinique Majorelle
Centre d'AMP
11, avenue Raymond-Pinchard
54100 Nancy
Clinicien agréé : M. Clédat.

Laboratoire médico-biologique
Cinqualbre-Paulus
2, rue des Quatre-Églises
54000 Nancy
Biologiste agréé : M. Paulus.

Département 56

CH Bodélis - Centre d'AMP
27, rue du Docteur-Leroy
56100 Lorient
Clinicien agréé : M. Julou.

Laboratoire de pathologie et de biologie clinique
6, rue Anatole-France
56100 Lorient
Biologistes agréés : MM. Morice, Vallée.

Département 57

Maternité-hôpital Sainte-Croix
1-3, place Sainte-Croix
57000 Metz
Cliniciens agréés : MM. Bouschbacher, Cassier, Ragage.

Laboratoire Stahl-Kuntzel
21, place du Quarteau
57000 Metz
Biologistes agréés : MM. Kuntzel, Wasels.

Département 59

Polyclinique du Bois
44, avenue Marx-Dormoy
59000 Lille
Clinicien agréé : M. Nguyen-Trong.

SCP des docteurs Leduc et Associés
17, rue de la Digue
59020 Lille Cedex
Biologistes agréés : Mmes Couplet, Louvet, MM. Fourlinnie, Herbault.

Hôpital Jeanne-de-Flandre
Service de pathologie de la reproduction
2, avenue Oscar-Lambert
59000 Lille
Cliniciennes agréées : Mmes Lefebvre-Maunoury, Leroy, Billard, Thomas-Desrousseaux.

Laboratoire de biologie de la reproduction
Rez-de-jardin Barre sud
Hôpital Jeanne-de-Flandre
2, avenue Oscar-Lambert
59000 Lille
Biologistes agréés : Mmes Leroy-Martin, Saint-Pol-Demey, MM. Defossez, Hermand, Leonardelli, Soulez.

Clinique chirurgicale et maternité du Parc
Rue Henri-Barbusse
59880 Saint-Saulve
Cliniciens agréés : MM. Bera, Descheemaker, Morizotvanhove.

SCP Momal-Bacle-Demaeght-Gadeyne
8, place Verte
59300 Valenciennes
Biologistes agréés : MM. Demaeght, Gadeyne.

Laboratoire d'analyses et de biologie médicale Liberté
128, boulevard de la Liberté
59000 Lille
Biologistes agréés : MM. Dieusaert, Lesur.
Pas de centre clinique.

Laboratoire Gaulon-Rouimi
1, rue Jean-Lebas
59172 Roeulx
Biologiste agréé : M. Rouimi.
Pas de centre clinique.

Département 63

Polyclinique
13, boulevard Charles-de-Gaulle
63000 Clermont-Ferrand
Cliniciens agréés : MM. Canis, Hermabessiere, Pouly.

Cecos FIV
Hôtel-Dieu
Laboratoire de biologie de la reproduction
Boulevard Léo-Malfreyt
63000 Clermont-Ferrand
Biologistes agréés : Mme Grizard, MM. Boucher, Janny, Jimenez.

Département 64

Centre Fivete-Côte Basque
3, place du Réduit
64100 Bayonne
Cliniciens agréés : Mme Harran, MM. Briend, Molia.

Laboratoire Clavere-Cous
3, place du Réduit
64100 Bayonne
Biologistes agréés : MM. Clavere, Cous.

Clinique Lagrange
37, avenue Jean-Mermoz
64000 Pau
Cliniciens agréés : MM. Acharian, Rose.

Laboratoire Echarry-Uthurriague-Chauveau-Selafa
3 et 45, rue Bayard
64000 Pau
Biologistes agréés : Mme Grobost, M. Uthurriague.

Département 66

Clinique Saint-Pierre
Rue Jean-Galin
66000 Perpignan
Cliniciens agréés : MM. Lafont, Valentin.
Pas de centre biologique.

Département 67

CMCO
Service de gynécologie et obstétrique
19, rue Louis-Pasteur
67303 Schiltigheim Cedex
Cliniciens agréés : Mmes Moreau, Ohle, M. Dellenbach.

Laboratoire de biologie de la reproduction
Biologistes agréés : Mmes Granz, Wittemer, MM. Clavert, Gerlinger.

Département 68

Clinique du Diaconat
19, rue d'Alsace
68200 Mulhouse
Clinicienne agréée : Mme Lamarca-Roth.
Pas de centre biologique.

Département 69

CHU Lyon
Service de gynécologie
Place d'Arsonval
69000 Lyon
Clinicien agréé : M. Boulieu.

Laboratoire de biologie de la reproduction
CHU Lyon
Service du professeur Czyba
Place d'Arsonval
69000 Lyon
Biologistes agréés : Mmes Cottinet, Lornage, M. Guérin.

Clinique Sainte-Marie-Thérèse
Institut rhônalpin pour l'étude de la reproduction humaine
1, rue Laborde
69500 Bron
Cliniciens agréés : Mme Chomier, M. Nicollet.

Laboratoire Mérieux - IRH
1, rue Laborde
69500 Bron
Biologiste agréé : M. Menezo.

Centre de recherche et d'étude de la stérilité - CRES
85, cours Albert-Thomas
69003 Lyon
Cliniciens agréés : MM. Dreyfus, Watrelot.

Laboratoire Ch.-Bouquet
151, avenue Roger-Salengro
69100 Villeurbanne
Biologiste agréé : M. Defretin.

Clinique de Monplaisir
Lyon-Fertility-Monplaisir
8-10, avenue des Frères-Lumière
69008 Lyon
Cliniciens agréés : Mme Payan, MM. Bernard, Cognat, Cohen-Dray, Nachury.

Laboratoire d'AMP
8-10, avenue des Frères-Lumière
69008 Lyon
Biologiste agréée : Mme Pilikian-Haond.

Service de gynécologie obstétrique
93, grande rue de la Croix-Rousse
69317 Lyon Cedex 04
Clinicien agréé : M. Salle.

Centre de biologie de la reproduction
Service du professeur Czyba
Hôpital Édouard-Herriot – Pavillon L
69003 Lyon
Biologistes agréés : Mmes Cottinet, Lornage, M. Guérin.

Département 72

Clinique du Tertre-Rouge
6, chemin du Guette-Loup
72000 Le Mans
Cliniciens agréés : MM. Brière, Mouchel, Poizat.

Laboratoire Faucheus-Joly-Bordes
56, avenue du Général-de-Gaulle
72000 Le mans
Biologistes agréés : MM. Joly, Sigogneau.

Département 75

Hôpital Tenon
Gynécologue obstétrique biologie de la reproduction
4, rue de la Chine
75020 Paris
Cliniciens agréés : MM. Antoine, Merviel, Salat-Baroux.

Laboratoire du Service du professeur Dadoune
Hôpital Tenon
4, rue de la Chine
75020 Paris
Biologistes agréés : Mmes Mandelbaum, North, Straub, M. Vendrely.

L'Institut mutualiste Montsouris-Jourdan
42, boulevard Jourdan
75014 Paris
Clinicien agréé : M. Sarrot.

Laboratoire d'AMP – Institut mutualiste
42, boulevard Jourdan
75014 Paris
Biologiste agréé : M. Granet.

Hôpital de la Pitié-Salpêtrière
Service de gynécologie obstétrique
83, boulevard de l'Hôpital
75013 Paris
Cliniciens agréés : Mme Vauthier-Brouzes, M. Lefebvre.

Laboratoire de biologie de la reproduction Cytogénétique – Service du professeur Poirier
83, boulevard de l'Hôpital
75013 Paris
Biologistes agréés : Mme Lesourd, M. Gonzales.

Hôpital des Diaconesses
Centre de traitement des stérilités
18, rue du Sergent-Bauchat
75012 Paris
Clinicien agréé : M. Larme.

Laboratoire de biologie
de la reproduction
Hôpital des Diaconesses
18, rue du Sergent-Bauchat
75012 Paris
Biologiste agréée : Mme Skiada.

Hôpital Bichat
Service de gynécologie obstétrique
48, rue Henri-Huchard
75018 Paris
Cliniciens agréés : MM. Benifla,
Madelanat.

Laboratoire de biologie
de la reproduction
Hôpital Bichat
48, rue Henri-Huchard
75018 Paris
Biologiste agréée : Mme Devaux.

Clinique de la Muette
46-48, rue Nicolo
75016 Paris
Cliniciens agréés : Mme Alvarez,
MM. Chouraqui, Cohen, Cornier,
Debache, Hazout.

Laboratoire d'analyses médicales
d'Eylau
55, rue Saint-Didier
75116 Paris
Biologistes agréés : Mmes Dumont,
Junca, MM. Cohen, Bacrie, Lemeur.

Hôpital Saint-Vincent-de-Paul
82, avenue Denfert-Rochereau
75014 Paris
Cliniciennes agréées : Mmes de Mederos,
Epelboin.

Hôpital Les Bluets
9, rue des Bluets
75011 Paris
Cliniciennes agréées : Mmes Bulwa,
Hatem.

Laboratoire Drouot
19, rue Drouot
75009 Paris
Biologiste agréé : M. Cassuto.

Clinique Spontini
68*bis*, rue Spontini
75116 Paris
Clinicienne agréée : Mme Menard.
Pas de centre biologique.

Hôpital Cochin
123, boulevard de Port-Royal
75014 Paris
Centre d'AMP - Clinicien agréé : M. Zorn.
Cecos - Biologistes agréés : Mmes Czyglick,
Poirot, MM. Auger, Jouannet, Kuntsmann,
Lucas, Wolff.

Département 76

CHU Charles-Nicolle
Service de gynécologie obstétrique
1, rue Germont
76000 Rouen
Cliniciens agréés : Mme Clavier,
M. Marpeau.

Laboratoire d'histologie, cytologie,
embryologie - CHU Charles-Nicolle
1, rue Germont
76000 Rouen
Biolgistes agréés : Mme Rives,
M. Mace.

Centre hospitalier du Havre
Hôpital Jacques-Monod
76290 Montvilliers
Clinicien agréé : M. Schweitzer.

Centre de biologie médicale
42, rue de Verdun
76600 Le Havre
Biologiste agréé : M. Rocaboy.

Clinique Saint-Antoine
696, rue Pinchon
76230 Bois-Guillaume
Cliniciens agréés : Mme Avril,
MM. Moussu, Villière.

Laboratoire de biologie de la reproduction
Clinique Saint-Antoine
696, rue Pinchon
76230 Bois-Guillaume
Biologistes agréés : MM. Bastit, Gray.

Département 78

Centre hospitalier intercommunal
de Poissy
10, rue Champ-Gaillard
78300 Poissy
Cliniciens agréés : MM. Bailly, Nisand,
Wainer, Philippe.

Laboratoire de biologie de la reproduction
CHI Poissy
10, rue Champ-Gaillard
78300 Poissy
Biologistes agréés : Mme Merlet, M. Bisson.

Clinique médicale et chirurgicale
de Parly-II
Rue Moxouris
78150 Le Chesnay
Clinicien agréé : M. Kerbrat.

Laboratoire d'analyses et de biologie
médicale
Clinique de Parly-II
Rue Moxouris
78150 Le Chesnay
Biologiste agréé : M. Dugas.

Clinique Sully
2, place Sully
78600 Maisons-Laffitte
Clinicien agréé : M. Naet.

Département 80

Centre hospitalier d'Amiens
124, rue Camille-Desmoulins
80000 Amiens
Cliniciens agréés : MM. Camier, Petit.

Laboratoire de biologie de la reproduction
CH d'Amiens
124, rue Camille-Desmoulins
80000 Amiens
Biologiste agréé : M. Thepot.

Clinique Sainte-Thérèse
1*bis*, rue Gloriette
80000 Amiens
Cliniciens agréés : MM. Ballot, Hourdin.

Laboratoire Albert-Premier
51*bis*, mail Albert-Premier
80000 Amiens
Biologistes agréés : MM. Bourdrel,
Prevost.

Département 83

Clinique Saint-Michel
Avenue d'Orient
83100 Toulon
Cliniciens agréés : MM. Boschet, Cluzel.

Département 84

Centre Urbain-V
314, rue René-Cassin
84000 Avignon
Cliniciens agréés : MM. Duvernois, Galand.

Laboratoire d'AMP - Centre Urbain-V
314, rue René-Cassin
84000 Avignon
Biologistes agréés : MM. Gras, Roudon.

Département 86

Centre hospitalier régional
Unité fonctionnelle biologie/médecine de la reproduction
350, avenue Jacques-Cœur
86000 Poitiers
Clinicien agréé : M. Deshayes.

Laboratoire de biologie de la reproduction
CHR Poitiers
350, avenue Jacques-Cœur
86000 Poitiers
Biologiste agréé : M. Chansigaud.

Département 87

CHR de Limoges
Hôpital Depuytren
2, avenue Luther-King
87000 Limoges
Cliniciens agréés : MM. Dumas, Rt.

Laboratoire de biologie de la reproduction
CHR Limoges
2, avenue Luther-King
87000 Limoges
Biologiste agréé : M. Paulhac.

Département 88

Clinique Arc-en-Ciel
11, avenue du Rose-Poirier – Laut-le-Cerf
88000 Épinal
Clinicien agréé : M. Rento.

Laboratoire Gonand-Ledaure
2, rue de la Marne
88000 Épinal
Biologites agréés : MM. Dietemann, Lefaure.

Département 92

Hôpital Antoine-Béclère
157, rue de la Porte-de-Trivaux
92140 Clamart
Cliniciens agréés : MM. Frydman, Oliviennes.

Laboratoire de biologie de la reproduction
Hôpital Antoine-Béclère
157, rue de la Porte-de-Trivaux
92140 Clamart
Biologistes agréées : Mmes Bergère, Selva.

CHI Jean-Rostand
141, Grande-Rue
92300 Sèvres
Clinicienne agréée : Mme Belaisch-Allart.

Laboratoire de fécondation in vitro
CHI Jean-Rostand
141, Grande-Rue
92300 Sèvres
Biologiste agréée : Mme Plachot.

Hôpital américain
Centre d'AMP
63, boulevard Victor-Hugo
92200 Neuilly
Cliniciens agréés : MM. Chiche, Thebault.

Laboratoire d'AMP
Hôpital américain
63, boulevard Victor-Hugo
92200 Neuilly
Biologistes agréés : MM. Briot, Testard.

Clinique Cherest
5, rue Pierre-Cherest
92200 Neuilly
Cliniciens agréés : Mmes Glissant, Nathan, MM. M. Adjiman, S. Adjiman, M. Aubriot, Douard, Laffy, Stanovici.

Hôpital Courbevoie-La Défense
30, rue Kilford
92400 Courbevoie
Clinicienne agréée : Mme Dolley.

Laboratoire d'AMP
Hôpital Courbevoie
30, rue Kilford
92400 Courbevoie
Biologistes agréées : Mmes Bonneaud, Guibert.

Département 93

Hôpital Jean-Verdier
Service de médecine de la reproduction
Avenue du 14-Juillet
93100 Bondy
Clinicienne agréée : Mme Uzan.

Laboratoire de biologie de la reproduction
Hôpital Jean-Verdier
Avenue du 14-Juillet
93100 Bondy
Biologiste agréée : Mme Martin-Pont.

Clinique De-la-Dhuys
1, rue Pierre-Curie
93170 Bagnolet
Cliniciens agréés : MM. Amar, Ayel, Berthelot, Cornet, Cukierman, Raveneau.

Laboratoire Zerah-Taar
7, rue Raymond-Lefebvre
93170 Bagnolet
Biologistes agréés : Mme Zerah, MM. Pfeffer, Taar.

Hôpital européen de Paris
Polyclinique La Roseraie
120, avenue de la République
93308 Aubervilliers Cedex
Cliniciens agréés : MM. Allart, Dufetre.

Laboratoire de biologie de la reproduction
La Roseraie
120, avenue de la République
93308 Aubervilliers Cedex
Biologiste agréé : M. Malafosse.

Clinique du Blanc-Mesnil
16, avenue Henri-Barbusse
93150 Le Blanc-Mesnil
Cliniciens agréés : Mme Dujardin, MM. Laffy, Nataf.

Laboratoire d'analyses et de biologie médicale
Clinique du Blanc-Mesnil
16, avenue Henri-Barbusse
93150 Le Blanc-Mesnil
Biologiste agréé : M. Clément.

Département 94

Clinique des Noriets
12, rue des Noriets
94400 Vitry-sur-Seine
Cliniciens agréés : MM. Larue, Quantin.

Laboratoire Millet-Marotte
Clinique des Noriets
12, rue des Noriets
94400 Vitry-sur-Seine
Biologistes agréées : Mmes Marotte, Millet.

Département 95

Centre d'AMP du Val-d'Oise
15, avenue de la Libération
95240 Cormeilles-en-Parisis
Clinicien agréé : M. Boulanger.

Laboratoire Kabla
1, boulevard Joffre
95240 Cormeilles-en-Parisis
Biologiste agréé : M. Kabla.

Département 97

Centre hospitalier
de Saint-Pierre-le-Tampon
97410 Saint-Pierre - La Réunion
Clinicienne agréée : Mme Gabrielle.
Pas de centre biologique

Clinique Les Rosiers
97139 Providence-aux-Abîmes
Guadeloupe
Cliniciens agréés : Mme Marie,
MM. Bangou, Peretti.
Pas de centre de biologie.

Clinique Sainte-Marie
Plateau Roy-Cluny
97233 Schoelcher
Clinicien agréé : M. Quist.

Laboratoire d'analyses médicales
Audenay
Clinique Sainte-Marie
Plateau Roy-Cluny
97233 Schoelcher
Biologiste agréé : M. Audenay.

Clinique Jeanne-d'Arc
Rue Alsace-Lorraine et rue de Lyon
97281 Le Port Cedex - La Réunion
Cliniciens agréés : MM. Baroche, Vicq.

Laboratoire d'analyses médicales
« Jeanne-d'Arc »
Centre Biovie – Immeuble Saint-Alban
Rue Alsace-Lorraine et rue de Lyon
97281 Le Port Cedex - La Réunion
Biologistes agréés : Mme Gayon,
M. Verrougstraete.

Centre hospitalier de la Madeleine
Service de gynécologie
97300 Cayenne - Guyanne
Cliniciens agréés : MM. Patient,
Stien.

Laboratoire Plenet
35, rue du Lieutenant-Brasse
97337 Cayenne Cedex - Guyanne
Biologistes agréés : MM. Bonnevie,
Plenet.

Laboratoire Espiand-Girard
26, rue Nasseau
97110 Pointe-à-Pitre
Biologiste agréée : Mme Espiand-Girard.

LES CENTRES DE DÉPISTAGE PRÉ-IMPLANTATOIRE

Hôpital Antoine-Béclère-Hôpital Necker
157, rue de la Porte-de-Trivaux
92141 Clamart Cedex
Tél. : 01 45 37 44 44

CHU de Strasbourg
Avenue de Molière
67098 Strasbourg
Tél. : 03 88 12 80 80

CHU de Montpellier
191, avenue Doyen-Gaston-Girard
39059 Montpellier Cedex
Tél. : 04 67 33 67 33

Il existe en France six centres de diagnostic prénatal et trois centres habilités à pratiquer le DPI : les hôpitaux Necker/Béclère à Paris, les CHU de Strasbourg et de Montpellier.

Association « Pauline et Adrien »
Association regroupant des personnes confrontées aux problèmes d'infertilité.
BP 2 – 920, chemin du Pré-Seigneur
78670 Villennes-sur-Seine

CONSULTATIONS DE TABACOLOGIE

Hôpital A. Chenevrier
Consultation du Pr Lagrue
94010 Créteil
Tél. : 01 45 17 50 20
Azur Tabac Info service
Tél. : 08 03 30 93 10

Comité français d'éducation pour la santé
Minitel : 3615 Tabac Info
Comité national contre le tabagisme
Minitel : 3615 Tabatel

Association française de thérapie comportementale et cognitive
100, rue de la Santé
75014 Paris
Tél. : 01 45 88 78 60

LES SITES

Pour les conseils pratiques, de nombreux sites fleurissent actuellement sur le web. Certains vous proposent des liens sur d'autres sites :

www.babyfrance.com

www.bebe-arrive.com

www.femiweb.com

www.famille-enfance.gouv.fr

Pour les informations générales, un des sites du ministère de la Santé :
www.sante.gouv.fr

Pour les couples ayant des difficultés à fonder une famille :
www.enfantespoir.fr.st/

L'enfant de l'espoir :
http://babetphil.free.fr/SITEENFANTESPOIR/Assoc.html

FIV : www.fivfrance.com

Association Pauline et Adrien :
http://www.paulineadrien.com

Le couple face à la stérilité :
www.maia-asso.com

Bibliographie

• *La Vie avant la vie*, Fernand Daffos, collection « Pluriel », éditions Hachette Littératures.

• *La Naissance d'une mère*, Daniel N. Stern et Nadia Bruschweiler-Stern, éditions Odile Jacob.

• *Attendre un enfant, désir et représentation*, collectif coordonné par Jacques Dayan, Spirale n° 6, éditions Érès.

• *Dieu, la médecine et l'embryon*, René Frydman, éditions Odile Jacob.

• *Au fond, c'est quoi la vie ?*, René Frydman répond à Gérard Lemarié, éditions Mallard.

• *La Médecine du fœtus*, André Boué, éditions Odile Jacob.

• *Je vais être papa*, Gérard Strouk et Corinne Vilder Bompard, éditions du Rocher.

• *Transmettre la vie*, Bertrand Cramer, Jean-Claude Chanseau, Jacques Dayan, Antoine Guedeney, Serge Lebovici, Rosella Sandri, collection « Mille et un bébés », éditions Érès.

• *La Fécondation*, Hervé Fernandez, collection « Que sais je ? », éditions PUF.

• *Devenir parent en l'an 2000*, sous la direction de Catherine Bergeret-Amselek, éditions Desclée de Brouwer.

• *Qu'est-ce que l'hérédité ?*, Albert Jacard, éditions Grancher.

• *Les Grands Problèmes de l'éthique*, Christine Le Bihan, collection « Mémo », éditions du Seuil.

• *L'Aube des sens*, collectif sous la direction d'Étienne Herbinet et Marie-Claire Busnel, éditions Stock.

• *Délivrances ou le placenta dévoilé*, collectif sous la direction d'Anne Bouchart, Danielle Rapoport et Bernard This, éditions Stock.

• *L'embryon humain est-il humain ?*, Pierre Fédida, Dominique Lecourt, Jean-François Mattei, Charles Thibault, Dominique Thouvenin et Claude Sureau, Forum Diderot, éditions PUF.

• *Les Procréations médicalement assistées*, René Frydman, Samir Hamamah et Françoise Oliviennes, collection « Que sais-je ? », éditions PUF.

• *La Procréation médicalisée*, Jacques Testart, collection « Dominos », éditions Flammarion.

• *Psychiatrie périnatale*, sous la direction de Philippe Mazet et Serge Lebovici, éditions PUF.

• *Quand la vie revient*, Béatrice Koeppel, éditions Calmann-Levy.

• *Que deviendront nos bébés ?*, Bertrand Cramer, éditions Odile Jacob.

• *Avoir un enfant aujourd'hui*, Françoise Meyrieux, éditions du Félin.

• *Elles veulent un enfant*, Muriel Fils-Trèves, éditions Albin Michel.

• *Les Nouvelles Grossesses*, Jean-Claude Pons, éditions PUF.

• *Procréer, histoire et représentations*, Claude Humeau, éditions Odile Jacob.

• *La Part du mâle*, Jean-Philippe Wolf et François Oliviennes, éditions Nathan.

• *L'Embryologie*, Jean-Claude Beetschen, collection « Que sais je ? », éditions PUF.

• *Vaincre la stérilité*, René Frydman, éditions du Rocher.

• *20 ans après les « PMA »*, René Frydman, Muriel Flis-Trèves, Béatrice Koeppel, éditions Odile Jacob.

Index

A

Accouchement, 320, 328
– date, 328
– prématuré, 357
Acquis, 59, 383
– et inné, 383
Acupuncture, 141, 147
ADN, 53, 405
Adoption, 94-98, 174, 281, 308-310, 395-398
– candidats, 95
– d'enfants étrangers, 94-95, 97-98, 396-398
– enfants adoptables, 96
– homoparentale, 99-103
– plénière, 396
– simple, 396
Âge
– de la mère, 65-66, 82-85
– du couple, 197
– du père, 19, 85
– écart entre deux enfants, 28, 119
– écart entre les conjoints, 84
– et pouvoir fécondant, 43
Agence de la biomédecine, 391
Aide sociale à l'enfance, 94
Aîné, 119-122
– jalousie, 119
Albumine, 376, 405
Alcool, 347-348
Alimentation, 365-368
– conservation des aliments, 151
Allergie, 74
Aménorrhée (absence de règles), 40, 337, 405
Amniocentèse, 83, 257
Amour maternel, 107, 319
Anomalies
– chromosomiques, 175-177
– génétiques, 175-178, 332
Anonymat
– de la donneuse, 285
– du donneur, 250
Anorgasmie, 186
Antécédents médicaux
– de la femme, 197
– de l'homme, 198
Antibiotiques, 140
Appareil génital
– de la femme, 39, 223-226
– de l'homme, 227-230
Asthme, 73
Automédication, 139
Autorité parentale, 64, 130
Azoospermie, 190, 201, 210, 227, 229

B

Baby-blues, 132
Barrière placentaire, 144, 152-153
Bébé-éprouvette, 264-267, 406
Bilan hormonal, 210, 214
Biopsie, 406
– de l'endomètre, 213
– testiculaire, 210
Blastocyste, 47, 334
Blastomères, 263
Boissons caloriques, 368

C

Cadet, 28, 119
Café, 368
Calories, 365
– besoins du bébé, 365
Canaux
– de Müller, 330
– de Wolff, 330
Cannabis, 349
Carte du patrimoine génétique, 68
Caryotype, 67, 178, 292, 294, 406
– fœtal, 68, 397
– remboursement, 397
Cecos, 250, 406
Cellule, 52
– division, 333
Cellules de Sertoli, 43
– germinales, 42
– totipotentes, 273, 295, 394
Césarienne, 85
Chirurgie esthétique, 79
Chirurgie réparatrice
– pour la femme, 223-226
– pour l'homme, 227-230
– tubaire, 223

Chromatine, 329, 406
Chromosomes, 50, 176, 329-332, 381-383, 406
Cils vibratiles, 40, 224
Cœlioscopie, 213, 225, 406
Complexe d'Œdipe, 16, 306
Conception
– méthodes, 123
Concubinage, 127, 130
Congé
– de maternité, 36, 37, 401
– du père, 402
– parental d'éducation, 35
– pour adoption, 402
Consanguinité, 178
Contraception, 23
– arrêt, 75-77
Contrat de travail, 400
Cordon ombilical, 335
Corps
– de la femme, 38-41
– de l'homme, 42-45
Corps jaune, 38, 184, 327, 406
Couple
– face à l'infertilité, 172
– homoparental, 99-103
– relations, 135-138
– sexualité, 136-138
Courbe des températures, 61-62, 204
Créatinine, 73
Culpabilité
– de l'homme, 174
– de la mère active, 26
– de ne pas être mère, 16
Cycle, 38, 40, 41, 60-62, 406
Cytomégalovirus, 344, 406
Cytoplasme, 47

D

Déclaration de grossesse, 374, 399
Dentiste, 371
Dépression, 167, 356
Désir, 13-104
– chez la femme, 15-18, 107
– chez l'homme, 19-22, 113
– d'un deuxième enfant, 27
Diabète, 71, 78, 230
– et prématurité, 72
– gestationnel, 72
Diagnostic
– anténatal, 67, 68
– prénatal, 257, 295
Diaphragme, 76
Dioxine, 150
Distilbène®, 70, 140, 169
Division cellulaire, voir Cellule
Divorce, 130
Don
– d'embryon, 239, 287-290, 394
– d'ovule, 238, 282-286
– de gamète, 394
– de sperme, 238, 283
– post-mortem, 239
Donneur, 250-252
Donneuse, 285
Dosage sérique, 83
Dosages hormonaux, 210, 212, 214
– liés à une FIV, 260
DPI (diagnostic pré-implantatoire), 55, 57, 257, 294
Drogue, 146
Dysfonctionnement hormonal, 229
Dyspareunie, 186, 407

E

Eau
– du robinet, 149, 151
– minérale, 150, 151
– nitrites, nitrates, 151
Échographie, 208, 212
– en 3D, 385-387
– testiculaire, 211
Éclampsie, 73
Éjaculation précoce, 191
Embryon, 407
– bourgeon embryonnaire, 334
– congélation, 264, 269, 271, 272
– développement, 327
– don, 269, 287-290
– en surnombre, 272, 284, 287-290
– et la loi, 389
– et religion, 393
– fragilité, 142
– projet parental, 287, 290
– recherche, 269, 289, 390, 393
– réduction, voir Réduction embryonnaire
– transfert, 268-273, 404
Employeur, 377, 400
Endomètre, 40
Endométriose, 199, 407
Enfant
– adoptable, 96

– deuxième, 27-29, 119-122
– de mère porteuse, 312-314
– idéalisé, 90-93
– légitime, 129
– naturel, 129
– né par PMA, 301-303
– réparateur, 29, 92
Épididyme, 43, 211, 227, 407
– absence, 200
– atteinte, 188
Estime de soi, 245
Examen
– andrologique, 199
– clinique, 199
– complémentaire(s), 375

F

Facteur Rhésus, 152-155
– anticorps, 152
Famille, 64-70
– à risques, 67
– antécédents, 67
– monoparentale, 64, 88
– nombreuse, 29, 120, 162
– recomposée, 162
Fausse couche, 89, 275, 352-356
– à répétition, 175, 353
– liée à une FIV, 182, 275
– précoce, 278
– suivi psychologique, 355
Fécondabilité, 207
Fécondation, 60, 325-328, 333-334
Fécondation in vitro (FIV), 182, 235, 256-263, 407
– arrêt des tentatives, 280
– centre agréé, 236, 250
– complications, 274-277
– coût, 398
– échec, 274-281
– gestes techniques, 403-404
– hospitalisation, 260
Fibrome, 199, 212, 406
Filiation, 129, 130, 304-307
– craintes du père, 304
– et PMA, 305
– révélation, 304, 306
Follicule de De Graaf, 38, 406
Fonction ovarienne, 157

G

Gamète, 46, 244, 261, 262, 274, 278, 291
Gammaglobuline anti D, 153, 408
Gènes, 50, 51, 53, 67, 68, 408
– SRY, 331
Génome humain, 53, 408
Glaire cervicale, 39, 44, 206, 408
– étude, 206
– sécrétion, 60
Glucides, 365
Gonades, 329, 408
Gonadotrophines, 226, 240, 408
Gonadostimulines, 240
Grossesse
– après une PMA, 299-300
– de l'adolescente, 15, 86-89
– déclaration de, 374, 399
– extra-utérine, 224, 275, 280, 354
– inexpliquée, 195
– multiple, 47, 83, 182, 270-271, 299-300, 331, 401
– seconde, 122, 319
– signes avant-coureurs, 337-339
– tardive, 82-85, 160-164
– tests, 321-324
– transformations, 361-364
Groupe sanguin, 152
– incompatibilité, 153

H

Handicap, 67
Haptonomie, 21
Hémophilie, 50, 332, 408
Hépatites A, B, C, 343, 408
Hérédité, 50-53, 54-59, 67
– dépistage, 67
– lois de Mendel, 176
– ressemblances, 331, 381-384
Hernie inguinale, 229
Herpès buccal et génital, 341-342
Homéopathie, 141, 147
Homoparentalité, 99-104

Hormones, 408
– hypophysaires, 215, 225, 240-244
– recombinantes, 226
Hydramnios, 299, 408
Hydrosalpinx, 224
Hypertension, 72, 78, 299
Hypophyse, 38, 408
Hystérosalpingographie, 212, 225
Hystéroscopie, 213

I

Identification, 59
Implantation, 275
Incompatibilité Rhésus, 52, 152-155
Inconscient, 17, 137, 192
Infection, 205, 229
– urinaire, 144
Infertilité, 167-170, 175-179, 180-182
– causes, 181
– consultation, 196-200
– et maladies chromosomiques, 175
– féminine, 167-170, 181
– masculine, 171-174, 181
– mesure, 180
– mixte, 181
– rôle de la sexualité, 186
– traitement, 173, 216-220
Inné, 383
Insémination
– artificielle par le conjoint (IAC), 247, 409
– avec sperme d'un donneur (IAD), 182, 252, 409
Instinct maternel, 107, 319
ISCI, 262, 265, 291-293, 398, 409
IVG, 390

J

Jumeaux
– dizygotes, 48
– monozygotes, 48

L

Libido, 253-255
Lipides, 365
Liquide amniotique, 144, 335
Listéria, 345-346
Loi
– sur l'IVG, 390
– sur la bioéthique, 238, 289, 308, 390
Lois de Mendel, voir hérédité

M

Maladies
– autosomiques dominantes, 50
– cardiaques, 73
– chromosomiques, 175, 292
– chroniques, 71-74
– génétiques, 176, 294-295
– récessives autosomiques, 50, 68
– sexuellement transmissibles (MST), 69-70, 154-155, 184, 205
Malformation, 54-59
– fœtale, 143-146, 348
Massage
– des jambes, 362
Masturbation, 255
Maternité
– âge moyen, 65, 66
– désir, 107, 113
– et travail, 377-380
– précoce, 86-89
– tardive, 65, 82-85
Maternités (établissements), 372
– en réseau, 371
Médecin
– liens avec le, 237
– rendez-vous médicaux, 369, 373-376
– spécialiste, 196-200, 369
Médicaments
– automédication, 139-142
– et embryon, 142
– et malformations, 140, 142
Méiose, 244, 409
Mère, 317-320
– active, 34-37, 109
– adolescente, 15, 87
– après 40 ans, 82-83
– célibataire, 131-134
– porteuse, 289, 312-314
Mésothérapie, 147
Mitose, 325

Mode de garde, 35
Mortalité
– in utéro, 144
Morula, 47, 409
Mucoviscidose, 51, 68, 409
Mutations de Novo, 176, 179
Mycose, 410
– vulvo-vaginale, 69
Myopathie, 51, 410

N

Naissance
– hors mariage, 64, 127
– prématurée, 89, 144
Natalité, 65
Nidation, 47
Non-désir d'enfant, 168

O

Obésité
– liée à la grossesse, 367
Œstrogènes, 38, 39, 410
Œuf, 48, 325-328, 333
– fécondé, 39
Oligo-asthénozoospermie, 181
Oligozoospermie, 190, 201
Oreillons, 230
Orgasme, 46
Ostéopathie, 141
Ovaires, 38
– absence, 185
– dysfonctionnement, 183
– kystes, 184, 199, 212, 225, 274, 409
Ovocytes, 245, 410
– congélation, 393
– don, 162
– recueil, 256, 260, 261, 404
Ovulation, 38, 60-62, 204-267
– anomalie, 157
– après la pilule, 75
– et surpoids, 78
– perturbée, 78
– stimulation, 80, 182, 240-244, 247-248, 254
– test, 62
Ovule, 410
– don, 282-286
– fécondé, 333
– rencontre avec le spermatozoïde, 325

P

Pacs, 127, 130
Papa poule, 114
Paternité, 115-118, 247-249
– non biologique, 252
– précoce, 87
– tardive, 85
Pathologie
– transmission, 54-59
Père
– absence, 132
– adolescent, 87
– d'un enfant né par PMA, 304
– devenir, 19-22
– maternant, 112
Péridurale, 109
Peur, 24
Phytothérapie, 141
Pilule, 75-76, 324
Placenta, 139, 326, 336
– décollement, 73
– prævia, 411
Plasma séminal, 43
Poids, 78-81, 159, 365-368
– faible, 79
– à surveiller, 367-368
Prématurité, 144
Procréation médicalement assistée (PMA), 231-234, 411
– contraintes médicales, 235
– enfants nés par, 301-303
– et filiation, 305
– et loi, 391
– grossesse après une, 299-300
– remboursement, 231, 398
– soutien psychologique, 232
Produits chimiques, 148-151
Progestérone, 38, 39, 411
Prostate, 227
Protéines, 365
Psychisme, 245-246
Psychologue, 194, 217, 232, 279, 288

R

Reconnaissance paternelle, 64
Réduction embryonnaire, 270-272

Régime alimentaire, 156-159
– choix du sexe, 123, 126
Règles
– absence de, 40
Relations
– mère-enfant, 317-320
– mère-fille, 170, 279
– père-enfant, 19
Relaxation, 357-360
Risques génétiques, 50-59
Ruban d'ADN, 53
Rubéole, 340

S

Sage-femme, 370
Salpingectomie, 411
Salpingite, 70, 224
Seins, 338
Sels minéraux, 365
Sexe, 329-332
– anomalies, 332
– choix, 90, 123-126
– de l'enfant, 329-330
– révélation, 126
– méthode Selmas, 123
– méthode du tri, 125
Sexualité
– et traitement de l'infertilité, 173
– fragilisée, 253-255
– problèmes, 186
– programmée, 253
– troubles, 190
Sida, 70, 154
– et grossesse, 154
Spermatogenèse, 42, 228
– troubles de la, 44
Spermatozoïdes, 42-45, 208-211, 247, 248, 411
– mobilité, 249
– pouvoir fécondant, 43, 249
– rencontre avec l'ovule, 325
– transformation, 249
Sperme, 43, 44, 247, 248
– don, 250-252
– examen, 189, 208
Spermicide, 77
Spermoculture, 209, 230
Spermocytogramme, 202, 210
Spermogramme, 189, 190, 207, 208, 211, 227, 230, 411
Sports, 363, 364
Stérilet, 76, 322
Stérilités
– génétiques, 175, 178
– inexpliquées, 192-195, 246
– masculines, 227-230
– ovariennes, 225
– soutien psychologique, 194
Stimulation ovarienne, 182, 240-244, 248, 254, 258, 260, 284, 403
– complications, 276
– effets secondaires, 242
– surveillance hormonale, 260
Surovulation, 242
Surpoids
– de la mère, 78
– et ovulation, 78
Syndrome
– de l'X fragile, 177, 332
– de la couvade, 112
Syphilis, 69

T

Tabac, 143-147, 187
– et prématurité, 144
– produits de substitution, 147
Tension artérielle, 376
Test
– de grossesse, voir Grossesse
– d'ovulation, 62
– de Hühner, 201-202
– de pénétration croisé, 202
Testicules, 42, 227, 229
– torsion testiculaire, 229
Tératozoospermie, 210
Thérapie génétique, 297
Toxoplasmose, 344
Travail
– aménagement des horaires, 35
– congé parental d'éducation, 35
– conventions collectives, 37
– législation, 37
– licenciement, 37
Trisomies, 51
Trisomie 21, 51, 68, 83
Trompes de Fallope, 40, 223-225
– anomalie, 169
– chirurgie, 223-225

– sténose, 224
Trophoblaste, 334
Troubles
– du comportement alimentaire, 159
– psychosomatiques chez l'homme, 20
– de la sexualité, voir Sexualité

U

Utérus
– artificiel, 22, 311
– atrophié, 169
– col, 40
– double, 223
– malformations, 183, 233
– synéchies, 223

V

Vaccination
– anti Rhésus +, 154
– rubéole, 341
Vaccins, 140
Vaginisme, 412
Varicelle, 341
Varices, 361-362, 412
Varicocèle, 188, 189, 228
Vasectomie, 227, 229
Vie intra-utérine, 21
Virilité, 171-174, 190-191
Virus, 340-346
Visite médicale
– du père, 375
– du quatrième mois, 376
– obligatoire(s), 370, 399
– première, 373
Vitamines, 365
Voiture, 362
– port de la ceinture, 363

Au catalogue Marabout

(Livre de Poche)

Enfants – Éducation

- *100 trucs que je déteste sur la grossesse*, K. Konopicky, n° 3213
- *150 façons d'être une supermaman*, S. Dazzo, n° 3214
- *10 000 prénoms du monde entier*, P. Raguin, n° 3139
- *Adolescents, la crise nécessaire*, Dr S. Clerget, n° 3189
- *A.D.O.S.*, A. Schapiro-Niel, n° 3187
- *Ados, comment les motiver*, V. Acker, n° 3162
- *Aimer sans tout permettre*, Dr F. Dodson, n° 3101
- *Au cœur des émotions de l'enfant*, I. Filliozat, n° 3171
- *Aux petits maux les bons remèdes*, Dr G. Pacaud, n° 3209
- *Bébé calme*, C. Deacon, n° 3204
- *Bébé, dis-moi qui tu es*, Dr P. Grandsenne, n° 3160
- *Bébé, raconte-moi tes premières fois*, Dr P. Grandsenne, n° 3195
- *Bébé trucs*, C. Pellé-Douël, n° 3179
- *Ce dont chaque enfant a besoin*, Dr T. B. Brazelton, n° 3182
- *Cent histoires du soir*, S. Carquain, n° 3175
- *Destination maman*, A. Schapiro-Niel, n° 3197
- *Devenir père*, Pr. R. Frydman et C. Schilte, n° 3218
- *Écouter et soigner son enfant*, Dr M. Sznajder, n° 3206
- *Élever un garçon*, S. Biddulph, n° 3180
- *Élever une fille*, G. Preuschoff, n° 3211
- *Enceinte à Paris et en région parisienne*, V. Lamour, n° 3207
- *Enfants trucs*, C. Pellé-Douël n° 3179
- *Guide du jeune papa*, M. Micucci, n° 3186

- *Itinéraire d'un nouveau-né*, Dr E. Antier, n° 3163
- *Kilos ados*, M. Belouze et Dr A. Cocaul, n° 3203
- *Mon bébé comprend tout*, Dr A. Solter, n° 3156
- *Mon enfant a confiance en lui*, A. Bacus, n° 3192
- *Mon enfant s'entend bien avec les autres*, J. Cooper, n° 3217
- *Nounous ou crèches, que choisir ?*, Dr S. Angel, n° 3210
- *Objectif : sage comme une image !*, S. Baveystock et Dr T. Byron, n° 3215
- *Où accoucher en France*, V. Lamour, n° 3208
- *Parents efficaces*, Dr T. Gordon, n° 3102
- *Parents efficaces au quotidien*, Dr T. Gordon, n° 3138
- *Père et son enfant (Le)*, Dr F. Dodson, n° 3100
- *Prénoms et origines*, F. Le Bras, n° 3188
- *Pourquoi les aînés veulent diriger le monde et les benjamins le changer*, M. Grose, n° 3205
- *Recettes pour bébé*, Dr H. Bouchet et B. Vié, n° 3127
- *Se faire obéir sans crier*, B. Unell, n° 3169
- *Secret des enfants heureux (Le)* (vol. 1), S. Biddulph, n° 3181
- *Secret des enfants heureux (Le)* (vol. 2), S. Biddulph, n° 3184
- *Sexo ados*, Dr C. Solano, n° 3202
- *Sommeil de votre enfant (Le)*, A. Bacus, n° 3196
- *Tout se joue avant 6 ans*, Dr F. Dodson, n° 3115
- *Toutes les questions au pédiatre*, Dr M. Galland, n° 3173
- *Votre bébé de 1 jour à 1 an*, A. Bacus, n° 3120
- *Votre enfant de 1 à 3 ans*, A. Bacus, n° 3121
- *Votre enfant de 3 à 6 ans*, A. Bacus, n° 3122

Psychologie

- *150 tests d'intelligence*, J. E. Klausnitzer, n° 3529
- *Amour sans condition (L')*, L. L. Hay, n° 3662
- *Analyse transactionnelle (L')*, R. de Lassus, n° 3516
- *Apprivoiser le deuil*, M. Ireland, n° 3677
- *Art de la simplicité (L')*, D. Loreau, n° 3720
- *Au secours ! Je vis avec un(e) narcissique*, S. Carter et J. Sokol, n° 3721
- *Boostez votre cerveau*, G. Azzopardi, n° 3710
- *Ce que veulent les hommes*, B. Gerstman, C. Pizzo et R. Seldes, n° 3672
- *Ces amours qui nous font mal*, P. Delahaie, n° 3706
- *Ces gens qui vous empoisonnent l'existence*, L. Glas, n° 3597
- *Cette famille qui vit en nous*, C. Rialland, n° 3636
- *Changez de vie en 7 jours*, P. McKenna, n° 3719
- *Cinq Entretiens avec le Dalaï-Lama*, Sa Sainteté le Dalaï-Lama, n° 3650
- *Comment être boss… sans être garce*, C. Friedman et K. Yorio, n° 1959
- *Communication efficace par la PNL (La)*, R. de Lassus, n° 3510
- *Convaincre en moins de 2 minutes*, N. Boothman, n° 1958
- *Dictionnaire des rêves*, L. Uyttenhove, n° 3542
- *Efficace et épanoui par la PNL*, R. de Lassus, n° 3563
- *Ennéagramme (L')*, R. de Lassus, n° 3568
- *Force est en vous (La)*, L. L. Hay, n° 3647

- *Gestalt, l'art du contact (La)*, S. Ginger, n° 3554
- *Hommes, les femmes, etc. (Les)*, E. Willer, n° 3679
- *Intelligence du cœur (L')*, I. Filliozat, n° 3580
- *Interprétation des rêves (L')*, P. Daco, n° 3501
- *Je t'en veux, je t'aime*, I. Filliozat, n° 3699
- *Langage des gestes (Le)*, D. Morris, n° 3590
- *Méditer au quotidien*, H. Gunaratana, n° 3644
- *Mesurez votre Q.I.*, G. Azzopardi, n° 3527
- *Méthode Coué (La)*, E. Coué, n° 3514
- *Notre capital chance*, Dr R. Wiseman, n° 3691
- *On gère sa vie, on ne la subit pas*, P. McGraw, n° 3704
- *Oser être soi-même*, R. de Lassus, n° 3603
- *Osez briser la glace*, S. Jeffers, n° 3673
- *Osez le grand amour*, S. Jeffers, n° 3716
- *Parents toxiques*, Dr S. Forward, n° 3678
- *Pères d'aujourd'hui, filles de demain*, V. Colin-Simard, n° 3693
- *Petit Livre de sagesse du Dalaï-Lama (Le)*, B. Baudouin, n° 3702
- *Plénitude de l'instant (La)*, T. Nhat Hanh, n° 3655
- *Pourquoi les femmes se prennent la tête ?*, S. Nolen-Hoeksema, n° 3722
- *Pouvoir de la bonté (Le)*, Sa Sainteté le Dalaï-Lama, n° 3703
- *Prodigieuses Victoires de la psychologie (Les)*, P. Daco, n° 3504
- *Psy de poche (Le)*, S. Mc Mahon, n° 3551
- *Puissance de la pensée positive (La)*, N. V. Peale, n° 3607

- *Quand les enfants partent*, A. Schapiro-Niel, n° 3707
- *Que se passe-t-il en moi ?*, I. Filliozat, n° 3671
- *Réussir le nouveaux tests de Q.I.*, G. Azzopardi, n° 3714
- *Rupture : petit guide de survie*, D. Hirsh, n° 3689
- *Sexe des larmes (Le)*, Dr P. Lemoine, n° 3688
- *Thérapie du bonheur (La)*, Dr É. Jalenques, n° 3682
- *Tout ce que les hommes ignorent et que les femmes n'avoueront jamais*, D. McKinlay, n° 3708
- *Tout se joue en moins de 2 minutes*, N. Boothman, n° 3675
- *Transformez votre vie*, L. L. Hay, n° 3633
- *Tremblez mais osez !*, S. Jeffers, n° 3669
- *Triomphes de la psychanalyse (Les)*, P. Daco, n° 3505
- *Vie à bras-le-corps (La)*, S. Jeffers, n° 3690

Santé – Forme – Sexualité

- *40 ans pour longtemps*, M. Bulher et J. Rousselet-Blanc, n° 2883
- *130 desserts pour diabétiques*, C. Fouquet et C. Pinson, n° 2910
- *130 recettes anti-cholestérol*, L. Cariel, D. Chauvois, C. Gouesmel, n° 2890
- *130 recettes bien-être*, L. Cariel, D. Chauvois, n° 2891
- *130 recettes minceur*, T. Ellul-Ferrari, n° 2841
- *130 recettes pour diabétiques*, C. Fouquet et C. Pinson, n° 2871
- *130 recettes sans sel*, C. Gouesmel, C. Pinson, n° 2914
- *177 façons d'emmener une femme au septième ciel*, M. Saint-Loup, n° 2783
- *203 façons de rendre fou un homme au lit*, J. Saint-Ange, n° 2771
- *208 nouvelles façons de rendre un homme fou de désir*, M. Saint-Loup, n° 2834
- *302 techniques avancées pour rendre fou un homme*, J. Saint-Ange, n° 2898
- *365 jours de sexe*, L. L. Paget, n° 2911
- *Alimentation anti-oxydante (L')*, Dr S. Rafal, n° 2840
- *Alternative aux antibiotiques (L')*, Dr G. Pacaud, n° 2905
- *Art de faire l'amour à un homme (L')*, L. L. Paget, n° 2874
- *Art de faire l'amour à une femme (L')*, L. L. Paget, n° 2875
- *Best Sex*, T. Cox, n° 2880
- *Bien nourrir sa peau*, Dr N. Pomarède, n° 2897
- *Cerveau en pleine forme (Un)*, A. Dufour, n° 2878
- *Comment faire l'amour à un homme*, A. Penney, n° 2737
- *Comment faire l'amour à une femme*, M. Morgenstern, n° 2738

- *Comment gérer son stress*, V. Pieffer, n° 2808
- *Découvrir le Feng Shui*, S. Brown, n° 2802
- *Décrochez !*, Dr S. Angel, n° 2893
- *Détox anti-âge*, Dr D. Lamboley, n° 2909
- *Et si c'était la thyroïde ?*, Dr P. Nys, n° 2903
- *Feng Shui santé (Le)*, R. Saint-Arnauld, n° 2856
- *Fini les rhumatismes !*, Dr J.-L. Dervaux, n° 2900
- *Guide des fleurs du Dr Bach (Le)*, P. Ferris, n° 2835
- *Guide des pierres de soins (Le)*, R. Boschiero, n° 2831
- *Guide du Feng Shui (Le)*, R. Saint-Arnauld, n° 2817
- *Guide pratique antidouleur*, Dr S. Rafal, n° 2917
- *Hanches et fesses parfaites en 10 minutes par jour*, L. Raisin, n° 2768
- *Je soigne mon enfant par l'homéopathie*, Dr G. Pacaud, n° 2861
- *Livre de bord de la future maman*, Dr M.-C. Delahaye, n° 2717
- *Maigrir avec les hautes calories*, M. Leconte, n° 2700
- *Maigrir selon son profil hormonal*, Dr P. Nys, n° 2865
- *Mémoire du corps (La)*, P. Hammond, n° 2901
- *Ménopause au naturel (La)*, Dr S. Rafal, n° 2868
- *Mes petites magies*, M. Laforêt, n° 2864
- *Mes secrets de pharmacienne*, D. Festy, n° 2862
- *Migraines et maux de tête*, Dr J.-L. Dervaux, n° 2882
- *Mince… je fonds et ça dure !*, Drs D. Arsac, M. Gourmelon et C. Paturel, n° 2915
- *Nouveaux Remèdes naturels (Les)*, J.-M. Pelt, n° 2869
- *Orgasme sans tabou (L')*, L. L. Paget, n° 2885
- *Pour en finir avec le tabac*, Dr J.-L. Dervaux, n° 2847

- *Pratique du massage chinois*, Dr Y.-W. Chen, n° 2907
- *Régime anti-âge (Le)*, Dr R. C. Atkins, n° 2884
- *Régime brûle-graisses (Le)*, C. Pinson, n° 2867
- *Régime soupe (Le)*, C. Pinson, n° 2829
- *Régime zen (Le)*, C. Pinson, n° 2908
- *Remèdes de santé d'Hildegarde de Bingen (Les)*, P. Ferris, n° 2859
- *Se soigner par l'homéopathie*, Dr G. Pacaud, n° 2727
- *Secrets du régime crétois (Les)*, Dr J.-P. Willem, n° 2827
- *Sex toys, faites-vous plaisir*, C. Foch et A. Helary, n° 2916
- *Sophrologie facile (La)*, Dr Y. Davrou, n° 2794
- *Soyez sûr de votre haleine*, Drs M. Cymes et M. Davarpanah, n° 2902
- *Toujours jeune grâce aux compléments alimentaires*, A. Dufour, n° 2866
- *Trucs et astuces de beauté*, S. Lacoste, n° 2839
- *Trucs et astuces de santé*, S. Lacoste, n° 2838
- *Ventre plat en 10 minutes par jour (Un)*, L. Raisin, n° 2767
- *Yoga anti-stress*, I. Townsend, n° 2766
- *Yoga de Davina (Le)*, D. Delor, n° 2918

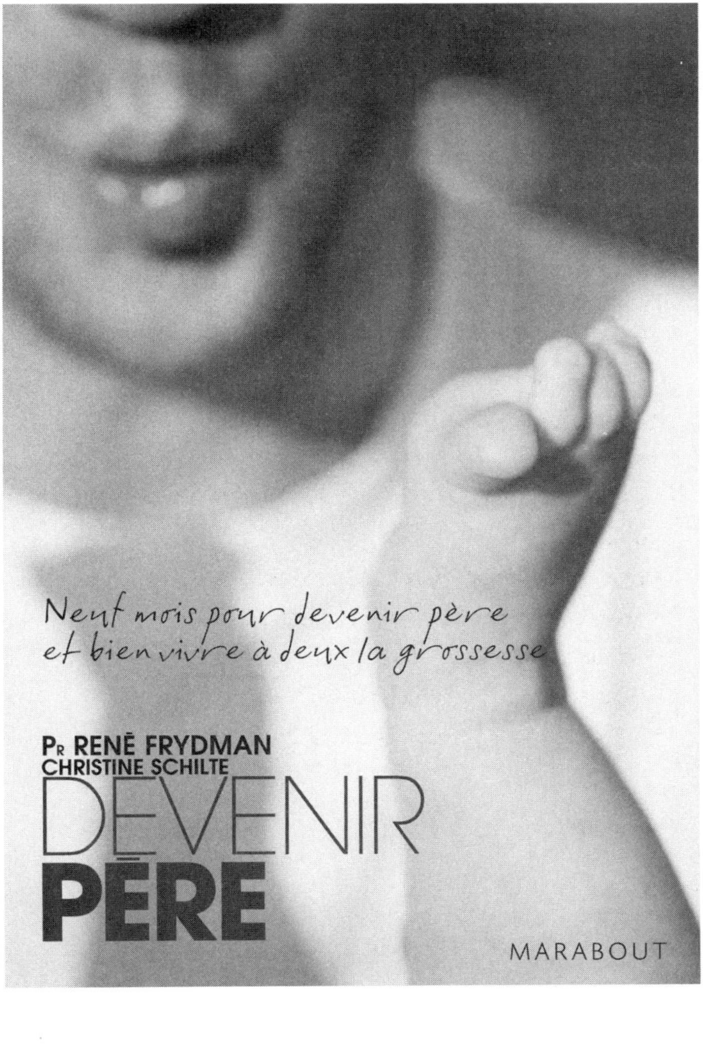
Neuf mois pour devenir père
et bien vivre à deux la grossesse
Pr RENÉ FRYDMAN
CHRISTINE SCHILTE
DEVENIR
PÈRE
MARABOUT

Imprimé en Allemagne par GGP Media GmbH
Avril 2010
ISBN : 978-2-501-05631-1
40.8166.7/02